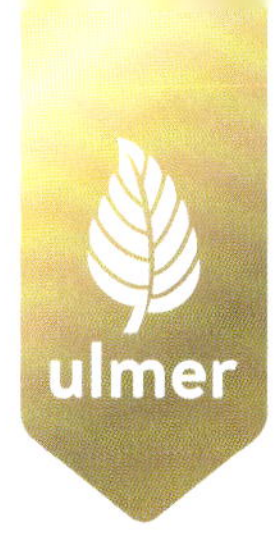

Monika Theuring

Thymian liebt Honig

Mein gesundes Jahr
mit Heilpflanzen und
Bienenkraft

Inhalt

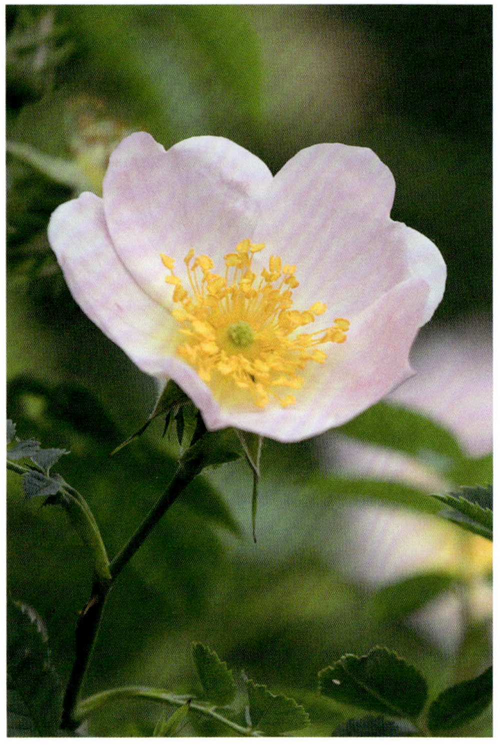

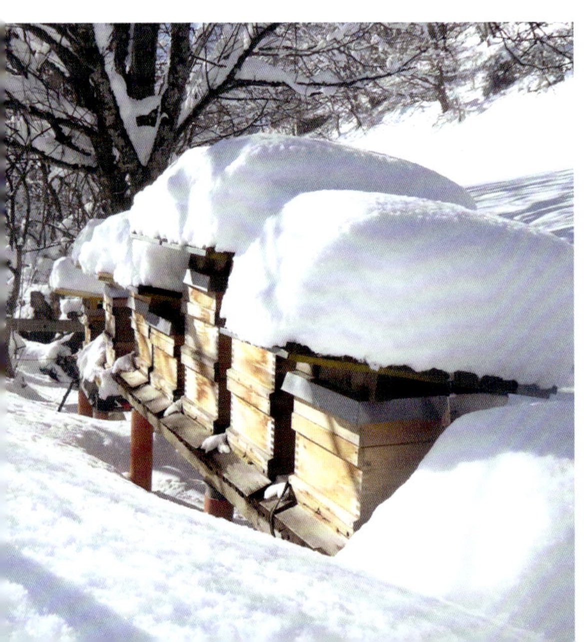

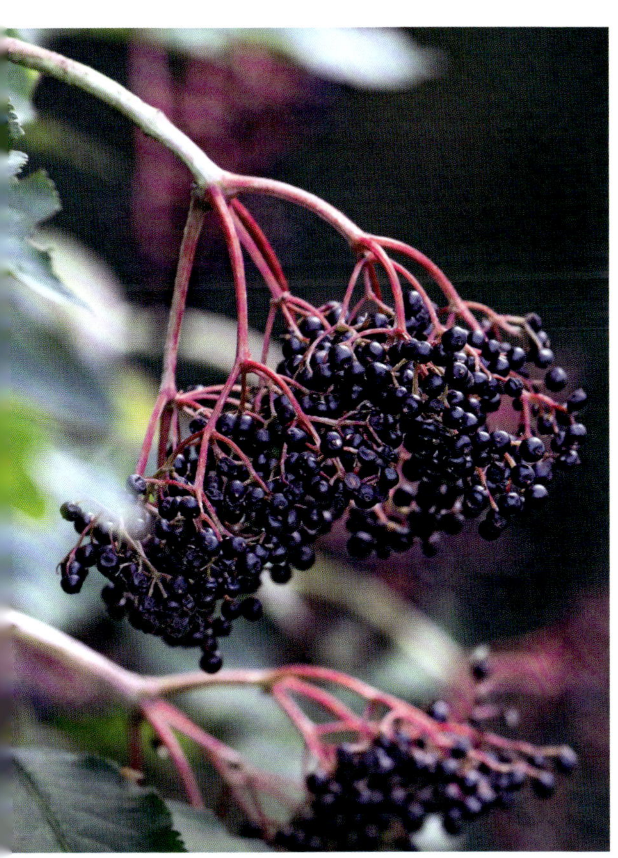

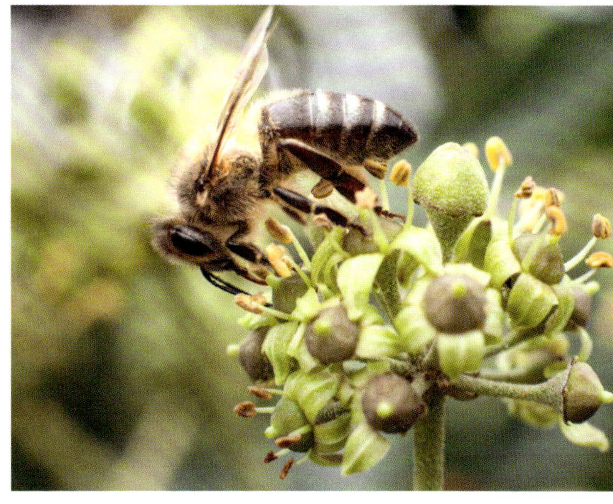

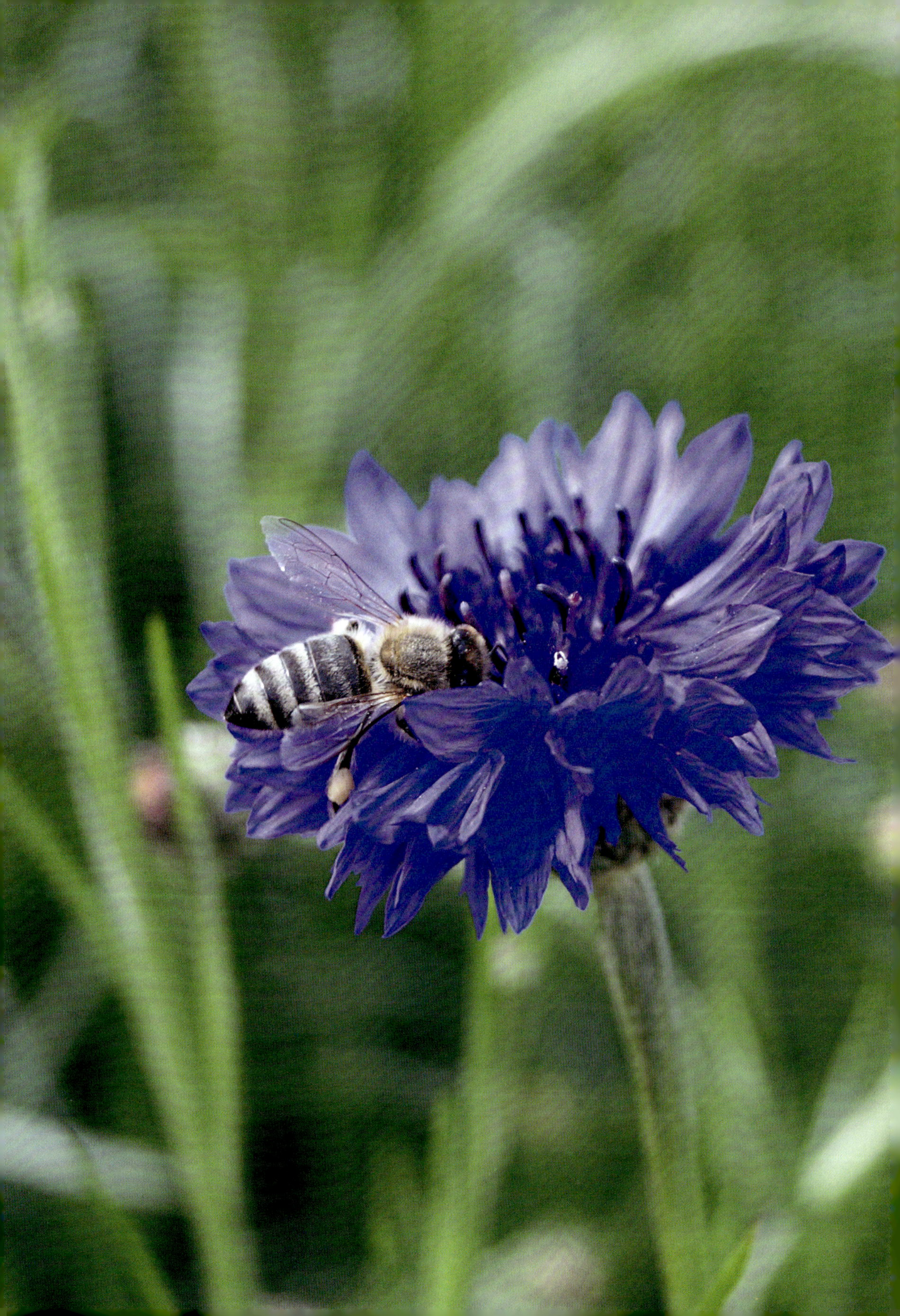

Von Kräutern, Honigbienen und Jahreszeiten

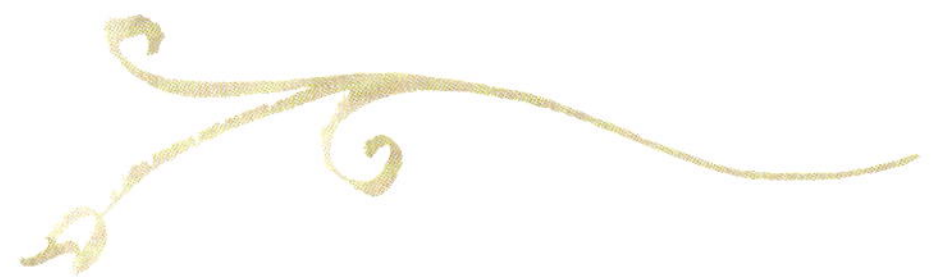

Erste Ideen zu diesem Buch hatte ich im Jahr 2020. Damals erhielt ich nach einer Krebserkrankung mehrere Chemotherapien und Bestrahlungen. Zur Unterstützung der Behandlung machte ich lange Spaziergänge in meiner näheren Umgebung und schöpfte aus der intensiven Naturbeobachtung Kraft und Zuversicht.

Zugleich habe ich in dieser Zeit die Gaben der Kräuter und Bienen für Gesundheit und Wohlbefinden neu schätzen gelernt. Der Weg zu diesen Gaben führt vom Wissen über die Beobachtung zum Wertschätzen und Anwenden. Achtsame Wahrnehmung der Natur öffnet die Sinne und schenkt Kraft und Ruhe. Zusätzlich erhöhen Sinneseindrücke wie der Gesang von Vögeln, Waldluft und Blütenduft das körperliche Wohlbefinden.

Jeder Monat schenkt neue Wunder der Natur. Dabei bestimmen verschiedene Faktoren die Entwicklung von Pflanzen und Tieren im jahreszeitlichen Lauf. Manche Faktoren, wie der Stand der Sonne und die Länge der Tage, wiederholen sich im Jahreszyklus und sind vorhersagbar: Der kalendarische Frühling beginnt in jedem Jahr zwischen dem 19. und 21. März. Doch Apfelbäume richten sich nicht nach dem Kalender. Ihre Blüten öffnen sich in Deutschland je nach Wetter und Klima zwischen Mitte April und Anfang Mai. Die Lehre von den Wechselwirkungen des Wetters, der Witterung und des Klimas auf die jahreszeitliche Entwicklung von Pflanzen und Tieren nennt man Phänologie. Als Kräuterfrau und Imkerin folge ich den zehn Jahreszeiten der Natur nach dem phänologischen Kalender und beschreibe diese im vorliegenden Buch. Da die Abfolge der Entwicklung der Pflanzen überall in den gemäßigten nördlichen Breiten gleich ist, können Sie die Tipps und Rezepte aus diesem Buch in jeder Region anwenden und zu jeder Jahreszeit einsteigen.

Mit diesem Buch lade ich Sie ein, mit mir durch ein Jahr zu wandern, die Entwicklung von Pflanzen und Honigbienenvölkern zu beobachten und ihre Gaben in feinen Rezepten und Rezepturen zu genießen.

Ihre Monika Theuring

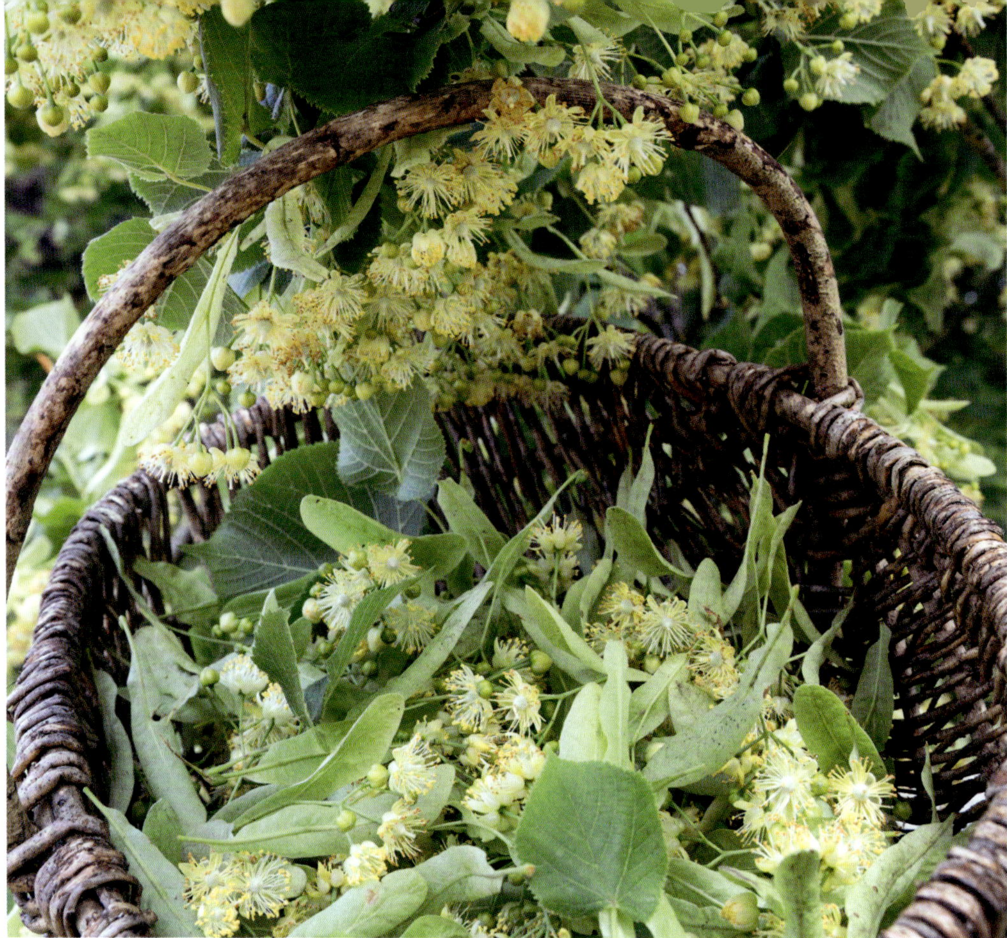

Süß duftende Lindenblütenernte

Meine Vorgehensweise

Honig, Pollen und andere Gaben der Honigbienen und der Reichtum von Wild- und Kulturpflanzen sind nicht nur für unsere Ernährung wichtig, sondern können sich auch gegenseitig in ihrer Wirkung auf Wohlbefinden und Gesundheit ergänzen und verstärken.

Dieses Buch gibt neben Sammelempfehlungen, kulinarischen Rezepten und Tipps für das Wohlbefinden auch einen Einblick in die Verwendung von Pflanzen und Bienenprodukten in der Erfahrungsmedizin und Naturheilkunde. Dazu zählen die Phytotherapie, also die Behandlung mit Pflanzen und Zubereitungen aus Pflanzen zur Linderung und Heilung von Krankheiten, und die Apitherapie, also die Behandlung mit Bienenprodukten.

Die moderne Phytotherapie versteht sich als wissenschaftlich begründete Therapieform. Kommissionen wie die Kommission E, die ESCOP oder HMPC (Erläuterung im Service, Seite 155) führen Forschungsergebnisse zusammen und geben Empfehlungen für Anwendungsgebiete von Heilpflanzen, Zubereitung sowie Form und Menge der Darreichung. In nicht kulinarischen

Getrocknet oder frisch?

Sofern nicht anders angegeben, werden die Kräuter in den Rezepturen in getrockneter Form (Droge) verwendet.

Rezepten beziehe ich mich auf Empfehlungen dieser Kommissionen.

Im Vergleich zur Phytotherapie ist die Studienlage im Bereich der Apitherapie dünner. Warum ist das so? Seriöse Forschung ist teuer und aufwendig und die Erforschung von Bienenprodukten ist besonders schwierig. Der Grund dafür ist die besondere Zusammensetzung von Honig, Pollen, Propolis und Co. Sie enthalten zum Teil hunderte Stoffe, deren Zusammensetzung nicht nur von Region zu Region, sondern auch von Monat zu Monat und Jahr zu Jahr stark schwankt. Oft schließen Studien mit dem Hinweis, dass eine Anwendung sinnvoll erscheint. Die Erkenntnisse der Erfahrungsmedizin habe ich in das Buch übernommen, wenn sie nach aktueller Studienlage sinnvoll erscheinen. In der Vorbereitung zu diesem Buch habe ich zahlreiche Studien zur Phytotherapie und Apitherapie gesichtet. Eine ausführliche Liste der Quellen finden Sie unter der Internetseite zum Buch: www.thymian-liebt-honig.de.

BESCHWERDEN IMMER ERST ABKLÄREN LASSEN

Die Erkenntnisse aus Phytotherapie und Apitherapie, die in diesem Buch vorgestellt werden, sind keine Therapieempfehlungen. Klären Sie Beschwerden und Erkrankungen in jedem Fall mit Ihrem Therapeuten. Bei der Einnahme von Fertigpräparaten holen Sie ebenfalls bitte ärztlichen Rat ein oder fragen Sie in Ihrer Apotheke. Als Gewürz und Zutat in küchenüblicher Menge können Sie die in diesem Buch genannten Pflanzen in der Regel unbedenklich verwenden. Schwangere sollten den Genuss von Kräutertees mit ihrer Gynäkologin oder ihrem Gynökologen besprechen.

NICHT FÜR JEDEN GEEIGNET

Menschen mit bekannten Allergien gegen Bienenprodukte müssen auf Pollen, Perga und manchmal auch auf Honig verzichten. Die in Pollen enthaltenen leicht verdaulichen Zucker erhöhen den Blutzuckerspiegel und können die Wirkung blutverdünnender Medikamente einschränken. Als Diabetiker besprechen Sie den Verzehr von Honig, Pollen und Perga mit ihrer diabetologischen Fachpraxis.

Menschen mit Erkrankungen des Magen-Darm-Trakts oder schwachem Magen vertragen Ingwer und Ansätze mit Essig wie Oxymel, Fire Cidre oder Shrub nicht so gut.

Bei Erkrankungen der Galle, Gallensteinen oder Verschluss der Gallenwege müssen Sie mit Ihrer Fachpraxis klären, ob und wenn ja, in welcher Menge Sie Ingwer und Kurkuma verzehren dürfen.

Wie viel darf ich sammeln?

Im Bundesnaturschutzgesetz ist festgelegt, was man in der Natur sammeln darf.

- Eine Handvoll für den persönlichen Bedarf ist erlaubt.
- Nicht in geschützten Gebieten sammeln.
- Keine geschützten Pflanzen sammeln.
- Der Grundstückseigentümer kann das Sammeln untersagen.

Sammeln ist eine Frage der Haltung:

- Wir respektieren den Lebensraum von Pflanzen und Tieren.
- Wildtiere können ihr Futter nicht im Zoohandel kaufen. Wir sammeln mit Bedacht und wertschätzend.
- Wir schonen den natürlichen Bestand und bevorzugen Wildkräuter aus dem Garten oder vom Balkon.

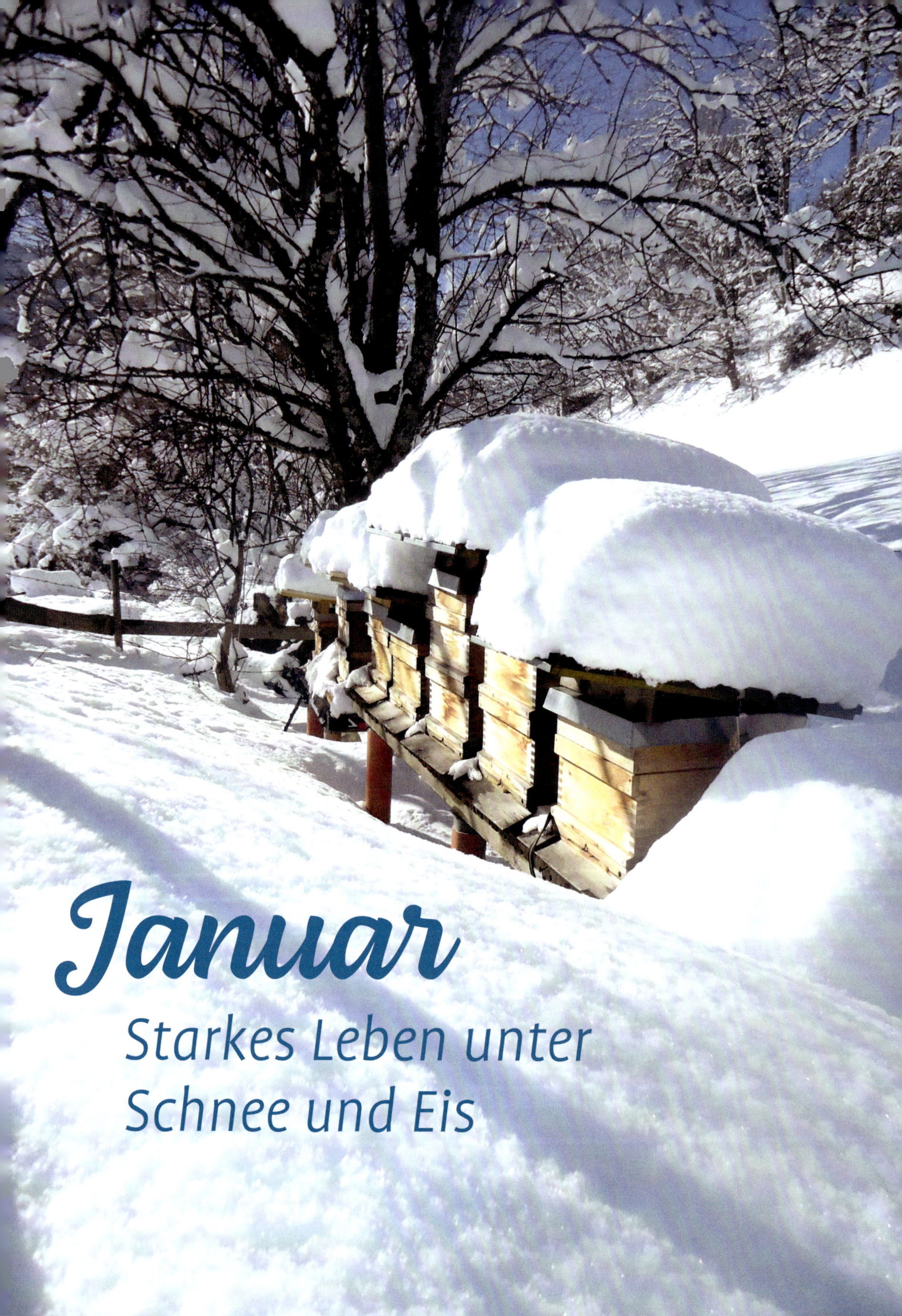

Januar

Starkes Leben unter Schnee und Eis

Schnee glitzert in der Sonne und knirscht unter den Füßen. Nach dem Spaziergang sitze ich dick in eine Decke verpackt eine halbe Stunde neben meinen Bienenvölkern. Die Sonne wärmt das Holz der Beuten und mein Gesicht. Unter dem Schnee verbirgt sich ein Geheimnis: Die Völker brüten schon wieder.

Das Immunsystem stärken, den Körper unterstützen

Unser Spaziergang durch das Jahr beginnt mitten im Winter, in der dunkelsten und kältesten Zeit des Jahres. Im besten Fall verzaubert Schnee die Landschaft, doch ohne die weiße Pracht wirkt die Natur leblos, öde und grau. Wenn wir jedoch genau hinschauen, entdecken wir Leben unter Eis und Schnee, Keime in der Winterruhe und Spuren des erwachenden Lebens.

Der Winter ist die Zeit, in der Menschen und Tiere Kräfte sparen und von Vorräten zehren müssen. Auf unserem Spaziergang durch den Januar schauen wir zuerst, was uns Natur, Bienen und alte Bräuche erzählen und wie wir die Sammelschätze des Sommers für uns nutzen können.

Blüten, Früchte, Gewürze und Wurzeln, die im Sommer und Herbst gesammelt wurden, spenden nun im Winter Energie und stärken die Abwehrkräfte. Nüsse und Pollen liefern hochwertige Fette und wertvolle Proteine. Teezubereitungen aus Holunder-, Linden- und Mädesüßblüten erwärmen den Körper und kurbeln so das Immunsystem an. Thymian und Cistrose sind stark bei Husten und drohenden Infekten. Wurzelgemüse, Zwiebeln und Knoblauch, Ingwer und Kurkuma sowie Gewürze wie Anis, Fenchel, Lorbeer und Nelke enthalten ätherische Öle und sekundäre Pflanzenstoffe, die keimhemmend wirken und das Immunsystem ebenfalls unterstützen

POWER-KUSCHELN UNTER DEM SCHNEE

Von den ersten Frösten bis zur Wintersonnenwende um den 21. Dezember legten die Völker eine Brutpause ein, um Energie zu sparen. Doch sobald die Tage nun im Januar länger werden, verändert sich der Duft der Königin, im Bienenvolk vibriert ein neuer Ton und verkündet: „Mädels, wir müssen höher heizen!" Denn jetzt legt die Königin wieder Eier.

Ist es nicht ein Wunder, dass Honigbienenvölker bereits ihre erste Brut aufziehen, während draußen noch Eis und Schnee die Beuten bedecken? Wie schaffen die Völker das? Dank ihrer

Vorräte können sie mit „Power-Kuscheln“ Wärme erzeugen. Die Arbeiterinnen klinken ihre Flügel aus und bewegen die Brustmuskeln sehr schnell. Dabei entsteht Wärme. Aber geheizt wird nur so viel wie nötig. Die Kinderstube der Larven muss ungefähr 35 Grad warm sein, auch wenn nachts die Außentemperaturen unter minus 20 Grad Celsius fallen.

Zum Wachsen brauchen die Larven nicht nur Honig, sondern auch viel Eiweiß in Form von Pollen und Bienenbrot. Das sind Blütenpollen, die nicht gleich verfüttert, sondern vorerst aufbewahrt werden (Seite 119). So steigt mit dem wachsenden Brutnest der Futterverbrauch im Frühling rasant an.

Pollen ist lebensnotwendig für Bienen und andere Insekten, er ist die einzige Eiweißquelle für Wild- und Honigbienen. Er kann aber auch die menschliche Ernährung bereichern. Da Pollen ein knappes Gut ist, nehme ich ihn nur dann zu mir, wenn ich besonders viel Energie brauche oder geschwächt bin.

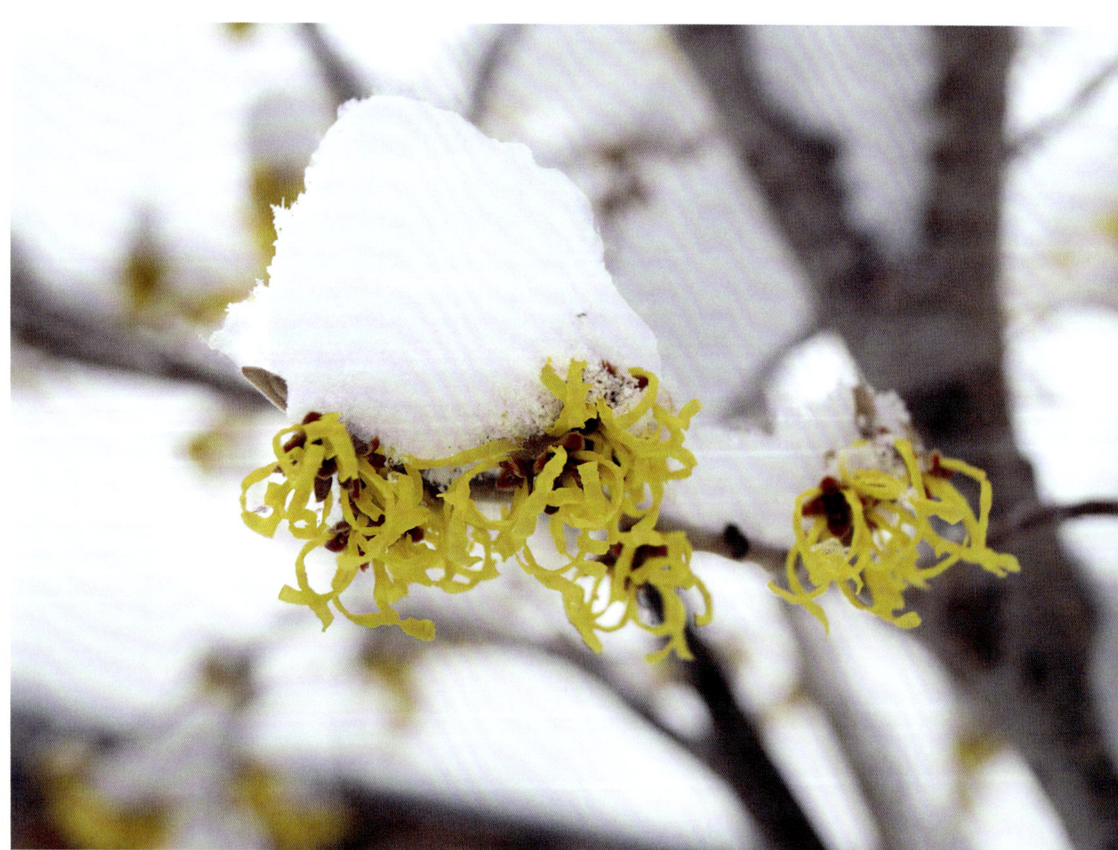

Noch unter einer Schneehaube blüht die Zaubernuss.

Vielleicht können auch Sie sich zum Jahresanfang Zeit nehmen und Ihren Hoffnungen in kreativer Form als Text, Bild oder Symbol eine Gestalt geben? Welche Ideen und Projekte ruhen als Keime in Ihnen und wollen wachsen?

KRAFT SAMMELN IN DER „STADEN" ZEIT

Von der Natur lerne ich, wie wichtig die Zeiten der Ruhe sind, um das innere Feuer zu wahren. Nach der Wintersonnenwende schwingt das alte Jahr aus und gefühlt steht die Zeit still. Die Tage sind kurz, die Nächte lang und erst nach dem 24. Dezember bleibt es minutenweise länger hell. Früher ruhten in der staden – in der stillen, ruhigen – Zeit bis zum 6. Januar viele Arbeiten. Ich finde es wohltuend, den alten Brauch wieder aufzunehmen.

Das Immunsystem braucht Ruhephasen und ausreichend Schlaf. Bei einem Spaziergang in der Mittagszeit genieße ich die Stille. Im Ausschwingen des Jahres und Innehalten vor dem Neustart gibt es Raum für Wünsche und Pläne.

WÄRME UND ENERGIE FÜR DIE ABWEHR

Kälte allein macht einen gesunden Menschen nicht krank. Es ist herrlich, passend angezogen durch glitzernden Schnee zu stapfen. Die Atmung vertieft sich, die Blutgefäße weiten sich, die Muskeln werden besser durchblutet und mit Sauerstoff versorgt. Wärme und Bewegung kurbeln das Immunsystem an.

Ein durch Kälte geschwächter Körper ist hingegen anfällig für Krankheiten. Die Füße werden nicht nur beim Warten an der Bushaltestelle kalt. Auch Schlafmangel, Erschöpfung und Stress lassen öfter frösteln. „Zieht euch warm an", mahnten schon unsere Großmütter. Gegen Kälte und Erkältung kochten sie Hühnerbrühe. Heute weiß man, dass der in der Suppe enthaltene Eiweißstoff Cystein die Zellen stärkt, gegen Entzündungen wirkt und Viren abwehrt.

Gerade wenn ein Körper durch Alter, Krankheit oder Therapien so geschwächt ist, dass er nicht genug Wärme erzeugen kann, helfen energiereiche Suppen. So habe ich während meiner Chemotherapie oft heiße Gemüse- oder Hühnerbrühen getrunken und sie mit Brennnesselsamen oder Pollen angereichert. Nüsse und Samen enthalten geballte Pflanzenpower mit wertvollen ungesättigten Fettsäuren, Proteinen, Vitaminen und Mineralien.

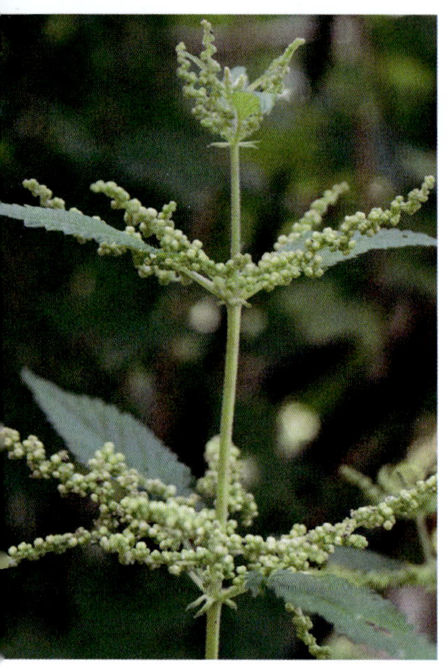

Die reifen Samen der Brennnesseln werden ab Ende Juli geerntet.

BRENNNESSELSAMEN BEI SCHWÄCHE

Schon vor 2000 Jahren waren die Samen der Brennnessel (*Urtica dioica*) als kräftigendes und sexuell anregendes Mittel bekannt. Besonders beliebt waren die Nüsschen als Futterzusatz für Pferde, weil sie das Fell dicht und glänzend machten. Die Tiere zeigten sich feuriger und die Händler erzielten einen höheren Preis. Auch in Menschen nähren Brennnesselsamen das „innere Feuer". Die Samen können vom Menschen gut aufgenommen und aufgeschlossen werden. Sie enthalten rund 30 % fettes Öl mit einem hohen Anteil an Linolensäure, außerdem Tocopherol, Schleimstoffe und Carotinoide. Der Proteingehalt liegt bei etwa 30 %, die in den Samen vorkommenden Kohlenhydrate enthalten fast keine freien Zuckerarten.

Seit einigen Jahren werden die Nüsschen als vegane Energiequelle wiederentdeckt und in Müsliriegeln und Proteinriegeln verarbeitet. Brennnesselsamen schmecken leicht nussig und können vielseitig verwendet werden. Ich nehme im Winter gerne ein bis zwei Esslöffel pro Tag zu den Mahlzeiten, rühre sie in Suppen, mische sie ins Müsli oder streue sie aufs Brot. Was wäre ein Garten ohne die flatternden Lichter der Schmetterlinge? Mit Brennnesseln holen Sie nicht nur eine Vitamin- und Energiepflanze in Ihren Garten, sondern locken auch zahlreiche Schmetterlinge an.

POLLEN – ENERGIEPAKETE FÜR BIENEN

Pollen sind die einzige Eiweißquelle für Bienen und viele andere Insekten. Ein Honigbienenvolk benötigt pro Jahr zwischen 30 und 50 Kilogramm Pollen zur Pflege der Brut und für die Ernährung erwachsener Bienen. Wenn Insekten Nektar oder Pollen sammeln, bleiben immer Pollen im Haarkleid hängen und werden zur nächsten Blüte getragen.

Honigbienen sind blütenstet. Das heißt, ein Sammeltrupp eines Volkes fliegt so lange zu einer Pflanzenart, bis diese verblüht ist. Eine andere Gruppe fliegt stetig zu anderen Blüten. Auf diese Weise tragen sie die Pollen zielsicher zur nächsten passenden Blüte und sorgen für eine sichere Bestäubung. Doch Bienen tragen Pollen nicht nur von Blüte zu Blüte, sondern sammeln ihn auch als Futter. Dafür bearbeiten sie die Staubbeutel der Blüten, bürsten mit rasend schnellen Bewegungen die Körner aus ihrem Haarkleid zusammen, kneten winzige Mengen Honig und Enzyme unter und schieben die Pollenpakete in die Bürsten des hinteren Beinpaares. Da kleben die dicken, gelben Pakete wie Höschen an den Bienenbeinen.

Sammelgebiet, Verarbeitung und Lagerung haben Einfluss auf die Qualität von Pollen. Die Inhaltsstoffe von Pollen sind nie gleich. Bei frischem Pollen schwanken sie regional und jahreszeitlich stark und sind abhängig von den Pflanzen, an denen Bienen sammeln. Im Mittel enthalten Pollen 30 % Zucker in leicht verfügbarer Form, 20 % Eiweiß, bis zu 30 % Wasser, 10 % freie Aminosäuren, darunter alle vom Menschen benötigten Aminosäuren, 5 % Fette, 6 % Ballaststoffe sowie Enzyme, Vitamine (A, C, verschiedene B-Vitamine und weitere), Mineralstoffe und Spurenelemente, Aromastoffe und sekundäre Pflanzenstoffe. Pollen enthält Phenole mit antioxidativen Eigenschaften. Hitze, Licht, Sauerstoff und Feuchtigkeit verringern die wertvollen Inhaltsstoffe.

Was ist Pollen?

Pollen oder Blütenstaub enthält die männlichen Keimzellen einer Samenpflanze. Die Übertragung des Pollens durch Wind, Insekten, Vögel oder anderes auf die Narbe einer Blüte derselben Pflanzenart nennt man Bestäubung.

POLLEN ALS NAHRUNGSERGÄNZUNG

Die in Pollen enthaltenen Aminosäuren, leicht verfügbaren Zuckerarten und insbesondere die sekundären Pflanzenstoffe können auch für Menschen wertvoll sein. Pollen werden zur Stärkung geschwächter Menschen und zur Leistungssteigerung beim Sport empfohlen. Studien lassen vermuten, dass Herkunft

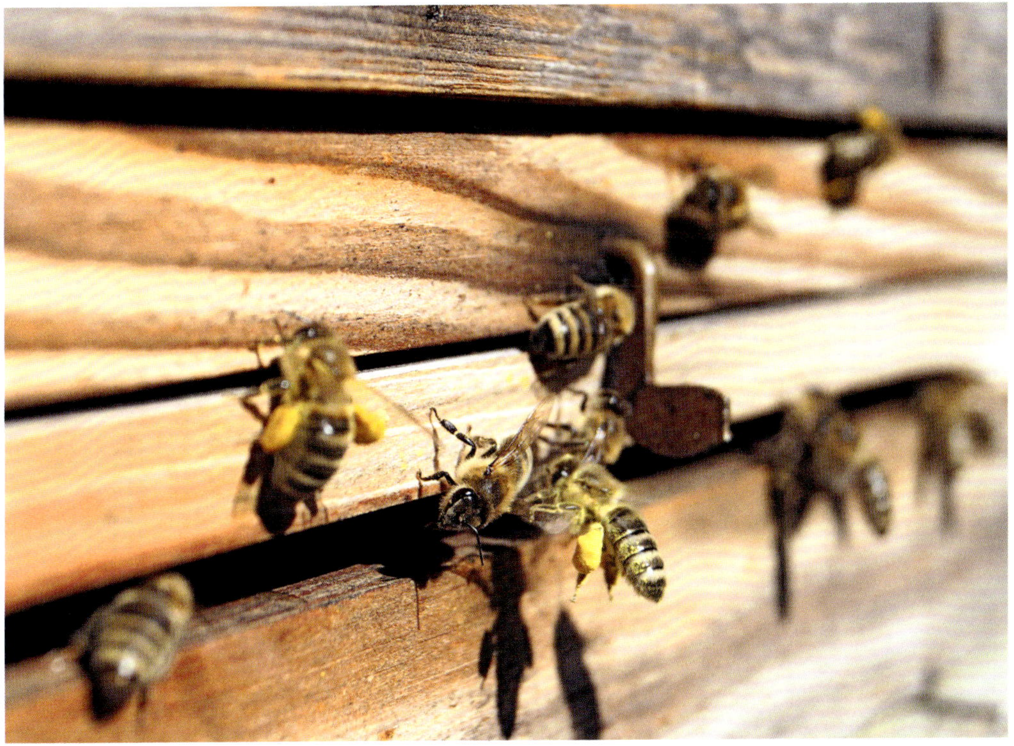

Je höher die Vielfalt der Blütenpflanzen in der Umgebung der Bienenstöcke ist, umso bunter die Pollen, die eingetragen werden.

und Zubereitung der Pollen Einfluss auf die Leistungssteigerung haben. Pollen von vielen verschiedenen Blütenpflanzen aus unbelasteten Regionen sind für Bienen und Menschen wertvoller als Pollen aus intensiv bewirtschafteten Monokulturen. Ein paar Tricks helfen dabei, Pollen für die menschliche Verdauung aufzuschließen.

! BEIM KAUF AUF QUALITÄT ACHTEN

Mit den Pollen tragen Bienen auch Umweltgifte in ihr Nest. Pollenproben aus intensiven Obstanbaugebieten sind oft mit Pestiziden belastet. Darunter leiden in erster Linie Bienen und Insekten, die sich von Pollen ernähren. Aber auch für den Menschen sind diese Pollen schädlich. Achten Sie beim Kauf auf Bio-Qualität und Rückstandsanalysen.

POLLENKÖRNER KNACKEN Die Verdauungsenzyme der meisten Tiere und auch des Menschen können die Pollenhülle nicht ausreichend aufknacken. Bei Kontakt mit Flüssigkeit quellen die einzelnen Pollenkörner zwar auf und im Inneren beginnt die Keimung, aber die Hülle bleibt intakt und das wertvolle Innere wird kaum verdaut. Untersuchungen zeigen, dass Fermentieren in Joghurt, Kombucha oder Brottrunk die harte Hülle aufschließen kann. Deshalb sollten Pollen vor dem Verzehr darin eingeweicht werden.

Im Handel gibt es Fertigmischungen von Pollen in Honig. Denkbar ist, dass Pollen im Honig aufquellen und durch die im Honig enthaltenen Enzyme teilweise für die Verdauung aufgeschlossen werden. Rezepte zu Pollen in Honig finden Sie auf Seite 100.

- **Frischer Pollen** schmeckt süß und ist noch feucht. Er verdirbt schnell, aber man kann ihn einfrieren und portionsweise auftauen.
- **Getrockneter Pollen** hat süße, herbe und bittere Noten. Vor Licht, Wärme und Feuchtigkeit geschützt hält er etwa ein Jahr.
- **Mischungen oder Smoothies** von Pollen mit Honig und Joghurt, Fruchtsaft, Früchten, rohem oder gedünstetem Gemüse sowie gekeimten Saaten sind aromatisch.

SOMMERPOWER IM WINTER: PFLANZEN FÜR DIE ERKÄLTUNGSZEIT

Wurzelgemüse und Kohl, Knoblauch und Zwiebeln, Nüsse und Pollen aus der Sommerernte liefern Energie für den Winter und kräftigen den Körper. Bei drohenden Infekten sind die Sonnenkinder Cistrose und Thymian starke pflanzliche Helfer.

Teezubereitungen aus Holunder-, Linden- und Mädesüßblüten, allesamt Sommerblüher, wirken stark erwärmend und schweißtreibend und somit schützend vor Erkältungskrankheiten. Die Samen von Fenchel und Anis befreien mit wohlschmeckenden ätherischen Ölen die Atemwege und unterstützen das Immunsystem. Im Verbund mit Thymian sind sie stark gegen aufkommende Erkältungen. Ringelblumenblüten pflegen gereizte Schleimhäute und schmücken die Teemischung. Himbeerblätter runden mit sanften Gerbstoffen die Mischung ab.

Cistrose

Die Graubehaarte Cistrose (*Cistus incanus*) wächst im Mittelmeerraum als buschiger Strauch auf kargen, trockenen Böden. Im Frühling öffnet sie jeden Morgen Blüten mit fünf zarten, leicht zerknitterten Blütenbättern, die schon am selben Abend verblühen. Graue Haare schützen die Blätter vor Verdunstung und Sonne.

Da in Zellen unter Sonnenbestrahlung freie Radikale entstehen, schützt die Cistrose sich mit farbigen Polyphenolen. Dieser Schutzmechanismus ist im Pflanzenreich weit verbreitet. Vielleicht haben Sie schon einmal beobachtet, dass die zarten Triebspitzen der Rosen im Mai zuerst rötlich sind. Polyphenole zählen zu den sekundären Pflanzenstoffen und wirken in der Pflanze als antioxidative Radikalfänger. Rotwein oder grüner Tee sind reich an Polyphenolen, aber die Cistrose übertrifft beide. Außerdem enthalten ihre Blätter Gerbstoffe, ätherische Öle (Sesquiterpene) und Harz.

Gerbstoffe produziert die Pflanze als Schutz vor Fraßfeinden. Sie verursachen ein pelziges Gefühl im Mund, weil sie den Schleimhäuten Wasser entziehen. Gleichzeitig schützen sie vor Krankheitserregern. Stark vereinfacht kann man sagen, sie dichten die Schleimhäute gegen Erreger ab. Das erklärt die schützende Wirkung von Cistrosentee oder Gurgellösungen des Krauts auf Haut und Schleimhaut.

Die Wirksamkeit von Cistrosenextrakt gegen Grippeviren wurde in bereits in vitro nachgewiesen. Ihr mögliches Potenzial gegen COVID-19 wird noch erforscht.

AUF DEN PHENOLGEHALT ACHTEN

Die Hersteller der im Handel erhältlichen Präparate empfehlen Cistus als vorbeugenden Infektblocker gegen Grippe- und Erkältungsviren. Der Phenolgehalt macht den Unterschied. Achten Sie auf Mengenangaben zu den Wirkstoffen. Zur Einnahme holen Sie ärztlichen Rat ein oder Sie fragen in Ihrer Apotheke.

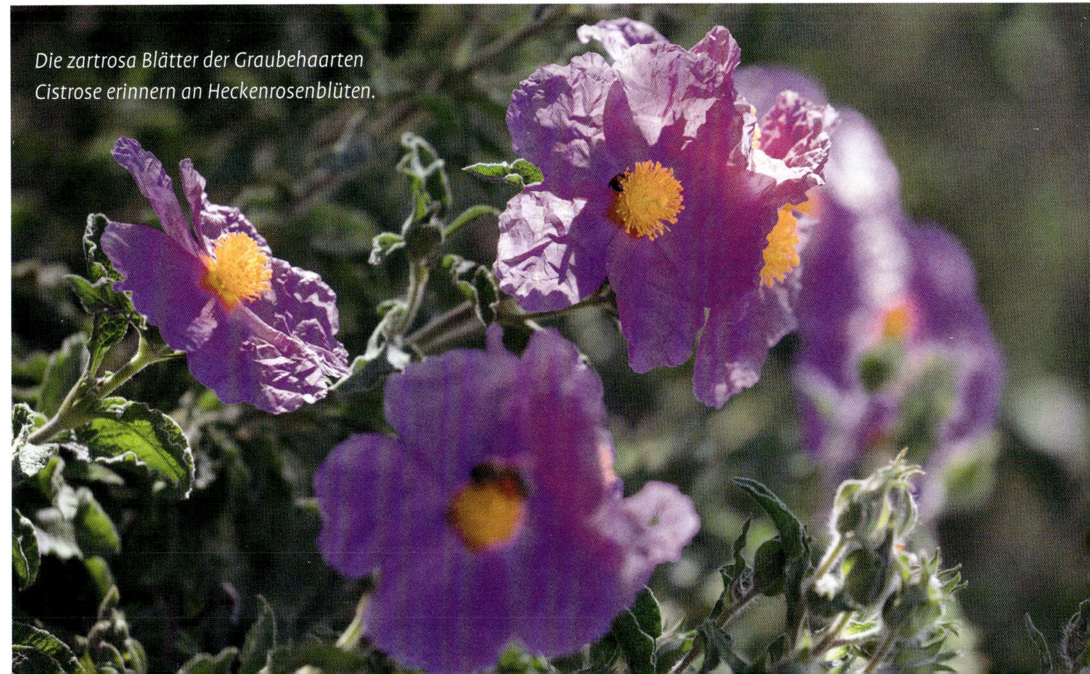

Die zartrosa Blätter der Graubehaarten Cistrose erinnern an Heckenrosenblüten.

Thymian

Im Mittelalter brachten Mönche Thymian (*Thymus vulgaris*) aus dem Süden in ihre Klostergärten. Bis heute wird er als Küchengewürz, Teepflanze und Heilkraut verwendet. In der Küche macht er schwere Speisen leichter verdaulich, als Tee wirkt er wärmend und als medizinische Zubereitung lindert er Hustenreiz und festsitzenden Schleim.

Die mediterrane Pflanze braucht einen vollsonnigen, warmen und geschützten Standort. Das blühende Kraut wird um die Mittagszeit geschnitten, wenn der Gehalt an ätherischen Ölen am höchsten ist, und an einem luftigen, schattigen Ort getrocknet. Danach rebelt man Blüten und Blätter von den Zweigen und bewahrt sie trocken und dunkel auf.

Thymian enthält ätherische Öle wie Thymol und Carvacrol sowie Bitterstoffe und Flavonoide in wechselnder Zusammensetzung und Konzentration. In vitro wurden antibakterielle und antivirale Wirkungen nachgewiesen. Medizinisch zugelassen sind Zubereitungen aus Thymian als schleimlösendes und auswurfförderndes Mittel bei Bronchitis, Keuchhusten und Katarrhen der oberen Luftwege.

Wegen seiner antibakteriellen und antiviralen Eigenschaften wurde er auch in der Vergangenheit schon in der Volksmedizin geschätzt und als „Antibiotikum der armen Leute" bezeichnet. Die Küchenapotheke kennt für die Erkältungszeit ein Butterbrot mit Thymian, Honig und Knoblauch (Seite 17).

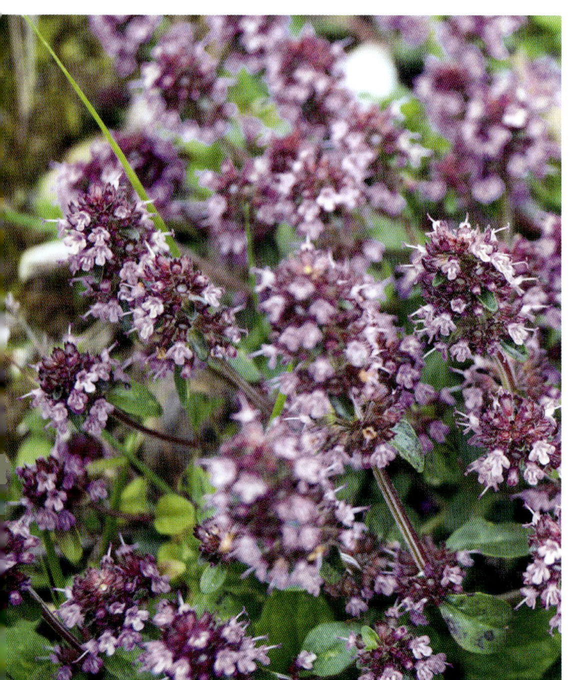

Breitblättriger Thymian, auch Quendel genannt

Bei trockenem Husten

Bei drohender Erkältung bereite ich mir einen Wintertee mit einem Teelöffel Thymian pro Liter Wasser zu. Sollte sich dann doch einmal ein Husten festsetzen, nehme ich gerne fertige Präparate mit Thymian aus der Apotheke, um hinsichtlich der Qualität und der Konzentration der Inhaltsstoffe sicher zu sein.

Zusätzlich gebe ich für die Nacht je drei Tropfen der ätherischen Öle Thymianöl, Linalool und Fichte oder Kiefer auf ein nasses Handtuch und hänge es über die Heizung. So wird die Luft befeuchtet, mit Aerosolen angereichert und ich kann ohne störenden Hustenreiz schlafen.

! THYMIANÖL NICHT FÜR JEDERMANN

Das ätherische Thymianöl darf nicht in der Schwangerschaft, nicht bei Asthma und Epilepsie und nicht bei Kleinkindern angewendet werden. Nicht ins Gesicht bringen und nicht einnehmen! Zur Anwendung bei Husten und Bronchitis holen Sie ärztlichen Rat ein oder fragen Sie in Ihrer Apotheke.

Rezepte und Tipps im Januar

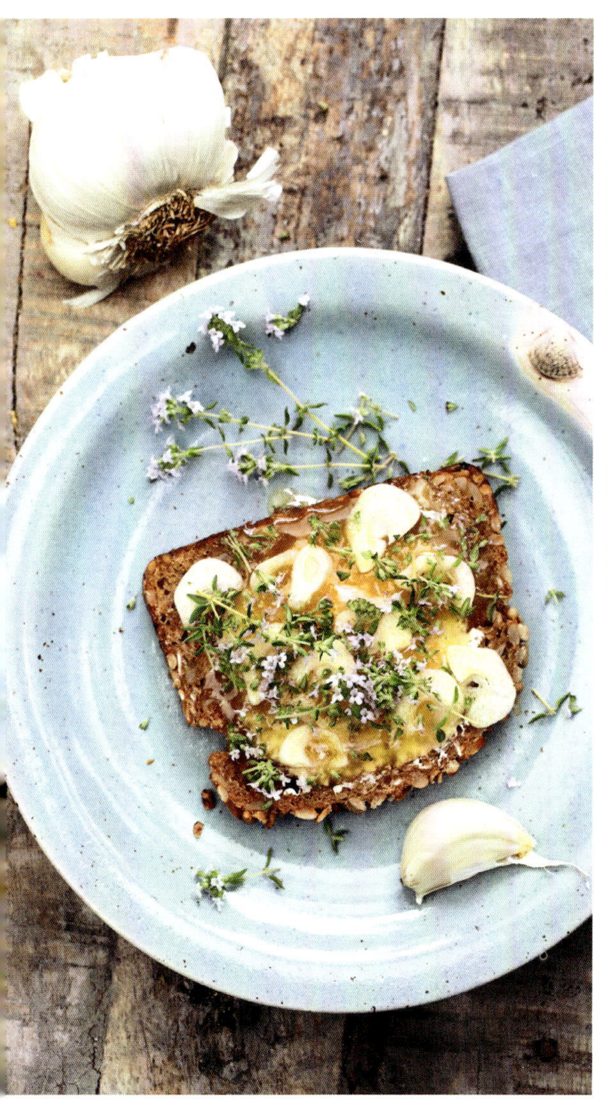

Die Kombination aus Honig, Knoblauch und Thymian ist ein bewährtes Hausmittel bei aufkommenden Infekten.

CISTROSENTEE ZUM GENIESSEN

In der Erkältungszeit kann ein Cistrosentee mit Holundersaft vorbeugend stärken.

ZUBEREITUNG 1,5 g geschnittenes Cistrosenkraut mit ca. 150 ml siedendem Wasser übergießen und nach 7–10 Minuten abseihen. 50 ml Holundersaft und 1 TL Zitronensaft zugeben und mit 1 TL Honig süßen. Tagesdosis 3–6 g Cistrosenkraut.

CISTROSENTEE ALS MUNDSPÜLUNG UND ZUM GURGELN

Ebenso wie Salbei kann Cistrosentee in stärkerer Konzentration für Mundspülungen oder zum Gurgeln zubereitet werden.

ZUBEREITUNG 5 g Cistrosenkraut mit 200 ml heißem Wasser übergießen und 15 Minuten ziehen lassen. Abkühlen lassen und mehrmals täglich gurgeln.

HONIGBROT MIT KNOBLAUCH UND THYMIAN

Als bewährtes Hausmittel bei aufkommenden Infekten hilft dieses spezielle Butterbrot.

ZUBEREITUNG Einfach eine Scheibe Vollkornbrot mit Butter und Honig bestreichen, eine Knoblauchzehe fein geschnitten darüber verteilen, mit Thymian bestreuen und essen.

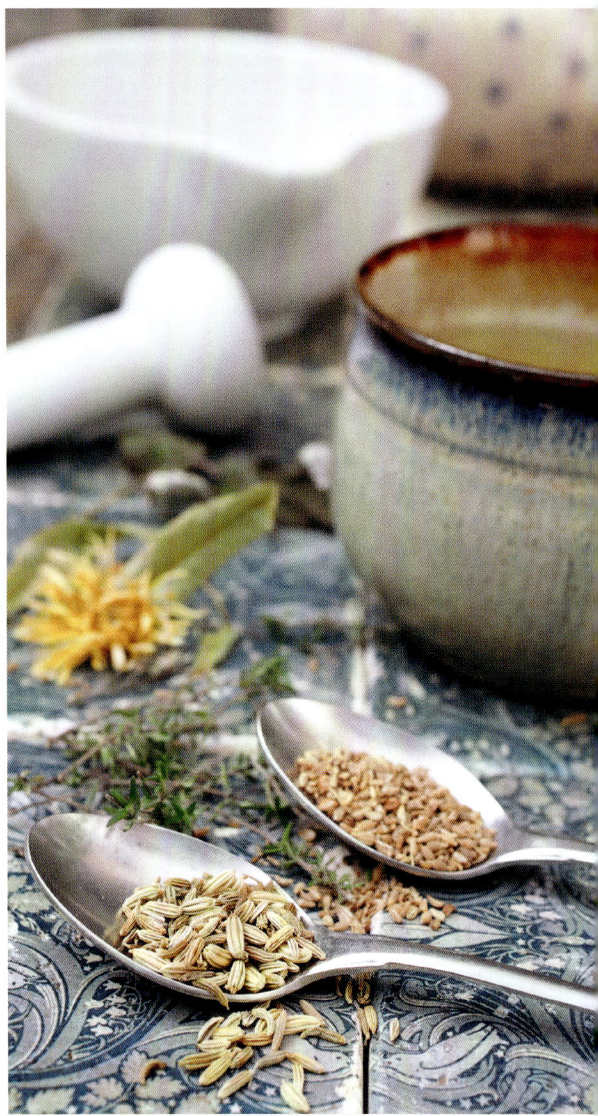

WINTERSUPPE FÜR EINE STARKE ABWEHR

Großmutters Geheimrezept für alle Fälle.

Auch ohne Huhn kann eine Wintersuppe die Abwehr stärken. Die Basis bilden Wurzelgemüse mit zellschützenden Carotinoiden und Flavonoiden und Lauch, Knoblauch und Zwiebeln mit keimhemmendem Allicin (Seite 122). Die Gewürze Lorbeer, Nelken und Wacholder wirken wärmend und regen die Verdauung an. Wahlweise geben wir Thymian, Dost oder Rosmarin hinzu. Kohlsorten wie Wirsing, Brokkoli oder Rosenkohl sind reich an Senfölen, die gegen Bakterien wirken.

ZUTATEN FÜR 4 PERSONEN: 3 Kartoffeln, 2 Karotten, 1 Lauchstange, 2 Stangen Staudensellerie, 1 Pastinake, 200 g Wirsing, 6 getrocknete Tomaten, 1 Zwiebel, 2 Knoblauchzehen, 4 Stiele Blattpetersilie, 4 EL Olivenöl, 2 EL Tomatenmark, 1 TL Honig, Stückchen Ingwerwurzel (etwa 1 cm), 6 Zweige frischer Thymian oder ½ TL gerebelter Thymian, 3 Lorbeerblätter, Salz, Pfeffer
Außerdem: 4–8 EL Brennnesselsamen, 4–8 EL geriebener Parmesan

ZUBEREITUNG Gemüse putzen und klein schneiden. Blätter der Petersilie fein hacken, Stiele ganz lassen. Olivenöl in einem großen Topf erhitzen, Gemüse darin anschwitzen und 10 Minuten dünsten. Tomatenmark und Honig zugeben, leicht karamellisieren. 1,5 l Wasser zugießen, Gewürze und die Stiele der Petersilie zugeben und 30 Minuten köcheln. Stiele von Rosmarin, Thymian und Petersilie entnehmen.

Auf Tellern mit gehackter Petersilie anrichten. Brennnesselsamen und Parmesan darüberstreuen.

Blüten von Holunder, Linde und Ringelblume sowie Blätter von Himbeeren sind Sammelschätze des Sommers und wärmen im Winter. Thymian, Anis und Fenchel ergänzen den wärmenden Wintertee.

WÄRMENDER WINTERTEE

Mit Holunder, Linde und Thymian stark durch die Erkältungszeit.

Als Basis für meinen Wintertee mische ich zu gleichen Gewichtsanteilen Holunder-, Linden- und Ringelblumenblüten und Himbeerblätter und fülle sie in Tüten. Wenn eine Erkältung droht, ergänze ich die Mischung mit Thymian, Anis und Fenchel.

ZUTATEN FÜR 1 L TEE: 1 EL zerkleinerte Basismischung, ½ TL gerebelter Thymian, ½ TL Anissamen, ½ TL Fenchelsamen

ZUBEREITUNG 1 l Wasser aufkochen und auf ca. 85 Grad abkühlen lassen. Anis und Fenchel im Mörser anstoßen, damit die ätherischen Öle in den Tee ziehen können. Basismischung, Thymian und Samen mit heißem Wasser übergießen, zudecken und 5–7 Minuten ziehen lassen. Tropfen vom Deckel in den Tee schütteln und den Tee durch ein Sieb abgießen. Nach Belieben mit Honig süßen.

Honig-Tipp

Zu diesem Tee passt besonders gut ein fruchtig-kräftiger Honig, wie zum Beispiel Sommerblütenhonig von Bergwiesen oder auch ein Lindenblütenhonig mit feiner Pfefferminz-Note.

HEISSE SCHOKOLADE MIT POLLEN

Schenkt an kalten Wintertagen Genuss, Wärme und Energie.

Schokolade schenkt Glücksgefühle pur. Kaum ist sie auf der Zunge geschmolzen, wandelt unser Körper das im Kakao enthaltene Tryptophan in das Glückshormon Serotonin um. Eine Tasse heiße Schokolade enthält zwar keine medizinisch wirksame Dosis von Tryptophan, aber schon das Aroma weckt Glücksgefühle, wärmt und entspannt. Außerdem regt Kakao die körpereigene Abwehr an.

ZUTATEN FÜR 1 TASSE: 1 gehäufter TL schwach entölter Kakao, 2 TL Pollen in Honig (Seite 100), 1 Prise Salz, nach Belieben je 1 Msp. Zimt, Nelke, Vanille

ZUBEREITUNG Kakao mit wenig Wasser zu einer Paste rühren. 250 ml Wasser aufkochen und auf 80 Grad abkühlen lassen. Kakaopaste, Pollen in Honig, Salz und Gewürze darin auflösen. Nach Belieben mit Honig süßen und mit einer Sahnehaube oder Pflanzenmilch verfeinern.

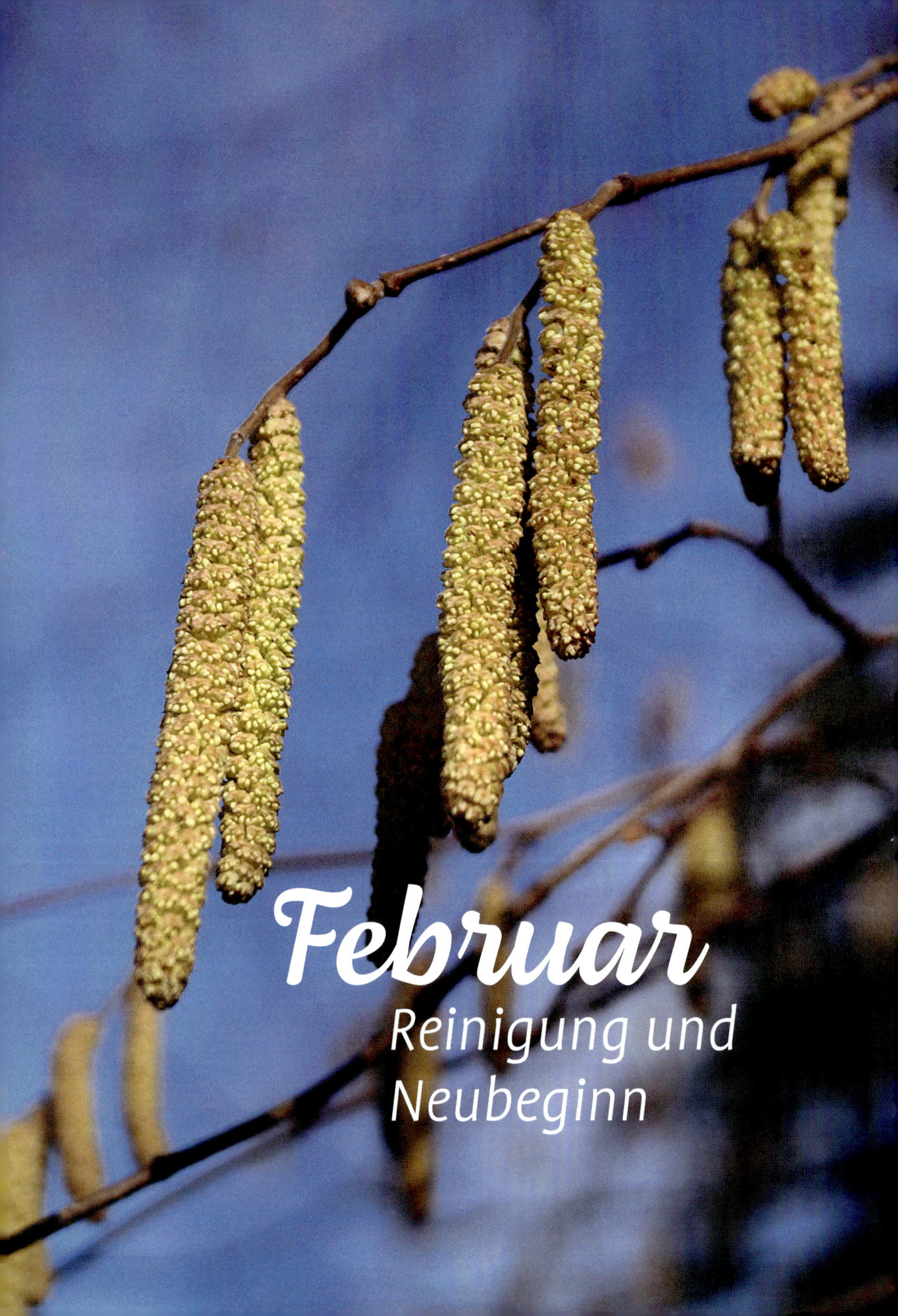

Februar

Reinigung und Neubeginn

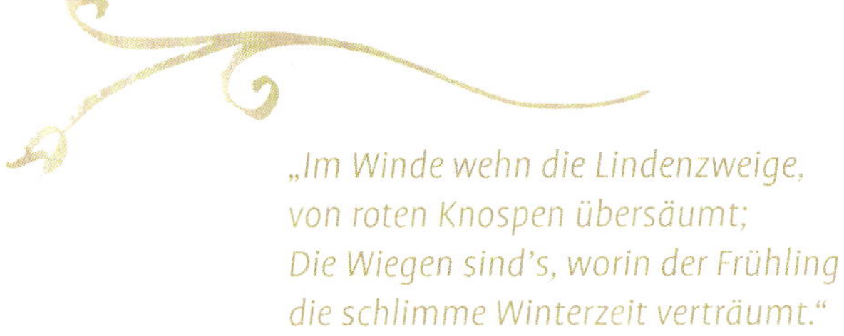

*„Im Winde wehn die Lindenzweige,
von roten Knospen übersäumt;
Die Wiegen sind's, worin der Frühling
die schlimme Winterzeit verträumt."*

Theodor Storm

Haut und Schleimhaut schützen, Regeneration fördern

Im Februar passieren wir auf unserem Spaziergang durch das Jahr zwei Meilensteine. Der erste steht mit dem Fest Maria Lichtmess am 2. Februar fix im Kalender und markiert die Hälfte des Winters. An diesem Tag endete das Dienstjahr des Gesindes, und beide Seiten konnten das Dienstverhältnis um ein weiteres Jahr verlängern oder beenden. Bis in vorchristliche Zeit gibt es Hinweise auf Reinigungs- und Feuerrituale, die in der ersten Februarwoche vollzogen wurden.

Der zweite Meilenstein ist erreicht, wenn die Haseln blühen und im phänologischen Kalender der Vorfrühling beginnt. Bei wärmeren Temperaturen können die Honigbienen erstmals nach langen Winterwochen wieder ausfliegen, um den Darm zu reinigen. Von der Monatsmitte an schwellen die Knospen deutlich. Beim Betrachten entdecken wir den Zusammenhang zwischen dem natürlichen Schutz der Knospen vor Kälte und Keimen, dem Hygienekonzept der Honigbienen und dem Schutz der menschlichen Haut.

REINLICHE BIENEN

Im Winter brauchen Bienenvölker Ruhe. Bei Störungen verbrauchen sie mehr Futter, und dann geht nicht nur der Vorrat schneller zu Ende. Die höhere Futteraufnahme belastet auch die Kotblase stärker. Bienen sind reinlich und koten nur außerhalb des Volkes ab. Selbst wenn sie im Winter wochenlang nicht ausfliegen können, halten sie ein. Sobald die Temperaturen in der Sonne über 10 Grad steigen, können die Bienen ihren Stock zu Reinigungsflügen verlassen. Sie kreisen vor dem Stand und hinterlassen kleine goldbraune Pünktchen im Schnee.

Der phänologische Kalender

Er gliedert das Jahr in zehn Jahreszeiten. Ihr Beginn richtet sich nach regelmäßig wiederkehrenden Entwicklungserscheinungen von Zeigerpflanzen, wie beispielsweise Blühbeginn, Fruchtreife oder Blattfärbung. Das Wort Phänologie kommt aus dem Griechischen und bedeutet Lehre von den Erscheinungen.

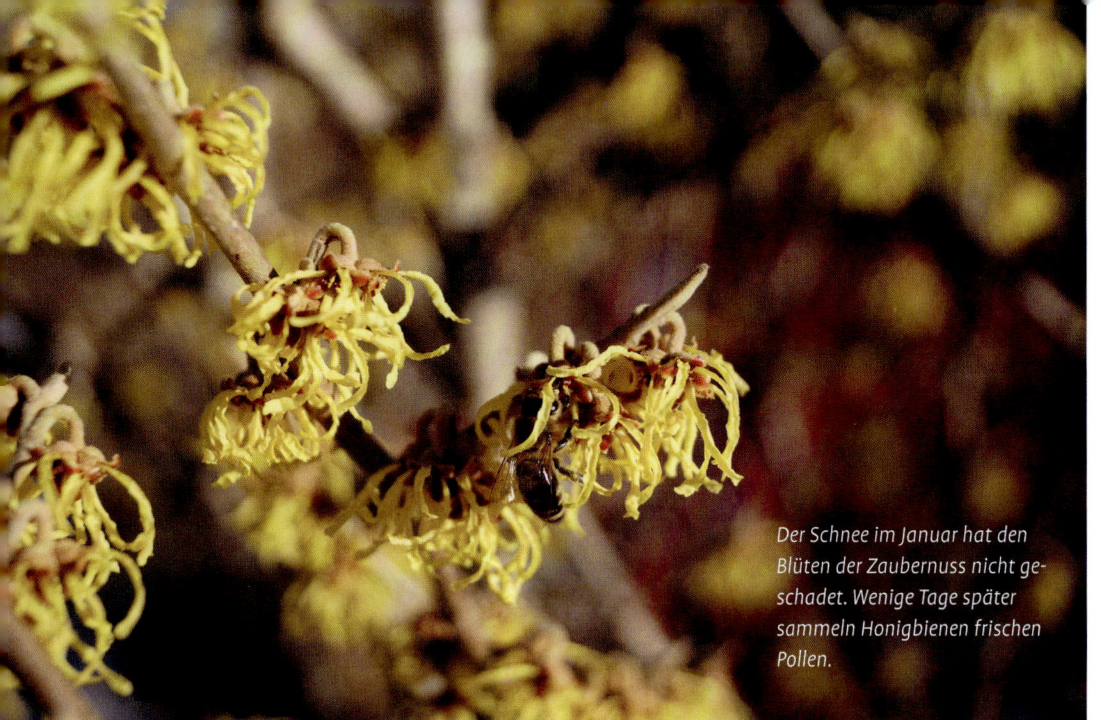

Der Schnee im Januar hat den Blüten der Zaubernuss nicht geschadet. Wenige Tage später sammeln Honigbienen frischen Pollen.

RAUS AUS DEM WINTERMODUS

Im Februar schwellen die Knospen an den Zweigen. Sie wurden schon im Vorjahr als Anlagen für Blüten, Blätter und Zweige gebildet und zum Schutz gegen Kälte und Nässe, Bakterien und Pilze mit Wachs und Harz umhüllt. Knospenharze, und ganz besonders die Harze von Pappelknospen, sind für Bienen und Menschen wertvoll.

Sobald im Februar an sonnigen Stellen Schneeglöckchen aus der Erde sprießen und der Wind gelbe Pollenwolken von den Troddeln der Haseln weht, hüpft das Herz, weil der Vorfrühling beginnt. Aber meine Vorfreude ist verfrüht, denn meistens folgt bei mir im Allgäu gleich darauf eine dicke Packung Neuschnee.

Unser Körper ist im Februar noch im Wintermodus. Die Fastenzeit vor Ostern bietet eine Gelegenheit, Gewohnheiten zu ändern und sich selbst Gutes zu tun. Wie wäre es damit,

! NICHT ALLE MALVEN SCHÜTZEN SCHLEIMHÄUTE

Zur Familie der Malvengewächse zählen beispielsweise der Echte Eibisch (*Althaea officinalis*), auch Arznei-Eibisch genannt, die Mauretanische Malve (*Malva sylvestris* subsp. *mauritiana*) und die Wilde Malve (*M. sylvestris*). Ihre Schleimstoffe bilden eine Schutzschicht auf gereizten Schleimhäuten im Mund, Hals, Rachen und Magen.

Ganz anders wirken die Blüten des Hibiskus (*Hibiscus sabdariffa*), der auch zur Familie der Malvengewächse zählt. Die Blüten verleihen Früchtetees eine schöne Farbe und einen leicht säuerlichen Geschmack. Sie wirken im Organismus eher sauer und können auf Dauer empfindliche Schleimhäute im Magen reizen. Ein Malventee aus dem Handel enthält in der Regel Hibiskusblüten.

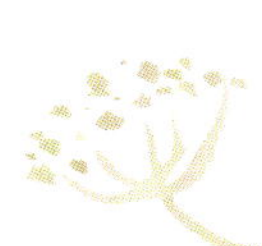

Wir können die alten Traditionen für uns wandeln und uns fragen: Was wurde in uns im Winter geboren, das sich jetzt zeigen will? Was möchten wir reinigen oder bereinigen? Was möchten wir halten und was möchten wir neu beginnen?

ausreichend zu schlafen und dann Licht, Sonne und Bewegung an der frischen Luft zu genießen? Vögel zu beobachten? Knospen zu fotografieren? Bei einem Saunagang die Haut porentief zu reinigen und anschließend mit ausgewählten Pflegeprodukten zu schützen?

HAUTPFLEGE VON INNEN UND AUSSEN

Wenn im Februar meine Fingerkuppen rissig werden, dann ist es höchste Zeit für eine Hautpflege zusammen mit hautgesunder Ernährung. Äußerlich pflegen Honig und Salben mit Auszügen aus Kartoffeln, Pappelknospen, Propolis, Hamamelis und Ringelblumen strapazierte Haut. Zusätzlich können Schleimstoffe von Leinsamen und Malven gereizte Schleimhäute schützen, aber die eigentliche Hautpflege kommt von innen über Nährstoffe.

PROPOLIS – EIN EINZIGARTIGES HYGIENEKONZEPT

Eine feuchtwarme Umgebung, in der 10.000 bis 50.000 Individuen eng beieinandersitzen, ist ein Paradies für Pilze und Bakterien. Doch für Honigbienen ist Abstand halten unmöglich. Denn nur eng beieinander können sie ihr Brutnest heizen und sich warm halten.

Unter diesen Bedingungen ist ihr Hygienekonzept einzigartig. Sie überziehen ihre Höhle, die Zellen und den Eingang zum Stock mit einer keimhemmenden Substanz auf Basis von Harzen. Die Verwendung der Substanz als desinfizierende „Fußmatte" führte zum Namen „pro polis", was übersetzt „vor der Stadt" bedeutet. Weil Honigbienen Propolis außerdem zum Abdichten von Ritzen nutzen, nennt man Propolis auch Bienen-Kittharz.

Honigbienen finden Harze an Knospen, vor allem an Pappeln, Weiden und Rosskastanien, oder an verletzten Nadelbäumen. Diese Harze reichern sie mit Sekreten an und kneten Balsame aus der Pollenschale, Wachs und Honig hinein. So entsteht Propolis.

Zur sauberen Gewinnung von Propolis werden Kunststoffgitter mit Lochreihen verwendet. Baubienen schließen die Ritzen mit Propolis. Zur Ernte wird das Gitter tiefgekühlt. So wird Propolis spröde und kann zu Pulver gemahlen werden.

! BEIM KAUF AUF QUALITÄT ACHTEN

Laut einer Studie ist Propolis häufig mit Schwermetallen und anderen Rückständen belastet. Achten Sie daher auf Produkte aus Deutschland in Bio-Qualität.

Imker und Imkerinnen dürfen Propolis übrigens nicht als Lebensmittel, Kosmetikzutat oder Heilmittel verkaufen. Sie dürfen es nur für den eigenen Bedarf zu Kosmetika verarbeiten.

Die Zusammensetzung der Inhaltsstoffe und die Wirkung von Propolis schwanken stark und sind abhängig von seiner botanischen Herkunft: Sie werden beeinflusst von den Pflanzen und Pflanzenteilen, an denen Bienen sammeln, sowie von der Jahreszeit, in der sie sammeln. Sie unterscheiden sich sogar von Volk zu Volk.

Bisher wurden in Propolis mehr als 200 Inhaltsstoffe identifiziert. Den größten Anteil bilden mit rund 50 % Harze und Pollenbalsam, der Anteil an Wachsen beträgt etwa 30 %. Weiterhin enthält Propolis 10 % ätherische Öle, 5 % Pollen und Honig sowie 5 % weitere Stoffe, darunter Flavonoide, Vitamine und Spurenelemente wie Eisen, Zink, Kupfer, Chrom, Silizium, Vanadium und Mangan. Faszinierend ist auch das breite Farbspektrum von Hell- bis Dunkel-Bernsteinfarben über Rot- und Brauntöne bis hin zu grünem oder schwarzem Propolis.

Im Bienenstock wirkt Propolis antibiotisch und schützt das Volk vor Bakterien, Pilzen und Viren. Die Apitherapie sieht in Propolis ein Potenzial gegen Mikroben. Zudem werden Propolis immunstimulierende, schmerzlindernde und antioxidative Eigenschaften zugeschrieben.

Obwohl die wissenschaftliche Untersuchung von Propolis noch in den Kinderschuhen steckt, zeigten sich Erfolge bei der Behandlung von Warzen, bei Herpesviren, Erkältungskrankheiten, Harnwegserkrankungen, in der Zahnheilkunde, bei Wunden und Geschwüren sowie bei Diabetischem Fuß (krankhafte Veränderungen am Fuß als Folge von Diabetes). Möglicherweise hat Propolis auch positive Effekte auf Schäden, die durch eine Strahlentherapie verursacht wurden.

Hartnäckiges Propolis

Rohpropolis (Seite 23) klebt zäh an Kleidung, Händen und Zähnen. Flecken sind kaum zu entfernen. Hände reinigt man am besten mit Olivenöl. Zusammen mit Walnüssen oder Mandeln gekaut, bleibt Propolis nicht an den Zähnen hängen.

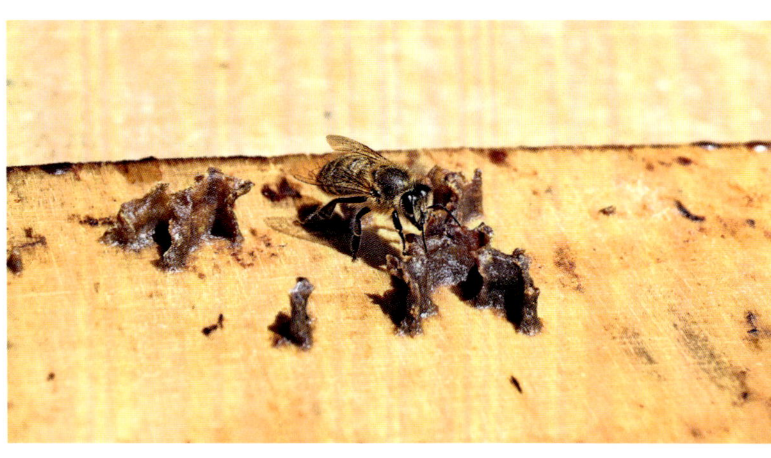

Die Holzleisten in der Bienenbeute tragen oft eine dicke Schicht aus Propolis. Besonders viel Harz dafür finden Sammlerinnen an den Knospen von Pappeln, Birken, Ulmen, Rosskastanien und Nadelbäumen.

Mit der Blüte von Haseln und Erlen beginnt im phänologischen Kalender der Vorfrühling.

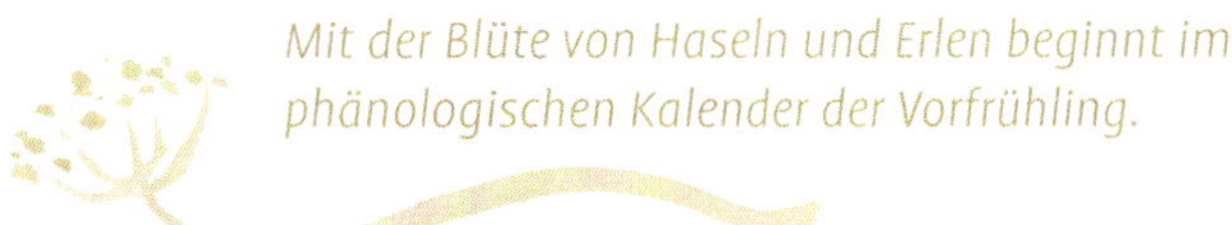

HAUTGESUND ESSEN

Das heißt für mich, die Haut von innen über eine ausgewogene Ernährung zu pflegen. Gemüse und Obst, Vollkornprodukte und Hülsenfrüchte, Nüsse und mehrfach ungesättigte pflanzliche Öle liefern alle wichtigen Nährstoffe und stabilisieren das Gleichgewicht zwischen Säuren und Basen.

Bei leichten Hautproblemen nach zu viel Zucker in der Weihnachtszeit sind Salben oder Honig zwar eine erste Hilfe, aber die beste Pflege kommt von innen. Ich verzichte auf Zucker und Weißmehlprodukte, trinke dünne Gemüsebrühen und esse Kartoffeln. Zitronenwasser mit wenig Honig als Getränk wirkt neben Kartoffeln ebenfalls basisch.

Apitherapie und Phytotherapie

Apitherapie nennt man die Anwendung von Bienenprodukten wie Propolis, Wachs, Bienengift, Gelée Royale und Apilarnil zur Verhütung, Linderung und Heilung von Krankheiten. In vielen Ländern der Erde ist sie Teil der Erfahrungsmedizin.

Bienenprodukte sind Gemische aus vielen verschiedenen Stoffen, deren Anteile und Zusammensetzung regional, jahreszeitlich und von Volk zu Volk schwanken. Das macht ihre wissenschaftliche Untersuchung und Bewertung schwierig. Für einige Bienenprodukte gibt es bereits wissenschaftlich gesicherte medizinische Anwendungen.

Phytotherapie nennt man die Heilung, Linderung und Vorbeugung von Krankheiten und Beschwerden durch Arzneipflanzen und durch Zubereitungen oder Extrakte aus Heilpflanzen oder ihren Teilen wie Blüten, Wurzeln und Blättern. Arzneiliche Produkte aus Arzneipflanzen heißen Phytopharmaka. Das Arzneimittelgesetz (AMG) regelt die Sicherung der Qualität, Sicherheit und Wirksamkeit von Arzneimitteln. Dazu zählen auch Phytopharmaka und Heilmittel aus Bienenprodukten.

Kartoffeln

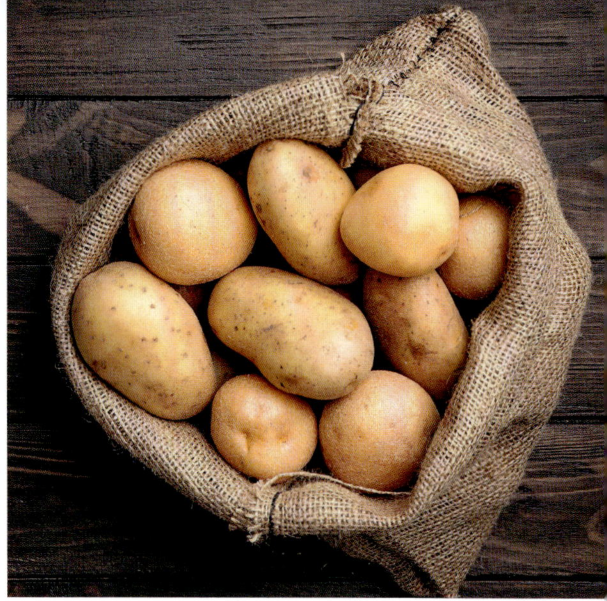

Kartoffeln sind nicht nur gesund, sondern auch gute Hautpfleger.

Die Kartoffel (*Solanum tuberosum*) passt zum Trend, weniger Fleisch, mehr Bio- und mehr regionale Produkte zu essen. Außerdem können Kartoffeln viel mehr als nur satt machen. Sie bieten kulinarische Genüsse, pflegen als basisch wirkendes Lebensmittel die Haut von innen und haben sogar äußerlich angewendet hautpflegende Eigenschaften.

Früher rieben Bauern ihre von harter Feldarbeit strapazierten Hände zur Hautpflege mit rohen Kartoffeln ein. Auszüge aus Kartoffeln bilden die Basis für verschiedene Balsame oder Cremes zur Pflege trockener und spröder Hände und Füße. Oft ergänzen weitere Pflanzenauszüge, beispielsweise von Ringelblumenblüten, Schafgarbenkraut oder Hamamelisrinde, die hautpflegende Wirkung der Zubereitungen. Ein Rezept für eine Kartoffelsalbe finden Sie auf Seite 30.

Und auch hierfür ist die Kartoffel in roher Form ein bewährtes Heilmittel: An oder nach den Weihnachtstagen leiden Menschen besonders häufig an Sodbrennen. Schuld ist ein Zuviel an Süßigkeiten, fetten Speisen, Kaffee, Alkohol oder scharfen Gewürzen.

Linsen

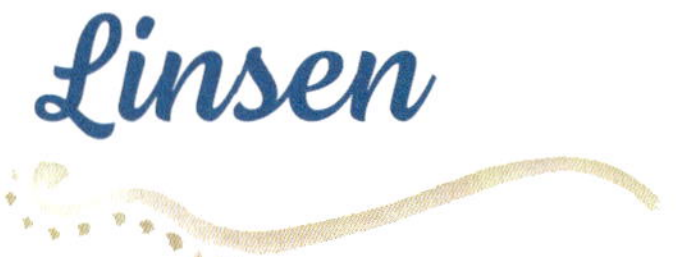

Linsen (*Lens culinaris*) sind ein Superfood für Haut, Bindegewebe und Haare. Sie sind reich an Proteinen, enthalten Kohlenhydrate und viele Ballaststoffe. In dieser Kombination steigt der Blutzucker nur langsam an. Außerdem enthalten Linsen viele Mineralien, wie Zink, Magnesium, Eisen und Kupfer. Das Spurenelement Zink stärkt das Immunsystem, reguliert den Säure-Basen-Haushalt, ist beteiligt an der Erneuerung von Haut, Bindegewebe und Haaren und unterstützt in Salben die Haut bei der Wundheilung.

Die Aminosäuren von Linsen und Getreidearten ergänzen sich. Deshalb sind traditionelle Kombinationen von Linsengerichten mit Vollkornbrot, Fladen oder Pasta aus Sicht der Ernährungswissenschaft eine sinnvolle Kombination.

Wie alle Hülsenfrüchte enthalten rohe Linsen als Fraßschutz Lektine, die im Körper giftig wirken. Deshalb dürfen sie nicht roh verzehrt werden.

Leinsamen und Leinöl

Auch die Samen des Leins (*Linum usitatissimum*) pflegen die Haut von innen und außen. Leinsamen enthalten etwa 40 % Öle mit einem hohen Anteil an ungesättigten Fettsäuren, darunter wertvolle Omega-3-Fettsäuren, außerdem Eiweiße und Ballaststoffe. Die Samenschalen enthalten viele Schleimstoffe sowie sekundäre Pflanzenstoffe, wie Lignane, die darmschützende und krebsvorbeugende Eigenschaften haben sollen.

Ungesättigte Fettsäuren sind wichtig für die Hauternährung und wirken über die Nahrung ebenso wie über die äußere Pflege. Schon ein bis zwei Esslöffel frisch geschrotete Leinsamen in Müsli oder Joghurt liefern wertvolle Nährstoffe. Leinsamen nähren nicht nur, sie können auch die Schleimhäute schützen und die Verdauung regulieren. Die Zubereitung der Samen ist je nach Anwendung unterschiedlich. Im Monat März finden Sie Zubereitungen von Leinsamen zur Regulierung der Verdauung (Seite 41).

Das aus Leinsamen gewonnene Öl kann auch pur eingenommen werden. Empfohlen werden ein bis zwei Teelöffel pro Tag. Leinsamen enthalten wertvolle Öle für die Haut. Äußerlich aufgetragen spendet Leinöl der Haut Feuchtigkeit und zieht rasch ein. Das Öl oxidiert schnell und muss immer kühl aufbewahrt werden. Aus dem gleichen Grund sollten die Samen stets frisch geschrotet werden.

Die Schleimstoffe der Leinsamen decken die Schleimhäute ab, schützen sie vor Reizungen und fördern eine schnellere Regeneration. Die Volksmedizin kennt Leinsamenwasser bei gerötetem Hals und bei Sodbrennen. Die Zubereitung finden Sie auf Seite 29. Nach ärztlicher Anweisung kommen Zubereitungen mit Schleimstoffen auch bei Reizung und Entzündung von Schleimhäuten durch Chemo- oder Strahlentherapie zum Einsatz. Sie schützen allerdings nicht nur die Schleimhäute im Mund, Magen und Darm, sie behindern auch die Aufnahme von Medikamenten. Die Einnahme muss mit dem behandelnden Ärzteteam abgestimmt werden.

Leinsamen sind durch das enthaltene Öl und die umgebenden Schleimstoffe sehr vielseitig.

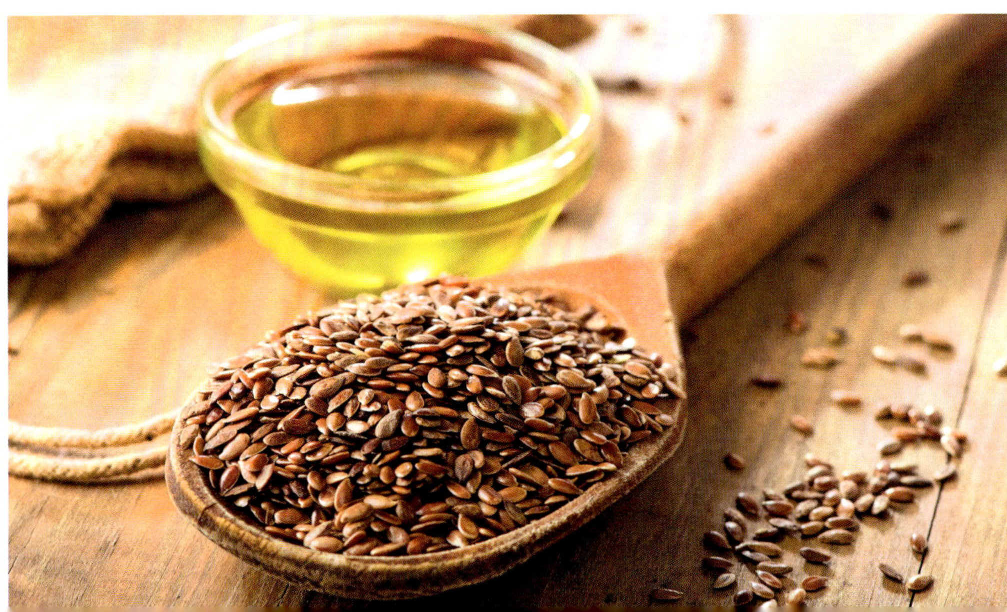

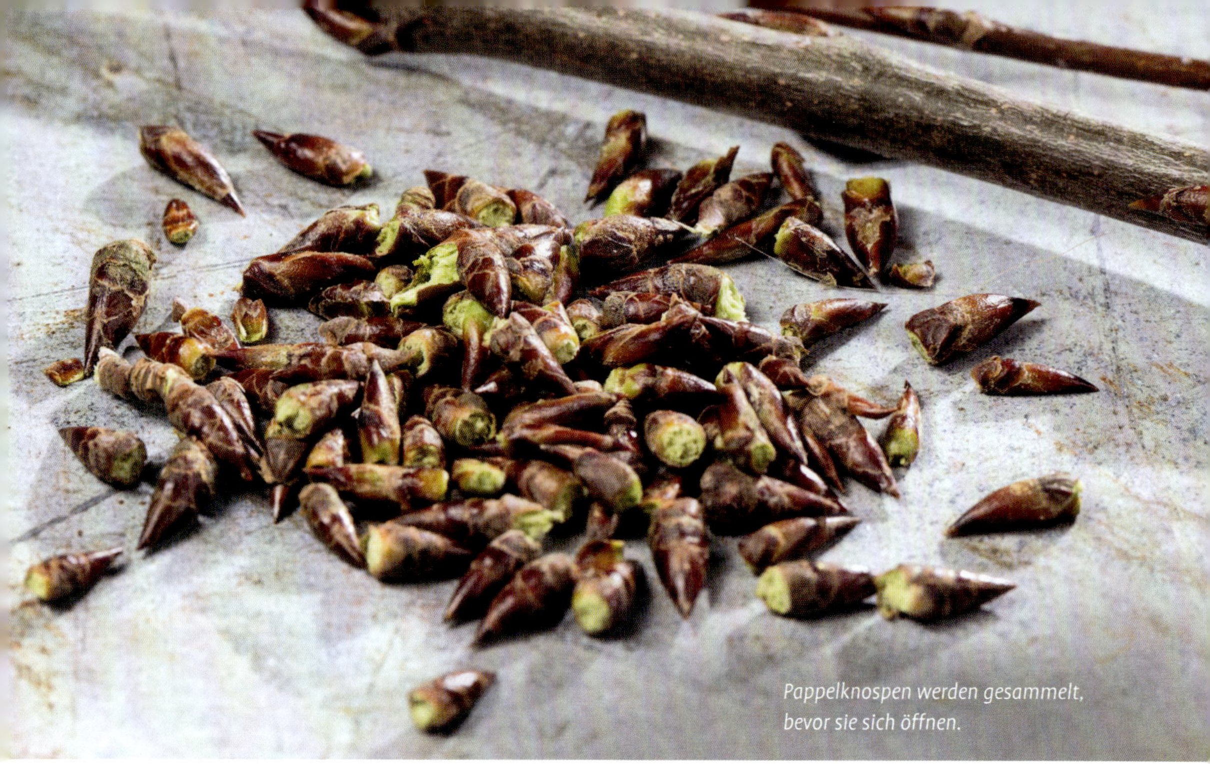
Pappelknospen werden gesammelt, bevor sie sich öffnen.

Pappelknospen

Pappeln (*Populus*) gehören zur Familie der Weidengewächse und wachsen oft in Flussauen. Zur Gattung *Populus* zählen verschiedene Arten. Kreuzungen zwischen den Arten kommen häufig vor, sie sind schwer zu bestimmen. Für hautpflegende Salben können die Knospen aller Pappelarten verwendet werden.

Schon Hildegard von Bingen empfahl einen Sud oder Salbe aus Pappelknospen bei Verletzungen und Hämorrhoiden. Diese Wirkungen sind heute wissenschaftlich anerkannt. Heute werden Pappelknospen bei oberflächlichen Hautverletzungen, Frostbeulen, Sonnenbrand und äußeren Hämorrhoiden angewendet.

! NICHT ANWENDEN

- Pappelknospen nicht anwenden bei Überempfindlichkeit gegen Salizylsäure, Perubalsam oder Propolis.

Medizinische Salben mit 20–30 % Pappelknospenextrakt werden in Apotheken nach ärztlicher Rezeptur zubereitet. Eine pflegende Handsalbe finden Sie auf Seite 30.

Pappelknospen selbst sammeln

Wie bei allen Drogen ist die Zusammensetzung und die Menge der Inhaltsstoffe abhängig vom Standort der Pflanze, von den Wetterbedingungen im Sammeljahr und vom Sammelzeitpunkt. Der beste Sammelzeitpunkt für Pappelknospen ist kurz vor dem Öffnen der Knospen im März oder April. Sie können sich also jetzt im Februar auf die Suche nach einer geeigneten Pappel machen und dann immer wieder nachschauen, ob die Knospen „reif“ für die Ernte sind.

Rezepte und Tipps im Februar

KARTOFFELN BEI SODBRENNEN

Rohe Kartoffeln sind ein Hausmittel bei Sodbrennen.

ZUBEREITUNG Entweder schält man eine kleine Kartoffel und kaut über den Tag verteilt kleine rohe Stückchen oder man schält eine kleine Kartoffel, reibt sie, presst den Saft aus und nimmt dreimal täglich 1 TL ein. Kartoffelsaft ist auch im Reformhaus erhältlich.

Halten die Beschwerden länger als 3 Wochen an oder kommen sie immer wieder, dann müssen sie ärztlichen Rat einholen.

LEINSAMEN ALS SCHLEIMHAUTSCHUTZ

Ein Hausmittel bei Sodbrennen oder bei schmerzendem Hals ist Leinsamenwasser.

ZUBEREITUNG Dafür lässt man 2–3 EL frisch geschroteten Leinsamen 1 Stunde lang mit 150 ml Wasser in der Tasse quellen, filtert es und trinkt es schluckweise.

Bitte die Hinweise zur möglichen Wirkung von Pflanzenschleimen auf die Medikamenteneinnahme von Seite 27 beachten.

PROPOLIS IN HONIG

Bienenkraft im Doppelpack.

ZUBEREITUNG Für meinen Hausgebrauch rühre ich 3 g Propolispulver in 100 g flüssigen Honig ein, lasse alles gut durchziehen und nehme bei Bedarf dreimal täglich ¼ TL ein.

Propolis und Melisse bei Lippenherpes

Sowohl Melisse als auch Propolis wirken nachweislich gegen Lippenherpes. Gute Erfahrungen habe ich mit einer Salbe gemacht, die Propolis, Melisse und Cajeput (ein erfrischendes ätherisches Öl, Bezugsquelle im Service ab Seite 156) enthält.

PAPPELKNOSPENTINKTUR

Schon Hildegard von Bingen empfahl Salben aus Pappelknospen bei Hämorrhoiden.

ZUTATEN 5 g frische Pappelknospen, 50 ml Ethanol (70%ig)

ZUBEREITUNG Pappelknospen fein zerkleinern, in ein Glas füllen und mit Alkohol übergießen. An einem dunklen Ort bei Zimmertemperatur stehen lassen. Immer wieder schütteln. Nach 3 Wochen durch ein Sieb gießen und auspressen. Den Auszug durch einen Kaffeefilter gießen. In eine braune Tropfflasche füllen, mit Inhalt und Datum beschriften. Kühl und dunkel aufbewahrt hält sich die Tinktur 1 Jahr.

Tinkturen für den Hausgebrauch

Für den Hausgebrauch werden Tinkturen aus harzhaltigen Pflanzenteilen, Wurzeln, Rinden und frischen Pflanzen in 70%igem Ethanol (aus der Apotheke) angesetzt. Für getrocknete Blätter und Blüten sowie für schleimhaltige Pflanzen reicht ein Schnaps mit 35–40 % Alkoholgehalt. Das Verhältnis von Droge zu Alkohol beträgt 1:5 oder 1:10 bei stark wirksamen Drogen. Frische Pflanzenteile werden im Verhältnis 1:2,5 angesetzt.

Kartoffelsalbe mit Leinöl für Gartenhände

PROPOLISTINKTUR

Für den Hausgebrauch wird Propolis mit Alkohol angesetzt.

ZUBEREITUNG Propolispulver (Bezugsquellen im Serviceteil ab Seite 152) im Verhältnis 1:10 mit 70%igem Ethanol mischen, täglich schütteln und nach 1 Woche filtern.

KARTOFFELWASSER-HONIG-HANDBAD

Kartoffelwasser nicht abschütten! Mit ein wenig Honig umspült es die Haut und macht sie weich.

ZUBEREITUNG Kartoffeln schälen und ohne Salz kochen. Wasser abgießen, auffangen und abkühlen lassen. Pro 500 ml Wasser 2 TL Honig einrühren und die Hände darin baden. Nicht abspülen, nur abschütteln und trocken tupfen.

KARTOFFELSALBE MIT LEINÖL UND PAPPEL ODER HAMAMELIS

Auch äußerlich wertvoll: Kartoffeln und Leinöl in einer nährenden Salbe mit hautschützender Wirkung.

ZUTATEN FÜR DEN ÖLAUSZUG: 50 ml Olivenöl, 20 g geschälte, rohe, geriebene Kartoffel, 10 g frische Pappelknospen

ZUTATEN FÜR DIE SALBE: 5 g Bio-Bienenwachs, 20 g Sheabutter, 45 ml Leinöl, 5 ml Pappelknospentinktur (Rezept Seite 29, alternativ Hamamelistinktur), 5 Tropfen ätherisches Palmarosaöl

! Bei einer Allergie gegen Pappelknospen ersetzen Sie diese in der Tinktur und im Öl durch Hamamelisrinde.

ZUBEREITUNG SCHRITT 1 ÖLAUSZUG: Öl mit Pflanzenteilen im Wasserbad auf 60 Grad erwärmen. Temperatur für 2 Stunden halten, immer wieder rühren. Herd ausschalten und noch 2 Stunden im Öl ziehen lassen. Abseihen, mit Küchenvlies abdecken und erst nach dem Abkühlen verschließen. Dunkel aufbewahren.

ZUBEREITUNG SCHRITT 2 SALBE: 45 ml des Ölauszugs mit Bienenwachs im Wasserbad auf 65 Grad erwärmen. Herd ausschalten, Sheabutter und Leinöl einrühren. Tinktur und ätherisches Öl mischen, zur Ölmischung geben und mit dem Milchaufschäumer rühren. In sterile Tiegel füllen. Mit Küchenvlies abgedeckt auskühlen lassen (so bildet sich später unter dem Deckel kein Schwitzwasser). Verschließen, dunkel und kühl lagern.

Leinöl hält sich offen nicht lange. Deshalb kleine Tiegel verwenden und eventuell einfrieren. Den geöffneten Tiegel innerhalb von 6 Wochen aufbrauchen.

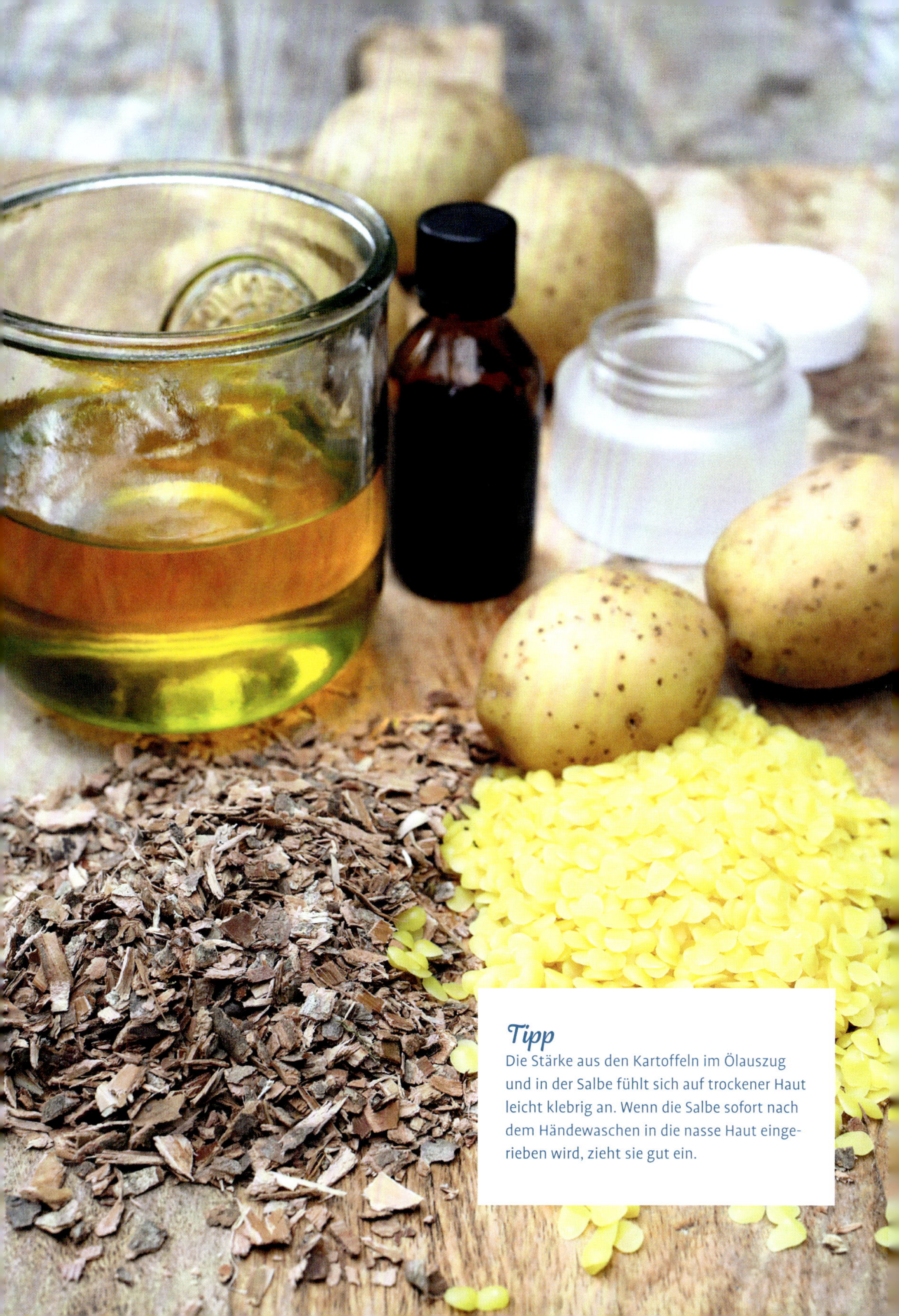

Tipp

Die Stärke aus den Kartoffeln im Ölauszug und in der Salbe fühlt sich auf trockener Haut leicht klebrig an. Wenn die Salbe sofort nach dem Händewaschen in die nasse Haut eingerieben wird, zieht sie gut ein.

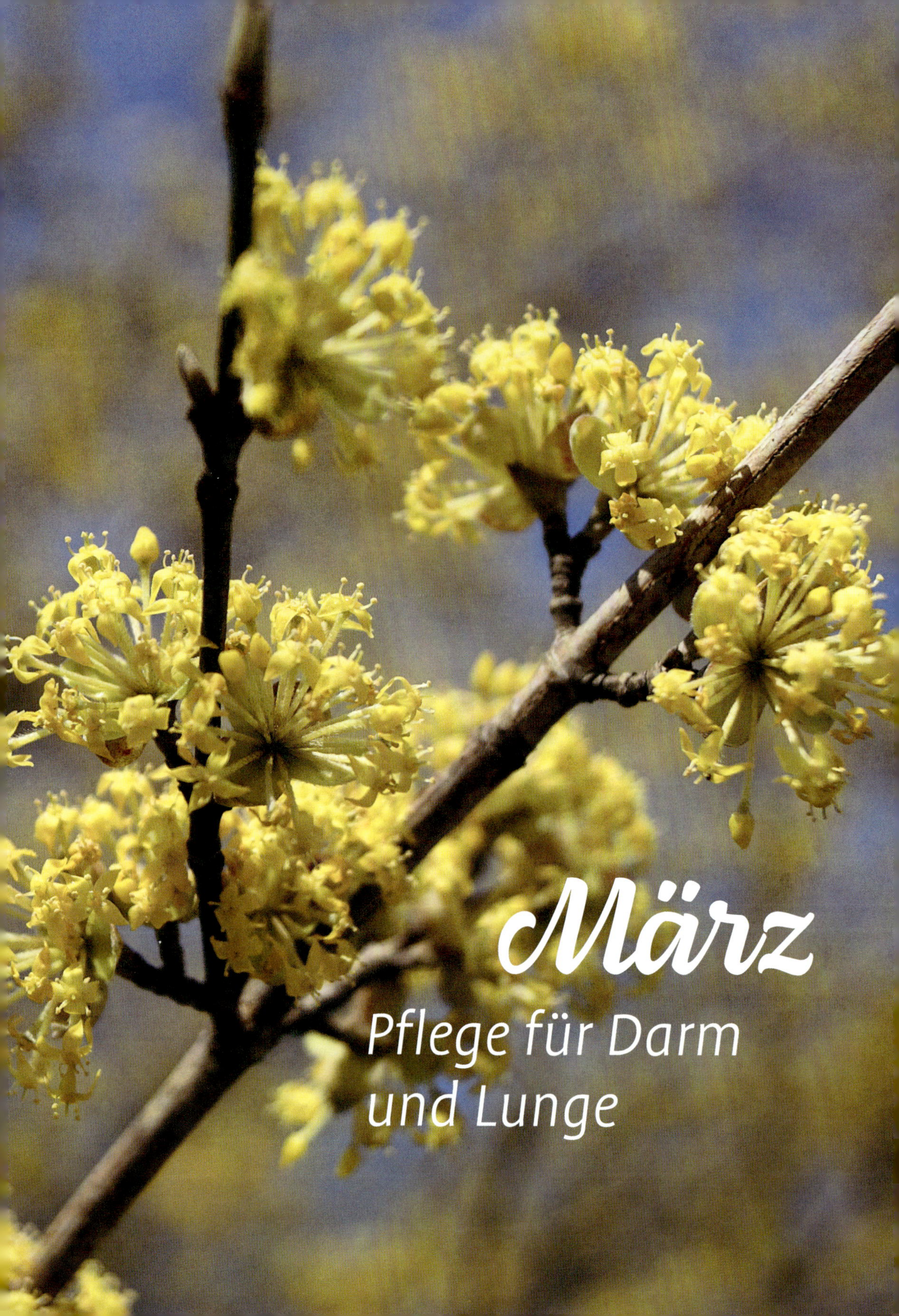

März

Pflege für Darm und Lunge

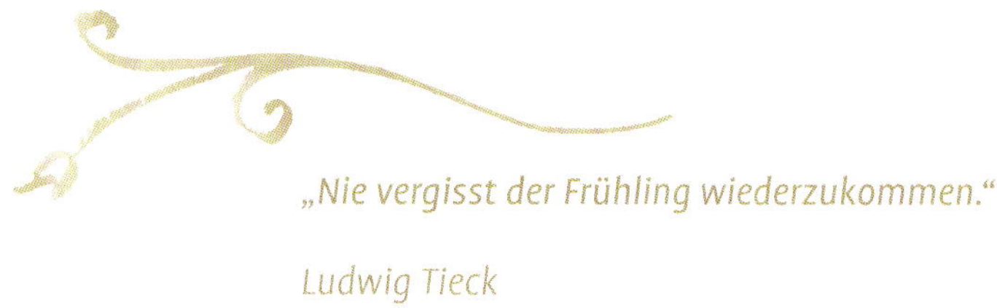

„Nie vergisst der Frühling wiederzukommen."

Ludwig Tieck

Bärenkräfte sammeln

Zartgrüne Blätter von Wildkräutern laden uns im März ein, Bärenkräfte zu sammeln und die Wintermüdigkeit zu vertreiben. Nach der Traditionellen Chinesischen Medizin (TCM) sind Darm und Lunge ein Schwesternpaar. Passend dazu wachsen im März Pflanzen, die in der Volksmedizin Darm und Lunge stärken.

Bärlauch ist reich an keimhemmenden Schwefelverbindungen und Senfölen für Darm und Lunge. Giersch und Vogelmiere enthalten Vitalstoffe und viele Vitamine und Mineralien. Und wenn sich im März noch ein hartnäckiger, trockener Husten hält, dann winken am Wegesrand Huflattich- und Schlüsselblumenblüten und erinnern uns an ihre Heilkraft.

Zur Weidenblüte duftet es am Bienenstand nach Honig. Bienenstockluft zieht nicht nur Bären an, sondern soll auch Atemwegserkrankungen heilen.

NEUE ENERGIE DURCH ACHTSAME WAHRNEHMUNG

Ich erlebe immer wieder, wie schon das achtsame Wahrnehmen der Natur alle Sinne belebt, die Seele beruhigt und neue Energie schenkt. Wie bereichernd ist es, erste Frühlingsboten bewusst wahrzunehmen! In jedem Jahr empfinde ich eine unbändige Freude, wenn die honigsüß duftenden Blüten des Huflattichs erscheinen. Dann ist der Winter besiegt und es ist Zeit, Karotten und Bohnen zu säen.

Anfang März melden sich die Stare mit lustigen Rufen zurück, während der Rotmilan wieder still über den Wiesen kreist. Vor Sonnenaufgang erschallt der Reviergesang der Amselmännchen und das Weibchen beginnt mit dem Nestbau. In den Auwäldern sprießen die glänzend grünen Blätter des Bärlauchs. Es heißt, dass der Bär, der um diese Zeit seine Höhle nach der Winterruhe verlässt, sich zuerst einmal den Bauch mit dem vitaminreichen Grün vollschlägt.

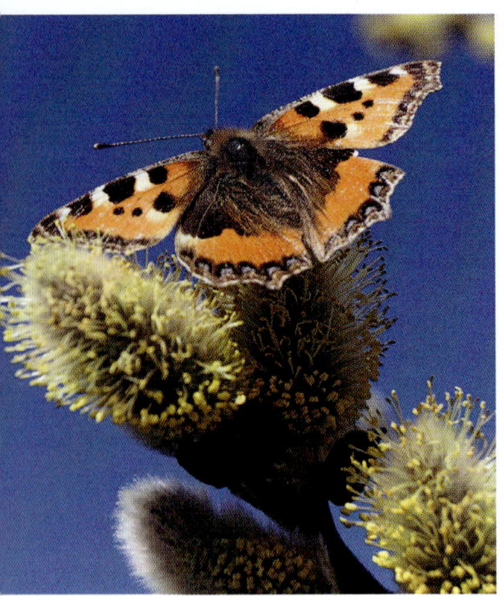

Hier labt sich ein Kleiner Fuchs an einem Weidenkätzchen.

WEIDEN NÄHREN INSEKTEN

Wenn sich gelbe Staubgefäße aus den weißen Kätzchen der Salweide schieben und die Temperaturen über 12 Grad steigen, dann summt es von früh bis spät. An den Bienenständen duftet es nach Honig und die Sammlerinnen tragen Nektar und dicke Pollenhöschen ein.

Die reiche Tracht der Weiden stimuliert das Wachstum der Honigbienenvölker. 10.000 bis 15.000 Individuen haben mit der Königin überwintert. Bis zum Mai wird ihre Zahl auf das Dreifache anwachsen. Das bedeutet Schwerstarbeit für die Ammenbienen, die als Pflegebienen den Nachwuchs füttern.

Nacheinander öffnen nun die verschiedenen Arten der Weide ihre Blüten und bieten bis in den Mai hinein reichlich Pollen und Nektar. Fast 180 Tag- und Nachtfalter und mehr als 60 Wildbienenarten werden an Weiden gezählt. Doch nicht nur die Blüten sind wertvoll. Blätter, Zweige und Rinde ernähren mehr als 500 heimische Insekten.

HONIG UND POLLEN BEI HEUSCHNUPFEN

Während im März die Vögel aus dem Süden heimkehren, voller Energie singen und Nester bauen, werden viele Menschen durch Heuschnupfen oder Frühjahrsmüdigkeit ausgebremst. Heuschnupfen wird durch Pollen, vor allem von Haseln, Erlen, Birken und Gräsern, ausgelöst und beeinträchtigt die Lebensqualität der Betroffenen beträchtlich. Zur Desensibilisierung wird das Essen von Honig aus der Region empfohlen, weil dieser die allergieauslösenden Pollen in sehr kleinen Mengen enthält. Einige Studien deuten darauf hin, dass die Einnahme von regionalem Honig oder regionalem Pollen bei Heuschnupfen lindernd

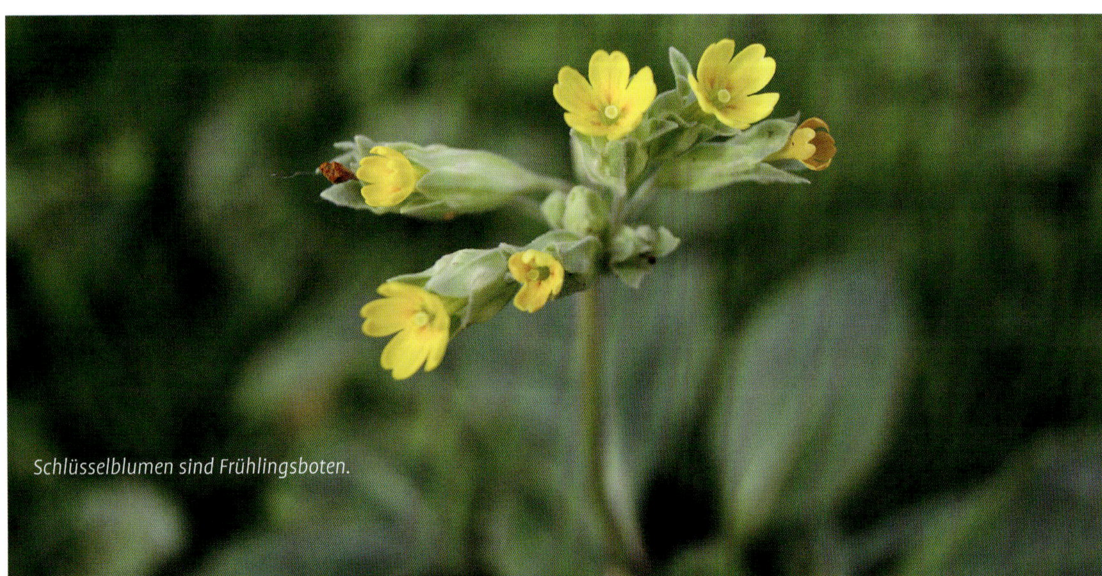

Schlüsselblumen sind Frühlingsboten.

Mit dem Aufblühen von Forsythien beginnt im phänologischen Kalender der Erstfrühling.

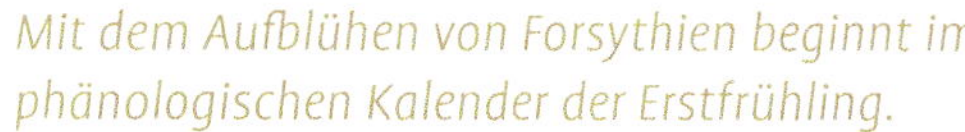

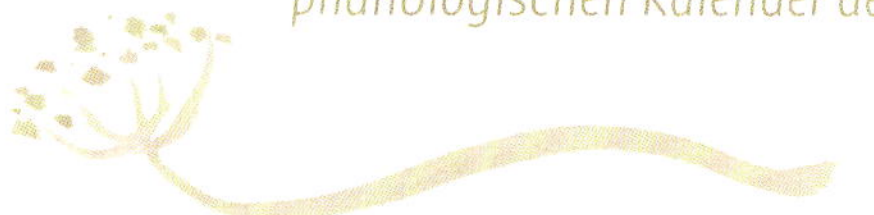

wirken kann. Es zeigte sich darin, dass die Einnahme von Honig oder Pollen wirksamer sein könnte, wenn schon im Winter damit begonnen wurde. Insgesamt gibt es zur Frage, ob Bienenprodukte Heuschnupfen lindern können, aber nur wenige Studien.

WILDKRÄUTER UND HONIG GEGEN FRÜHJAHRSMÜDIGKEIT

Zunächst versuchen wir zu klären, was Frühjahrsmüdigkeit überhaupt auslöst. Eine Erklärung ist, dass der menschliche Körper evolutionsbedingt vor dem Winter Fettreserven ansetzt und sich darauf einstellt, Wärme zu halten und Nahrung zu sparen. Das Licht der länger werdenden Tage bewirkt eine Umstellung im Hormonhaushalt, und der Körper braucht eine Weile, bis er ein neues Gleichgewicht hergestellt hat.

Sie können aktiv dazu beitragen, fit und bärenstark zu werden: Bewegen Sie sich möglichst jeden Tag an der frischen Luft, und setzen Sie sich den Reizen des Wetters aus. Wenn es Ihre Umgebung erlaubt, sammeln Sie mit Bärlauch, Vogelmiere, Gänseblümchen oder Giersch Vitalstoffe für Ihre Salate oder Smoothies. Auch auf Märkten oder in gut sortierten Bio-Läden finden Sie inzwischen Wildkräuter. Dazu gönnen Sie sich einen Löffel Honig für den Start in den Tag.

BIENENSTOCKLUFT – ENTSPANNEND UND HEILSAM?

Eine feine Bärennase kann den Duft der Bienenbeuten bzw. der Bienenstöcke aus einigen Kilometern Entfernung wahrnehmen. Die Waben der Bienenvölker enthalten eine wahre Schlemmerkost für Bären: Larven, Pollen und Honig mit hochwertigen Proteinen, Fetten und Kohlenhydraten.

Sogar die schwache Nase des Menschen kann den Honigduft aus einiger Entfernung wahrnehmen, wenn die Bienen von morgens bis abends Honig eintragen. Eine reichere Duftsymphonie mit Aromen von Propolis und Wachs entfaltet sich beim Öffnen einer Beute.

Manche Imker sind überzeugt, dass die Luft aus den Bienenstöcken ihre gesundheitlichen Beschwerden mindert. Sie haben Geräte entwickelt, mit denen Menschen Stockluft inhalieren können, ohne mit Bienen in Kontakt zu kommen. Einige Geräte

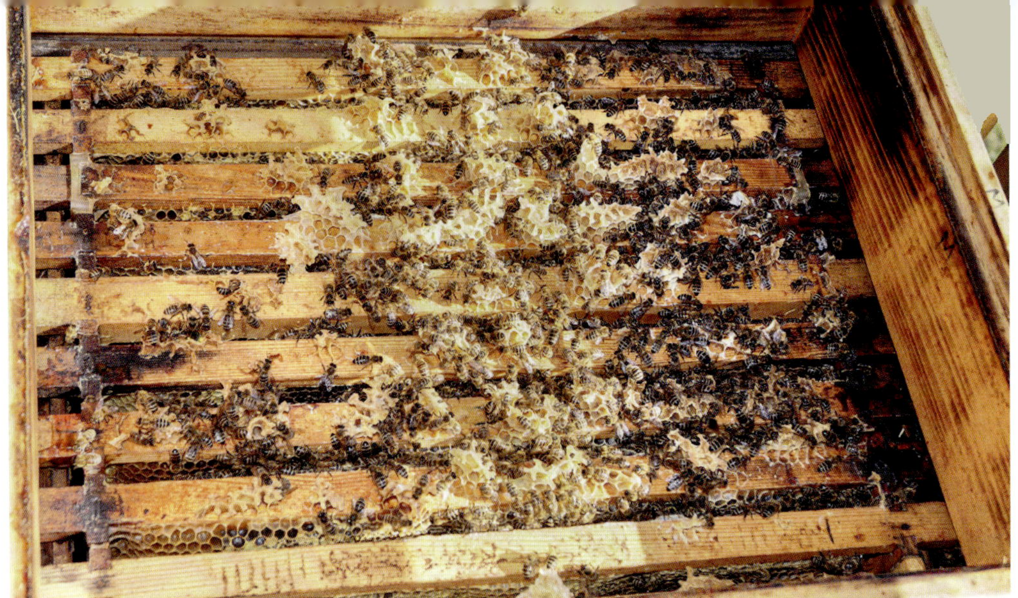

Der Bienenbeute entströmt beim Öffnen ein warmer Duft nach Honig, Wachs und Propolis.

wurden inzwischen als Medizinprodukte zugelassen. Die Hersteller geben auf ihrer Internetseite an, dass Bienenstockluft bei Heuschnupfen, Nasennebenhöhlenentzündung, Asthma, Bronchitis und Infektanfälligkeit empfohlen wird.

Und was sagt die Forschung zu Bienenstockluft? Ein Forschungsteam der TU Dresden um Prof. Dr. Karl Speer fand über 50 Verbindungen in der Bienenstockluft. Die meisten stammen aus Propolis und Wachs. Weitere Forschungsergebnisse sind noch offen. „Es ist noch ungeklärt, inwieweit die eigentliche Therapie oder die Umgebung dem Patienten guttun", erläutert Prof. Speer. „Wie viel positiven Einfluss die Ruhe und Ausgeglichenheit auf dem Land haben, wo die Therapie stattfindet, oder das ruhige Einatmen – und welchen Anteil die Inhaltsstoffe der Bienenstockluft selbst zur Therapie beisteuern, bedarf noch eingehender Untersuchungen."

DUFT UND MIKROVIBRATION FÜR EINEN RUHIGEN SCHLAF

Im süddeutschen Raum, in Österreich und der Schweiz gibt es noch viele Bienenhäuser. Das sind Holzhäuser, in denen die Bienenbeuten vor der Witterung geschützt stehen und die Bienen durch Schlitze in den Wänden zum Sammeln ausfliegen. In diesen Hütten duftet es herrlich nach Wachs und Honig. Manch ein Imker hat ein Sofa darin aufgestellt, um ein erholsames Schläfchen zu halten. In der modernen Imkerei sind sie nicht mehr üblich und für Hobbyimker mit vielleicht fünf bis sieben Völkern lohnt sich der Bau einer Hütte nicht.

Aus Osteuropa kommt die Idee, in Hütten auf Kisten mit Bienenvölkern zu ruhen. Die Bienenwohnungen sind als flache Trogbeuten so nebeneinander in den Hütten aufgestellt, dass die Bienen nach außen abfliegen und nicht ins Innere der Hütte gelangen. Über die Bienenkisten werden dünne Polster gebreitet, auf denen Erholungssuchende ruhen können. Der Duft nach Wachs, Honig und Propolis, das Summen der Bienen und Mikrovibrationen sollen bei Schlaflosigkeit und zahlreichen Beschwerden helfen.

Eine Nacht auf Bienenvölkern stelle ich mir beruhigend vor. Da meine Völker jedoch im Freien aufgestellt sind, genieße ich die köstlichen Momente im Liegestuhl neben den Völkern, wenn mich Sonnenwärme, Duft und Summen einhüllen.

HONIG ALS KRAFTPAKET

Wenn Bienen von Blüte zu Blüte schweben, dann sammeln sie frischen Blütennektar, der noch bis zu 80 % Wasser enthält und nicht haltbar ist. Damit sie ihn lagern können entziehen die Arbeiterinnen dem Nektar Wasser und setzen Enzyme zu. So entsteht wertvoller Honig.

Reifer Honig enthält durchschnittlich 80 % Zucker in Form von Fruchtzucker, Traubenzucker und weiteren Zuckerarten, 17 % Wasser und 3 % Aktivstoffe. Zu den Aktivstoffen im Honig zählen Aminosäuren, Vitamine, Mineralstoffe, Säuren, Enzyme und Aromastoffe. Weitere Stoffe wie beispielsweise Wasserstoffperoxid und Polyphenole wirken keimhemmend und antioxidativ.

Der Gehalt an Aktivstoffen in Honig ist vergleichbar mit dem in derselben Menge Obst oder Gemüse. Auch wenn wir im Vergleich zu Obst und Gemüse nur kleine Mengen Honig verzehren, unterstützen und ergänzen seine Inhaltsstoffe die Wirkstoffe vollwertiger Lebensmittel im Rahmen einer gesunden Ernährung. So hat Honig im Vergleich zu Würfelzucker unschlagbar mehr zu bieten. Er ist nicht nur köstlich, sondern lindert auch viele Beschwerden. Ein Beispiel ist die Wirkung einer Mischung aus Honig und Kaffeeextrakt bei Husten (Seite 42).

NICHT ZU VIEL ZUCKER

Laut Deutscher Gesellschaft für Ernährung sollte ein Erwachsener nicht mehr als 50 Gramm Zucker pro Tag zu sich nehmen. Dazu zählen auch die Zucker in Honig, Sirup, Limonaden und Fruchtsäften. Menschen mit Diabetes müssen den Verzehr von Honig in einer diabetologischen Beratung klären.

BÄRENSTARKE PFLANZEN FÜR DARM UND LUNGE

Wenn Lauchgewächse wie Bärlauch, Zwiebeln, Knoblauch und Porree geerntet oder in der Küche verarbeitet werden, dann entströmt ihnen ein unverwechselbarer Geruch. Ursache sind Schwefelverbindungen, die nach dem Verzehr auch über die Lunge und die Haut ausgeschieden werden. Sie wirken stark hemmend auf Keime und Bakterien. Bärlauch enthält sogar noch mehr Schwefelverbindungen als Knoblauch. Schwefelverbindungen aktivieren im Körper Enzyme, die Schwermetalle und Giftstoffe abbauen. Einige naturheilkundliche Verfahren setzen Bärlauch zur Ausleitung von Amalgam und Schwermetallen sowie unterstützend zur Darmsanierung ein.

Bärlauch

Wie Knoblauch wirkt Bärlauch (*Allium ursinum*) blutdrucksenkend, gefäßerweiternd und antioxidativ. Er verhindert die Anlagerung von Cholesterin an den Gefäßwänden und erhöht die Fließgeschwindigkeit des Blutes. Bildlich gesprochen putzt Bärlauch die Gefäße durch, er reinigt aber auch den Darm. Ich nutze seine Vitalstoffe saisonal in der Wildkräuterküche.

ACHTUNG, VERWECHSLUNGSGEFAHR

Bärlauch sollten Sie nur mit sicheren Pflanzenkenntnissen sammeln! Für nicht Kundige besteht Verwechslungsgefahr mit hochgiftigen Pflanzen wie Maiglöckchen, Herbstzeitlosen oder Aronstab.

Frühjahrsbote mit Knoblauchnote: Der Bärlauch

Giersch

Der Giersch (*Aegopodium podagraria*) in meinem Garten hält sich an unsere Übereinkunft. Er bleibt in seiner Ecke des Blumenbeets und schenkt mir zarte Blätter für die Küche und ich bekämpfe ihn nicht. Zur Bestimmung hilft die Regel: „Drei, drei, drei – bist beim Giersch dabei." Der Giersch hat einen dreieckigen Stängel und „drei Mal drei Blätter". Die Pflanze duftet fein nach Karottengrün. Durch regelmäßiges Ernten wachsen immer wieder zarte Blätter nach. Zarte Stängel und Blätter können in der Küche wie frische Petersilie oder auch wie Spinat verwendet werden. Sie enthalten unter anderem die Vitamine C und A, Magnesium, Kalium und Kupfer.

Die Römer kultivierten Giersch gezielt. Sie schätzten ihn zusammen mit Öl, Zwiebeln und Knoblauch als Spinat und nutzten Umschläge aus dem Pflanzenbrei gegen Gicht. Und so fand ich auf einer Reise durch Sardinien Giersch nur in der Nähe der alten Wachtürme, nicht aber in der weiteren Umgebung.

Vogelmiere

Vogelmiere (*Stellaria media*), oder auch Sternenkraut, ist ein Wildkraut für Einsteiger. Ihr Geschmack ist mild und erinnert leicht an Zuckerschoten. So passt sie gut zu Pesto, Salaten und Smoothies. In ihrem Stängel liegt ein elastischer Faden, der beim Kauen unangenehm sein kann. Deshalb hacke ich Vogelmiere sehr fein oder püriere sie einfach. Das Püree färbt Fladen, Spätzle oder Kräcker intensiv grün.

Vogelmiere gehört zu den Kräutern, die schnell offene, stickstoffreiche Flächen bedecken. Im Ackerbau und Gemüseanbau zählt sie zu den Unkräutern, im Garten bin ich dankbar für das frische Grün. Die einjährige Pflanze samt sich schnell aus und kann fast das ganze Jahr über geerntet werden. Wie die meisten essbaren Wildpflanzen enthält sie mehr Vitamine und Mineralien als Kultursalat, darunter die Vitamine A, B und C, Eisen und Kalium, Gerbstoffe und Flavonoide. Mit 50 Gramm roher Vogelmiere decken Sie Ihren Tagesbedarf an Vitamin C.

Das Pflänzchen hat noch eine interessante Eigenschaft: Beim Waschen von Vogelmiere schäumt das Wasser. Das ist ein deutlicher Hinweis auf Saponine, also Seifenstoffe, in der Pflanze. Viele schleimlösende Hustenmittel enthalten Pflanzen mit Saponinen, dazu zählen beispielsweise Schlüsselblumen und Efeu. Wirkt also auch die Vogelmiere schleimlösend?

Die Volksmedizin kannte Vogelmiere als lungenstärkendes und herzstärkendes Kraut, aber diese Wirkungen konnten bisher wissenschaftlich nicht nachgewiesen werden und das Kraut geriet fast in Vergessenheit. In jüngster Zeit beschäftigt sich die Wissenschaft wieder mit der Pflanze und vielleicht erlebt sie ein Comeback als Hustenmittel.

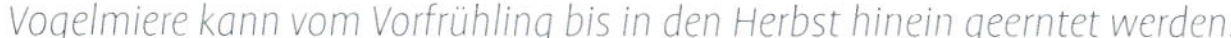

Vogelmiere kann vom Vorfrühling bis in den Herbst hinein geerntet werden.

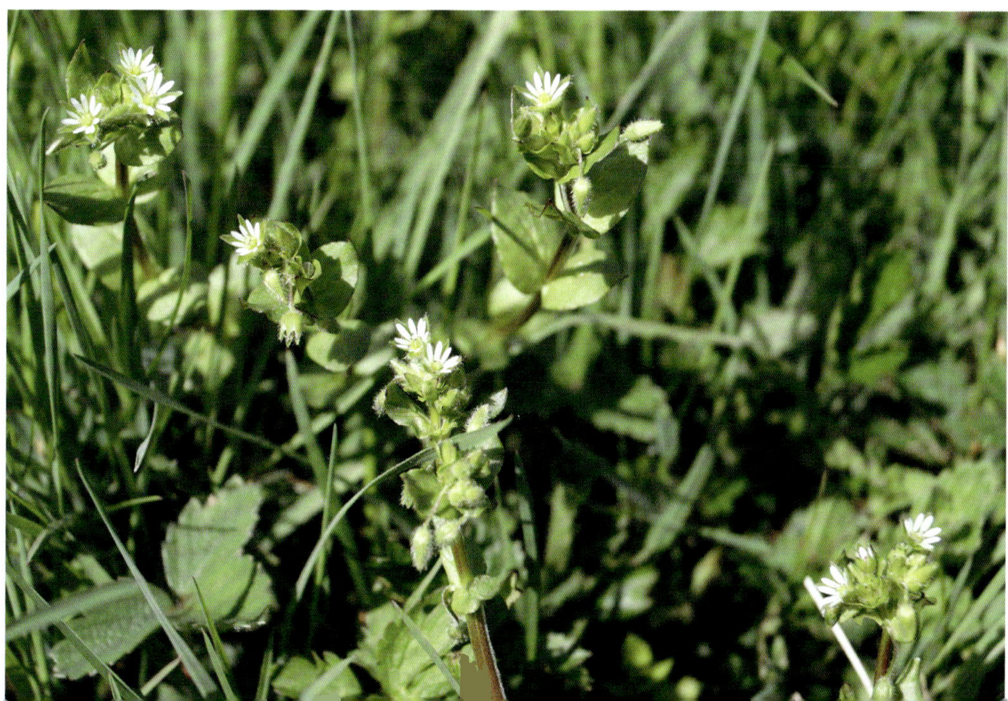

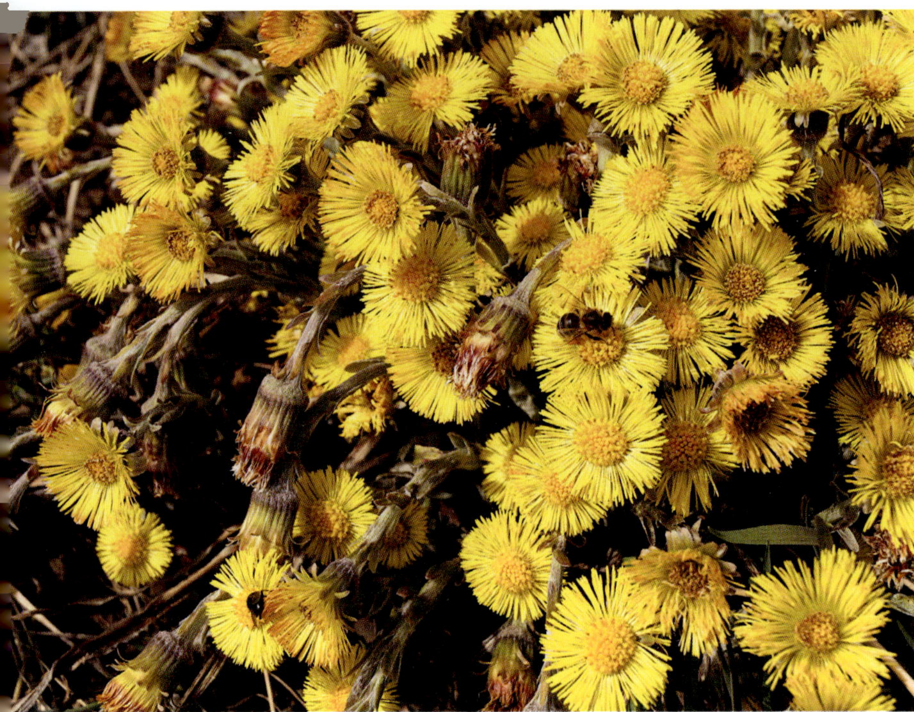

Huflattichblüten duften süß nach Honig. Sie schenken ersten Pollen und Nektar.

Huflattich und Schlüsselblume

Wenn lokale Wildpflanzen schädliche Inhaltsstoffe enthalten oder die Art geschützt ist, dann sammle ich sie nicht, sondern freue mich, sie zu sehen und ihre Heilkraft zu kennen. Zu diesen Pflanzen zählen Huflattich und Schlüsselblumen.

Huflattich (*Tussilago farfara*) enthält Schleimstoffe, die sich lindernd über vom Husten gereizte Schleimhäute legen und den Hustenschleim lösen. Die Wirkung der Blätter bei Husten und Heiserkeit ist anerkannt. Hiesige Pflanzen enthalten aber in allen Teilen leberschädigende Pyrrolizidin-Alkaloide. Im Handel erhältliche Hustenpräparate und -säfte werden aus Züchtungen gewonnen, die frei von schädigenden Alkaloiden sind.

Die Echte Schlüsselblume (*Primula veris*) ist streng geschützt und darf in der freien Natur nicht gesammelt werden. Sie können die hübsche Pflanze jedoch kaufen und auf Ihren Balkon oder in Ihren Garten holen. Die Blüten und Wurzeln enthalten wie Vogelmiere und Efeu schleimlösende Saponine. In pflanzlichen Medikamenten werden Schlüsselblumen oft mit Thymian kombiniert, um zähflüssigen Schleim zu lösen. Da Schlüsselblumen in Deutschland und vielen anderen Ländern geschützt sind, werden zur Herstellung von Präparaten tonnenweise Pflanzen aus Wildsammlungen importiert. Durch den Raubbau sind die Bestände in der Türkei und anderen Ländern vom Aussterben bedroht.

Rezepte und Tipps im März

KRÄUTER-WÜRZPASTE

Getrocknet verliert Bärlauch seine Würzkraft, aber in Öl bleiben viele Wirkstoffe erhalten.

ZUBEREITUNG 50 g gemischte frische Wildkräuter, zum Beispiel Bärlauch, Giersch und Vogelmiere, mit 50 ml Olivenöl und 1 TL Salz pürieren, in sterile Gläser füllen und mit Olivenöl bedecken. Im Kühlschrank aufbewahren und bald aufbrauchen.

Eine Würzpaste aus frischen Frühlingskräutern ist schnell gemixt. Sie passt zu Dressings, Pasta oder gedünstetem Gemüse.

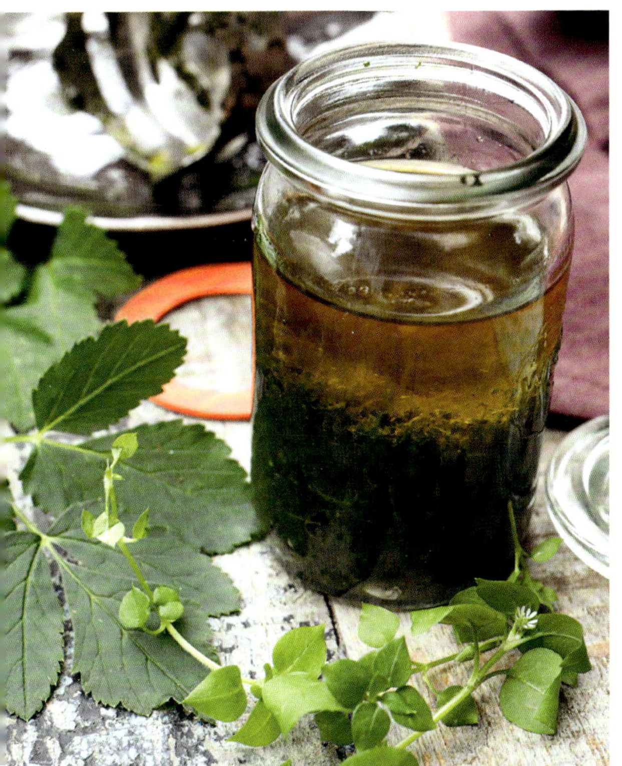

LEINSAMEN ZUR REGULIERUNG DER VERDAUUNG

Leinsamen regt den Darm sanft und natürlich an und pflegt ihn mit Schleimstoffen.

Beim Thema Darmpflege erinnern wir uns an Leinsamen (Seite 27). Zur Regulierung der Verdauung und bei Verstopfung muss Leinsamen im Darm quellen und auf diese Weise einen Dehnungsreiz auslösen. Außerdem wirken Schleim und Öl der Samen als Gleitmittel für den Stuhl.

ZUBEREITUNG 2–3 EL frisch geschroteten Leinsamen in 150 g Joghurt einrühren und essen, anschließend ein Glas Wasser trinken. Tagesdosis sind 45 g Samen. Dazu pro Tag mindestens 1,5 l Wasser trinken.

Die stuhlregulierende Wirkung setzt nach 2–3 Tagen ein. Leinsamen immer mit ausreichend Flüssigkeit einnehmen. Ansonsten könnte es zu schweren Verstopfungen führen.

POWER-SMOOTHIE MIT FRÜHLINGSKRÄUTERN

Als kleine Mahlzeit in einer Glasflasche perfekt zum Mitnehmen ins Büro.

ZUTATEN Je 2 frische Bärlauch- und Gierschblätter, 1 Handvoll frische Vogelmiere, je 100 ml Joghurt und Orangensaft, 1 EL Honig

ZUBEREITUNG Alle Zutaten im Mixer pürieren. Frisch getrunken gibt der Power-Smoothie Schwung für den Tag.

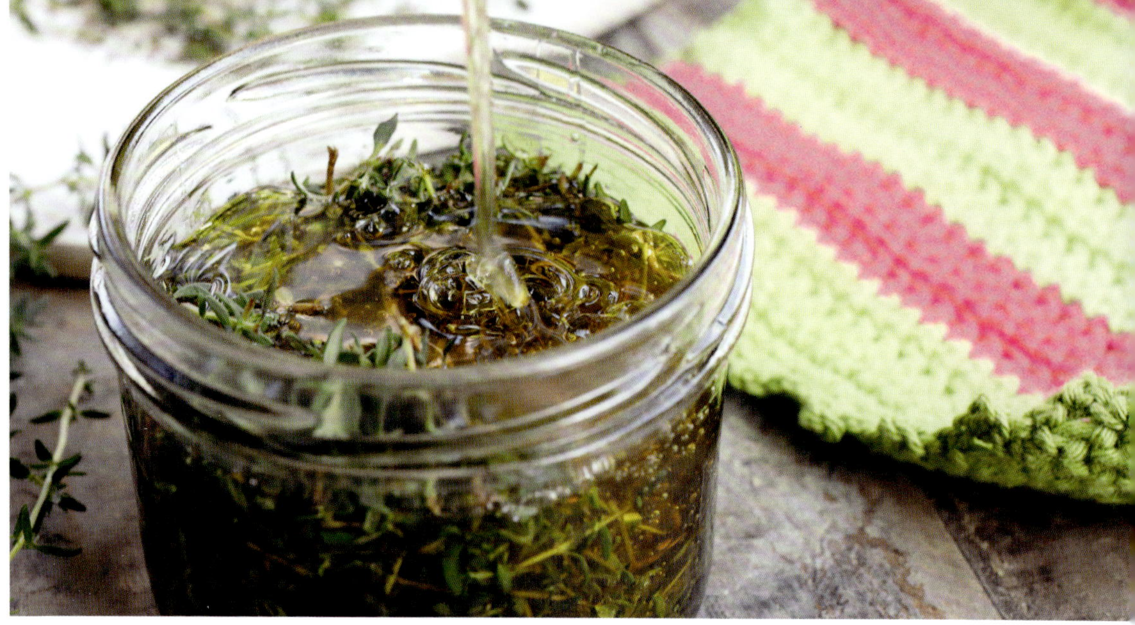

KRÄUTERHONIG: THYMIAN IN HONIG

Für Hildegard von Bingen wertvoller als Gold: Kräuter in Honig als Latwerge.

ZUBEREITUNG 10 g frischen Thymian oder 5 g getrockneten Thymian in einem kleinen Glas mit 60 g flüssigem Honig übergießen und verschließen. Dunkel und kühl aufstellen, anfangs täglich drehen. Nach 6 Wochen abseihen und löffelweise genießen oder im August mit anderen Kräuterhonigen mischen (Seite 100).

Kräuterhonig im Glas

Im Laufe eines Jahres sammle ich verschiedene frische Kräuter und übergieße sie mit Honig. Der Honig nimmt Inhaltsstoffe und Aromen aus den Pflanzen auf. Nach dem Abseihen kann der Honig löffelweise pur oder auch in Tee genossen werden.

Die Kräuter können einzeln oder auch als Mischung angesetzt werden. Ebenso können die Honige von einzeln angesetzten Kräutern später im Jahr zusammengerührt werden (Seite 100).

KRÄUTERHONIG: SCHLÜSSELBLUMENBLÜTEN IN HONIG

Ein sanfter Extrakt mit Blüten in Honig.

ZUBEREITUNG Wer Schlüsselblumen im Garten oder auf dem Balkon hat, kann im März eine kleine Menge Blüten in 60 g flüssigen Honig geben und später im Jahr mit anderen Pflanzen mischen (Seite 100).

HONIG UND KAFFEEEXTRAKT BEI HUSTEN

Ein einfaches Mittel, aber erstaunlich wirksam.

Manche Rezepte der Volksmedizin werden durch die Wissenschaft bestätigt, andere Rezepte wandern sozusagen aus dem Forschungslabor in die Hausapotheke, weil man sie einfach zubereiten kann und die Zutaten in jedem Haushalt verfügbar sind. Dazu gehört eine hustenlösende Paste aus Instantkaffee und Honig.

ZUBEREITUNG In einer Studie wurde aus 250 g Honig und 35 g Instantkaffee eine Paste gerührt, von der eine Versuchsgruppe dreimal täglich 1 TL aufgelöst in heißem Wasser einnahm. Die Wirkung stellte sich als vergleichbar mit gängigen Hustenlösern dar.

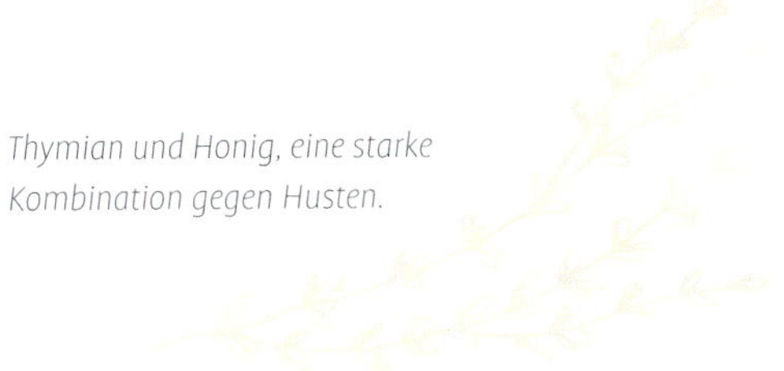

Thymian und Honig, eine starke Kombination gegen Husten.

HONIG-ENERGIE-GEL FÜR SPORTLER

Praktisch für unterwegs: Schnelle Energie und Ausdauer für aktive Menschen.

ZUTATEN 60 ml Frühtrachthonig, 15 g Pollen, 15 ml Zitronensaft, 60 g Hagebuttenmark, 1 Prise Salz Bei einer Allergie gegen Pollen Brennnesselsamen verwenden.

ZUBEREITUNG Honig im Wasserbad bei 40 Grad verflüssigen, Pollen in Zitronensaft einweichen und glatt rühren. Mit Hagebuttenmark in den Honig einrühren. In einen wiederverwendbaren Quetschbeutel („Squeeze-Beutel", im Handel für Kinder oder Sportler) füllen, kühl lagern und innerhalb von 3 Tagen konsumieren.

RÖMISCHER WILDKRÄUTERSPINAT

„Giersch bekämpfen" ist out. Heute heißt es: „Giersch genießen wie die Römer".

ZUTATEN 200 g frischer Giersch, je 1 Bund frischer Bärlauch und Frühlingszwiebeln, Olivenöl, 50 ml Gemüsebrühe, eventuell etwas Sahne, Salz, Pfeffer, Muskat

ZUBEREITUNG Kräuter grob hacken, Frühlingszwiebeln in Ringe schneiden. Frühlingszwiebeln in Olivenöl anschwitzen, gehackte Kräuter dazugeben und kurz schwenken. Mit Gemüsebrühe ablöschen, zudecken und 10 Minuten köcheln. Nach Belieben Sahne zugeben, eventuell etwas einkochen und abschmecken.

BÄRLAUCHBROT

Der bärenstarke Pausensnack ist schnell zubereitet und schmeckt einfach köstlich.

Beim Kauen wandeln sich die Schwefelverbindungen des Bärlauchs in Stoffe um, die gegen bakterielle Krankheitserreger wirken. So putzt Bärlauch Magen und Darm. Am besten wirkt er, wenn er als frisches ganzes Blatt verzehrt oder ohne Erhitzen zubereitet wird.

ZUBEREITUNG Bestreichen Sie eine Scheibe Vollkornbrot mit Frischkäse und legen ein Blatt frischen Bärlauch auf. Fertig ist die Kraftmahlzeit. Auch ein Brotaufstrich mit Bärlauch ist schnell zubereitet. Frischen Bärlauch hacken, mit Quark oder Frischkäse mischen und mit Pfeffer und Salz abschmecken. Frisch verzehrt enthält er auch noch alle wertvollen Inhaltsstoffe.

GIERSCHLIMONADE

Die Stängel von Giersch ergeben eine erfrischende Limonade.

ZUBEREITUNG Saft einer Zitrone auspressen, 250 ml Wasser zugeben und 5 Stängel frischen Giersch hineinhängen. 2 Stunden ziehen lassen. Nach Belieben mit Honig süßen und mit Sprudelwasser aufgießen.

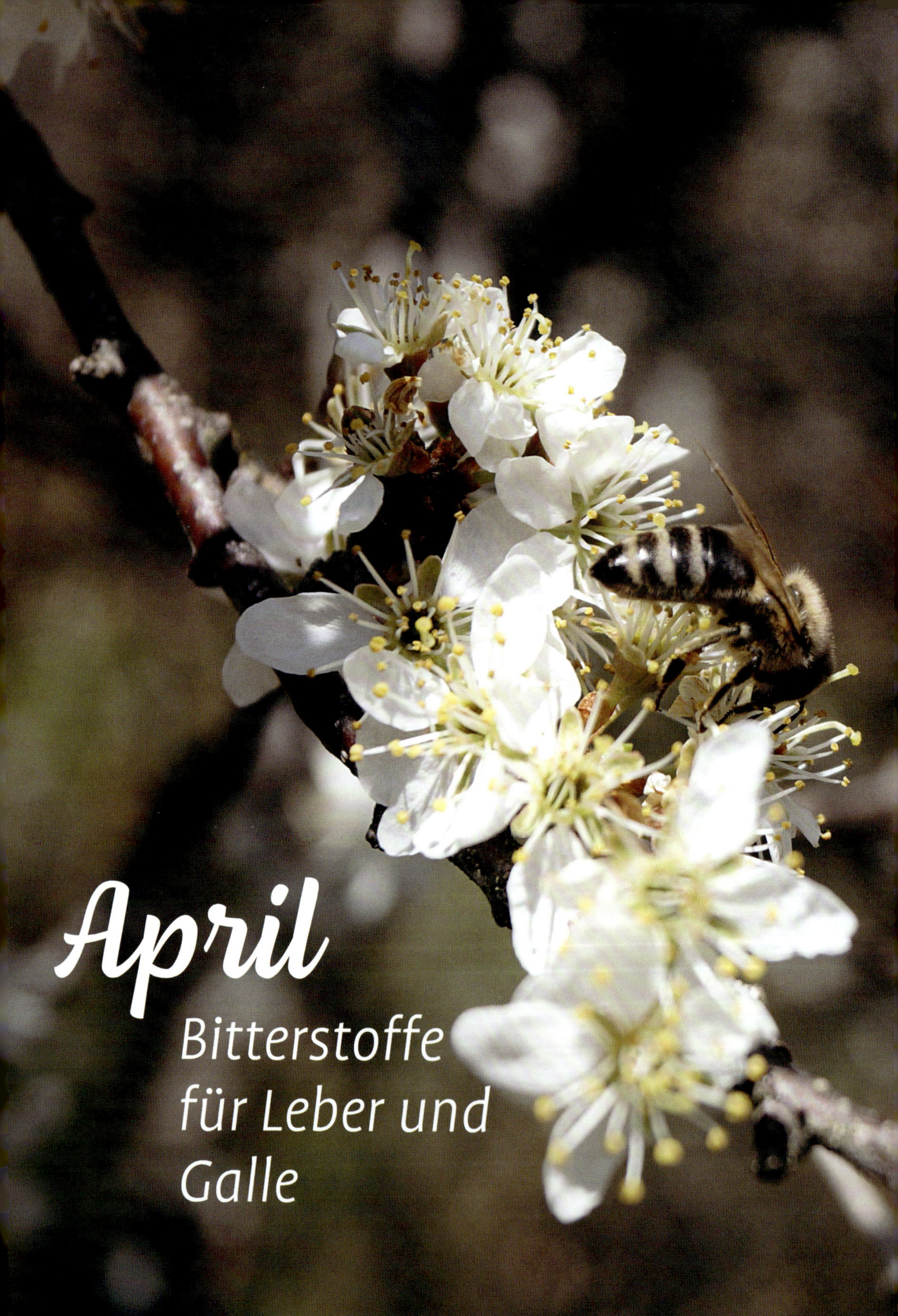

April

Bitterstoffe für Leber und Galle

*„Jung ist, wer noch staunen und sich begeistern kann.
Wer noch wie ein unersättliches Kind fragt: ‚Und dann?'
Wer die Ereignisse des Lebens herausfordert
und sich freut am Spiel des Lebens."*

Marc Aurel

Jungbrunnen und Lebensfreude

Im April verjüngt sich die Natur. Noch vor Erscheinen ihrer Blätter blühen die Schlehen und setzen weiße Tupfer in das winterliche Graubraun der Waldränder und Hecken. Die grünlichen Blüten des Spitzahorns, der Stachelbeeren und Roten Johannisbeeren liefern Nektar und Pollen für Honigbienen und für die erste Brut in den Nestern von Hummeln und Wespen. Spätestens Ende April leuchten sonnengelbe Löwenzahnblüten in den Wiesen, und die Bienen tauchen tief in die Staubgefäße ein, aus denen sie über und über mit Blütenstaub bedeckt auftauchen. Auch das Bienenvolk verjüngt sich. Nach und nach sterben die Winterbienen, junge Sommerbienen wachsen nach und die ersten Drohnen werden geboren.

Die Eigenschaft von Löwenzahnpflanzen, jede Ritze im Pflaster zu durchdringen und zu sprengen, macht sie zum Symbol unbändiger Lebenskraft. Mit der Pflanze entdecken wir Bitterstoffe als Jungbrunnen für Leber, Galle und den ganzen Organismus. Auch die Traditionelle Chinesische Medizin sieht im Frühjahr einen Zusammenhang zwischen dem Wachstum und den Organen Leber und Galle: Das Element Holz steht für das schnell sprießende Grün und die Energie der Natur, ihm sind als Organe Leber und Galle zugeordnet.

Nachdem wir die Bitterstoffe von Löwenzahn, Schafgarbe, und Mariendistel gekostet haben, versüßen wir den Ausklang des Monats mit Löwenzahnhonig und erfahren, warum wir mit Honig und Pollen „Landschaft essen".

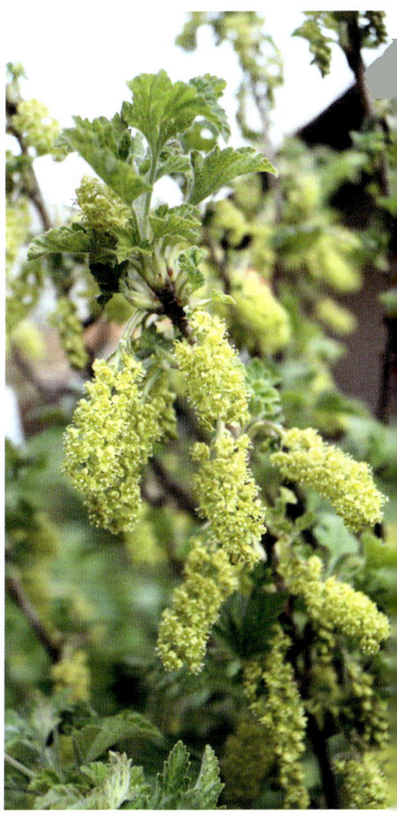

Die jetzt blühenden Roten Johannisbeeren locken Hummeln und Bienen an.

VERJÜNGUNG BEI BIENEN UND WESPEN

Wussten Sie, dass alle Hummeln und Wespen, die im Erstfrühling fliegen, junge Königinnen sind, die gerade aus ihren Winterquartieren geschlüpft sind? Sie gründen den nächsten Hummel- oder Wespenstaat. Bis die ersten Arbeiterinnen geschlüpft sind, müssen sie alleine Zellen bauen, Futter sammeln und Larven füttern.

Bei schlechtem Flugwetter zehren Honigbienen von ihren Vorräten. Hummelköniginnen haben jedoch erst wenige Näpfchen in ihrem Nest mit Honig gefüllt. Auch Wespenköniginnen leiden Not. Für viele Wildbienen und Wespen bedeuten lange Schlechtwetterperioden im April den Tod. Nach einem kalt-nassen Frühling sieht man im August deutlich weniger Wespen.

DURCHLENZUNG IM HONIGBIENENVOLK

Sobald die Süßkirschen blühen, bauen die Honigbienenvölker zügig neue Waben für Honig aus. Von Mitte April an liefern die Blüten von Birnen, Zwetschgen und Mirabellen größere Mengen Nektar.

Im Erstfrühling unternimmt das Bienenvolk einen Kraftakt und wächst auf die dreifache Stärke heran. Zunächst ist das Wachstum kaum bemerkbar, weil noch Winterbienen abgehen und sterben, während immer mehr junge Bienen schlüpfen. Winterbienen leben sechs bis acht Monate vom Ende des Sommers bis zum nächsten Frühjahr. Mit steigender Futtersaftproduktion für den Nachwuchs altern sie. Der Wechsel vom Wintervolk zum Sommervolk heißt in der Fachsprache Durchlenzung.

DROHNENLEBEN

Wie bei den meisten Wildbienenarten werden auch bei den Honigbienen die Drohnen, also die Bienenmännchen, vor den Königinnen geboren. Aus menschlicher Sicht führen sie ein Luxusleben, weil sie nicht arbeiten, sondern gehegt und gepflegt werden. Ihre Hauptaufgabe besteht darin, im Wettfliegen um eine junge Königin zu siegen und sich mit ihr in der Luft zu paaren. Nach erfolgreicher Begattung stirbt der Sieger, während die anderen noch auf ihre Gelegenheit warten. Spätestens im Frühherbst endet ihr Junggesellenleben und sie werden gnadenlos aus dem Stock vertrieben.

Drohnensaft als Anti-Aging-Produkt?

Drohnenlarven enthalten wertvolle Eiweiße, Fette, Spurenelemente und Wachstumshormone. Hühner, die mit Drohnenbrut gefüttert werden, legen mehr Eier. Junge Hähne reifen sexuell schneller, legen aber nicht mehr Gewicht zu. Versuche an Ratten deuten auf eine Wirkung auf männliche und weibliche Sexualhormone hin. So stellt sich die Frage, ob Drohnenlarven als Nahrungsergänzung oder sogar zur Vorbeugung, Linderung oder Heilung von Krankheiten des Menschen genutzt werden könnten. Könnten Zubereitungen aus Drohnensaft ein Anti-Aging-Produkt für Menschen sein?

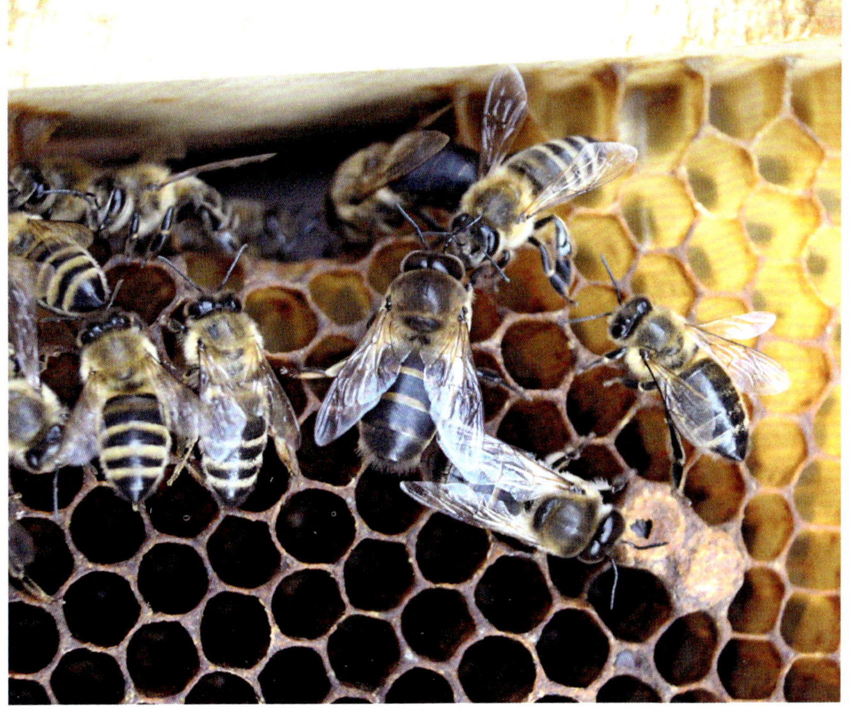

Eine Arbeiterin füttert einen Drohn.

Drohnensaft entsteht, wenn sechs bis sieben Tage alte Drohnenlarven ausgepresst und der Saft durch Gefriertrocknung konserviert wird. Produkte mit Drohnensaft aus jungen Larven werden im Handel unter verschiedenen Namen angeboten. Einige Hersteller bewerben sie als Kraftnahrung für Sportler und als potenzsteigerndes Mittel. Der Deutsche Apitherapiebund nennt als mögliche Einsatzgebiete unter anderem Erschöpfungszustände, starke körperliche oder geistige Anforderungen, Immunschwächen und Beeinträchtigungen des neuro-vegetativen Systems.

Die Studienlage zu Drohnensaft ist jedoch dünn: Drohnensaft ist nährstoffreich und seine Inhaltsstoffe sind möglicherweise therapeutisch wirksam. Einige Wirkungen konnten bestätigt werden, gesicherte Empfehlungen gibt es jedoch noch nicht. Drohnensaft enthält viele Hormone, deren Wirkung vor dem Einsatz weiter erforscht werden muss. Frauen, die im Rahmen einer Krebstherapie hormonhemmende Medikamente nehmen, sollten auf Drohnensaft verzichten.

MIT HONIG UND POLLEN LANDSCHAFT ESSEN

Honig und Pollen sind ein Abbild der Landschaft und haben Einfluss auf die Entwicklung und Gesundheit von Bienenvölkern. Auch wenn Sie Honig oder Pollen verzehren, nehmen Sie Nektar und Pollen einer bestimmten Landschaft zu sich. Mit dem Kauf regionaler Honige vermeiden Sie nicht nur lange Transportwege, sondern verbinden sich auch mit den Pflanzen Ihrer Umgebung.

HONIG AUS DEM HANDEL

Warum schmeckt Honig aus dem Handel immer gleich? Honige werden wie Wein verschnitten, damit die Kundschaft über Jahre hinweg das gleiche Geschmackserlebnis erhält. Eine Mischung von Honigen kann wie ein Cuvée hochwertig sein. Die Herkunft und die Verarbeitung sind entscheidend für die Qualität.

In Deutschland und in der EU gibt es strenge Richtlinien für das Lebensmittel Honig. Dem reifen Honig der Wabe darf nichts hinzugefügt oder entzogen werden. Außerhalb der EU arbeiten Honigfabriken oft nicht nach diesen Richtlinien. Die Kennzeichnung eines Produkts als Mischung aus Honigen aus EU- und Nicht-EU-Ländern ist für Verbraucherinnen und Verbraucher nicht befriedigend. Deutsche Imkerverbände fordern deshalb eine genaue Bezeichnung der Herkunft. Weltmeister der Honigproduktion ist übrigens China.

Laboranalysen ermöglichen eine genaue Bestimmung der Trachtquellen im Honig. Mit dem Nektar tragen Bienen immer kleine Mengen Pollen der jeweiligen Trachtpflanzen ein. Wenn der Honig untersucht wird, sieht man die verschiedenen Pollen unter dem Mikroskop und man kann feststellen, von welchen Pflanzen der Honig stammt. Zusätzlich charakterisieren die enthaltenen Zuckerarten und die elektrische Leitfähigkeit einen Honig.

WAS IST SORTENHONIG?

Nach der Honigverordnung muss ein Sortenhonig vollständig oder überwiegend von den Blüten der genannten Pflanze stam

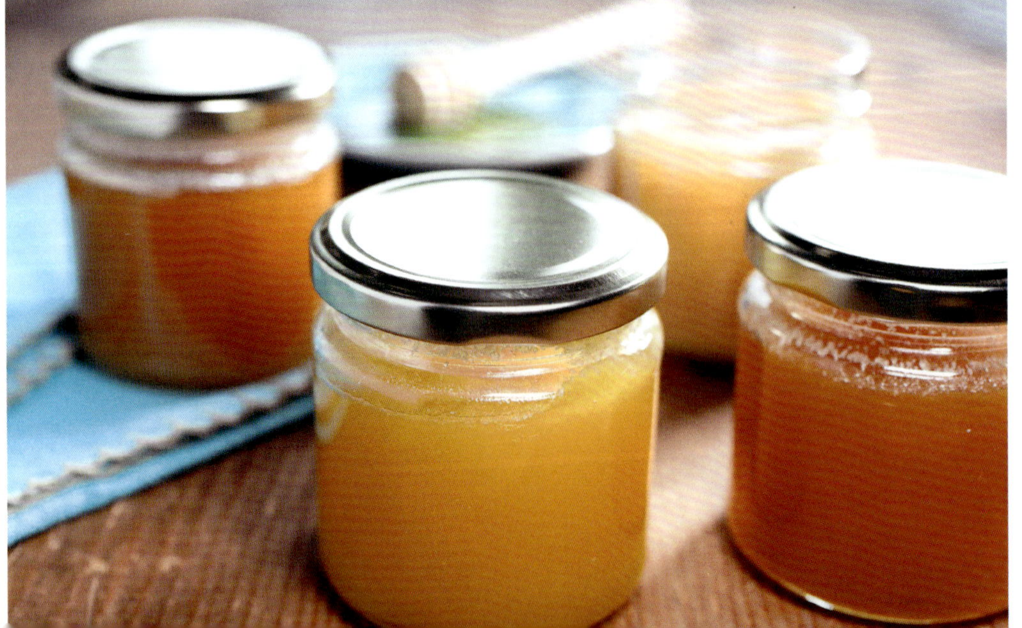

Verschiedene Sortenhonige sind bunt und geschmacklich sehr unterschiedlich.

men, und zugleich müssen Farbe, Duft, Geschmack und Konsistenz sowie eine Laboranalyse die Kennzeichnung bestätigen. Entsprechend muss der Sortenhonig „Löwenzahn" überwiegend Pollen von Löwenzahn enthalten und auch die mit Auge, Nase und Mund wahrnehmbaren Eigenschaften müssen sortentypisch sein.

BLÜTENHONIG

Ein Honig darf die Bezeichnung Blütenhonig tragen, wenn Bienen vollständig oder überwiegend Nektar an Blüten gesammelt haben.

HONIGTAUHONIG

Blatt- und Schildläuse saugen Saft von Nadel- oder Laubbäumen, reichern ihn mit Enzymen an und geben überschüssigen Zucker als sogenannten Honigtau ab. Bienen sammeln Honigtau oft an Fichten, Tannen, Kiefern, Ahorn und Linden, reichern ihn wiederum ebenso mit Enzymen an und verarbeiten ihn wie Blütennektar zu Honig.

Honigtauhonig enthält Mehrfachzucker und im Verhältnis zu Blütenhonig weniger Traubenzucker. In der Regel bleibt er lange flüssig. Honigtauhonig kann bernsteinfarben, rötlich braun, dunkelbraun oder fast schwarz sein. Er duftet stark aromatisch, malzig und balsamisch und schmeckt herb-würzig, malzig, harzig mit bitteren Komponenten.

BITTE GUT KAUEN

Bitterstoffe entfalten ihre Wirkung schon im Mund. Deshalb ist es besser, bittere Kräuter oder Salate gut zu kauen, als sie in Form von Smoothies schnell zu schlucken. Bitterstoffe nicht einnehmen bei Übersäuerung des Magens, Magengeschwüren oder Gallensteinen.

WALDHONIG UND TANNENHONIG

Ein Honig heißt Waldhonig, wenn die Bienen den Honigtau nur im Wald und nicht in Parkanlagen gesammelt haben. Waldhonig muss überwiegend Honigtauhonig enthalten. Tannenhonig enthält überwiegend Honigtau von der Tanne.

FRÜHTRACHT- UND SOMMERTRACHTHONIG

Honig aus dem Nektar früh blühender Pflanzen, der in der Zeit von Mitte April bis Ende Mai gesammelt wurde, trägt die Bezeichnung Frühtracht. Honige, für die Bienen in der Zeit von Juni bis Mitte August Nektar von Blütenpflanzen und Honigtau gesammelt haben, heißt Sommertrachthonig.

FRÜHJAHRSKUR MIT PFLANZLICHEN BITTERSTOFFEN

Während der Markt für teure Anti-Aging-Produkte wächst, vergisst man, dass eine kostenlose Frühjahrskur mit Bitterkräutern

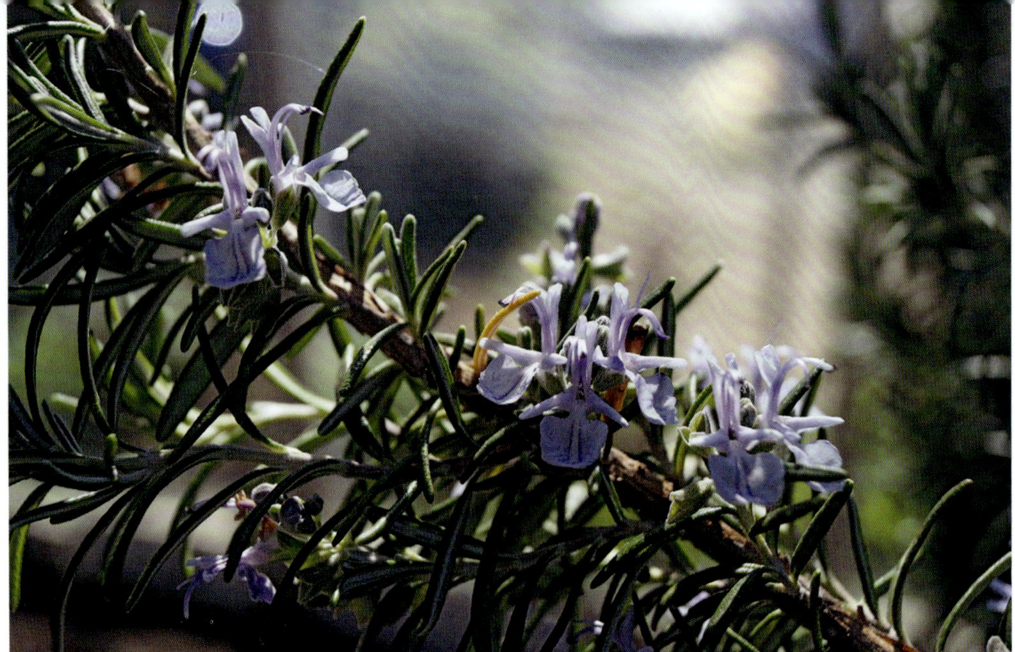

Die hellblauen Blüten des Rosmarins erscheinen schon früh im Jahr.

wie ein Jungbrunnen auf den Körper wirkt. Viele verschiedene Pflanzen enthalten Bitterstoffe. Zu den Spitzenreitern gehört der Gelbe Enzian, im Mittelfeld spielen Schafgarbe, Salbei und Rosmarin, während Orangenschalen sowie die Wurzeln von Löwenzahn und Wegwarte als milde Bitterstoffe gelten.

Nicht nur Menschen, auch Tiere zeigen eine natürliche Abneigung gegen Bitterstoffe, weil viele Giftpflanzen bitter schmecken. Wenn Zucchini oder Kürbisse bitter schmecken, enthalten sie Giftstoffe und man darf sie nicht verzehren. Andere Bitterstoffe sind gesund und kurbeln wichtige Prozesse im Körper an:

- Sie regen die Produktion von Verdauungssäften an, wirken appetitanregend, regulieren das Säure-Basen-Gleichgewicht, fördern die Bewegung von Magen und Darm, wirken gegen Blähungen und regen den Energiestoffwechsel an.
- Sie verstärken die Durchblutung der Magenschleimhaut und des Darms, fördern die Aufnahme der Nahrung und stimulieren das Immunsystem des Darms.
- Sie regen die Funktion von Leber und Galle an.
- Sie fördern die Aufnahme von Eisen und Vitamin B12 im Darm und regen auf diese Weise indirekt die Blutbildung an.
- Sie stärken Herz und Nerven, indem sie die Aktivität von Sympathikus und Parasympathikus ausbalancieren sowie die Schlagkraft des Herzens und den Tonus der Gefäße erhöhen.
- Äußerlich angewendet regen sie die Haut zur Bildung von Schutzproteinen an. Bisher wurden Wirkstoffe des Gelben Enzians und der Weidenrinde für trockene Haut erforscht.

Wie bitter ist bitter?

Die Wahrnehmung der Geschmacksrichtung Bitter ist individuell. Kinder haben mehr Geschmacksknospen als Erwachsene und nehmen Bitteres intensiver wahr. Ältere Menschen haben weniger Geschmacksknospen und benötigen eine stärkere Stimulation. Werden zu viele Bitterstoffe eingenommen, kann sich die Wirkung ins Gegenteil verkehren.

Mariendistel

Die Leber gilt als Sitz der Lebensfreude und der Lebensenergie. Wer griesgrämig daherkommt, dem ist, so sagt man, eine Laus über die Leber gelaufen. Müdigkeit gilt als „Schmerz der Leber" und kann ein Signal für eine Störung sein. Die erste Regel für die Leber lautet: Weglassen, was schädigt. Stark leberschädigend ist Alkohol. Auch zu viele Kohlenhydrate und ungesättigte Fette sowie Infektionen und Medikamente belasten sie.

Präparate aus dem Samen der Mariendistel (*Silybum marianum*) mit dem Wirkstoff Silymarin können die Leber schützen, ihre Regeneration anregen und bei chronisch entzündlichen Lebererkrankungen unterstützen.

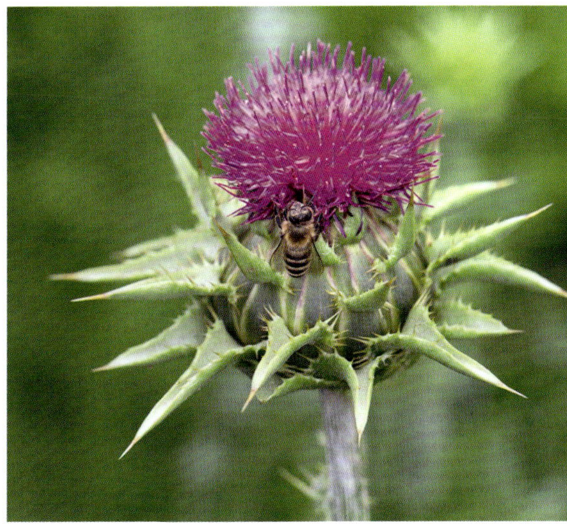

Mariendisteln bieten Schmetterlingen und Bienen viel Nektar.

Schafgarbe

Als Wundkraut, Frauenkraut und Kraut für Magen, Leber und Galle wird Schafgarbe (*Achillea millefolium*) in der Erfahrungsmedizin genutzt, genauer gesagt bei Appetitlosigkeit und Verdauungsbeschwerden mit leichten Krämpfen sowie als Sitzbad bei Menstruationsbeschwerden mit Krämpfen.

Im Frühjahr sind die jungen, zart gefiederten Blätter eine Bereicherung für die Wildkräuterküche. Ihr Bitterwert liegt im mittleren Bereich. Als weitere Wirkstoffe enthält Schafgarbe ätherische Öle und Proazulen, wie auch Kamille. Aus Proazulen wird durch Wasserdampfdestillation Azulen gewonnen, das auf der Haut beruhigend und regenerativ wirkt. Bei Wildsammlungen schwankt die Höhe der Inhaltsstoffe beträchtlich.

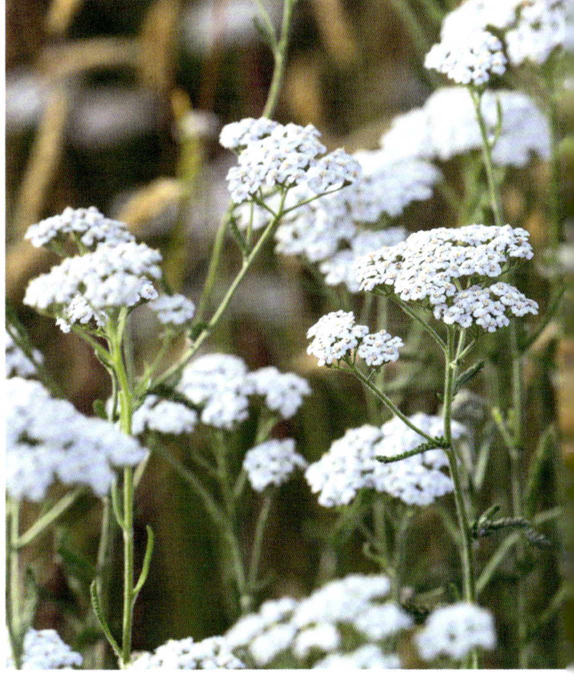

Viele Teemischungen zur Linderung von Menstruationsbeschwerden enthalten Schafgarbenkraut mit -blüten.

Löwenzahn

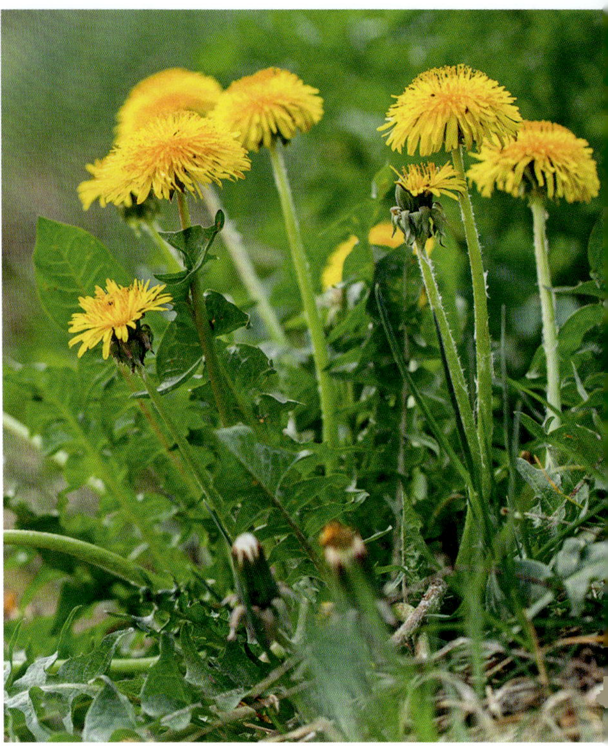

Alle Teile des Löwenzahns (*Taraxacum officinale*) kann man essen. Die zarten Löwenzahnblätter liefern in Wildkräutersalaten Vitamine und Mineralien. Die Blätter nur waschen und nicht wässern, damit die Bitterstoffe erhalten bleiben. Im Salat wird die bittere Komponente durch fruchtige oder milde Zutaten wie Apfel- oder Birnenstücke, Eier oder Kartoffeln harmonisch gebunden. Die Stängel können in einen „Röhrlsalat“ geschnitten werden und die Wurzel wird gedünstet und in Honig karamellisiert als Beilage gereicht. Sie enthält im Frühjahr mehr Bitterstoffe, im Herbst mehr Inulin.

Treffend beschreibt der Allgäuer Name „Bettseicher“ die wassertreibende Wirkung der Blätter. Bitterstoffe und Cholin in Blättern und Wurzeln regen zudem die Galle und die Verdauungstätigkeit an.

Die Wissenschaft empfiehlt Blätter und Wurzeln bei Völlegefühl, Appetitlosigkeit, bei Störungen des Gallenflusses, zur Anregung des Harnflusses und unterstützend bei Rheuma. Die Tagesdosis sollte drei Tassen Tee nicht überschreiten.

Sammeln und probieren

Neben Knospen, Blüten und Blättern von Löwenzahn und Gänseblümchen können Sie jetzt zarte Blätter von Schafgarbe und Knoblauchsrauke, Brennnesselspitzen und Schlehenblüten sammeln.

Wildpflanzen enthalten mehr Vitalstoffe, aber auch mehr Bitterstoffe und Gerbstoffe als Kulturpflanzen. Wenn Magen und Darm nicht daran gewöhnt sind, kann die Verdauung durcheinanderkommen. Beginnen Sie mit kleinen Mengen und achten Sie darauf, wie Ihnen die ungewohnte Kost bekommt.

Löwenzahnhonig

Während der Löwenzahnblüte leuchten die Wiesen bei mir im Oberallgäu grün-gelb. Das massenhafte Auftreten von Löwenzahn zeugt von intensiver Düngung der Wiesen. Extensiv bewirtschaftete Wiesen sind artenreicher und bieten Lebensraum für viele Wiesenkräuter und Wiesenblumen.

Der Sortenhonig aus der Löwenzahntracht ist selten, denn die Blüten spenden nur an feuchtwarmen Tagen Nektar. Bei kaltem Ostwind haben sie nur Pollen zu bieten. Zum aromatischen Blütenduft treten im Löwenzahnhonig scharfe, strenge Noten, aber der Geschmack ist eher fruchtig süß. Eine kulinarische Entdeckung ist die Kombination aus Löwenzahnhonig, Bergkäse, Walnüssen und Likörwein.

Zeitgleich mit dem Löwenzahn blühen die Obstbäume. Ihr Nektar ist süßer und damit attraktiver für Honigbienen. Honig von Obstblüten ist eher hell, ein höherer Anteil Löwenzahnhonig verleiht ihm eine goldgelbe Farbe.

Rezepte und Tipps im April

LÖWENZAHN-APERITIF OHNE ALKOHOL

Spritzige Orange, belebende Bitterstoffe und Honig in einem erfrischenden Drink.

ZUTATEN 1 Löwenzahnwurzel, Stückchen Ingwerwurzel (etwa 1 cm), Schale einer Bio-Orange inklusive der weißen Haut, 350 ml Orangensaft, 10 frische junge Schafgarbenblätter, 5 sehr kleine frische Salbeiblätter, Zweigspitze frischer Rosmarin (etwa 1 cm), 1 TL Löwenzahnhonig, Schale von ½ Bio-Zitrone

ZUBEREITUNG Löwenzahnwurzel putzen und in feine Streifen schneiden, Ingwer reiben, Orangenschale in feine Streifen schneiden. Mit Orangensaft übergießen. 6 Stunden kühl ziehen lassen. 150 ml Wasser aufkochen, auf 80 Grad abkühlen lassen, über Schafgarbe, Salbei und Rosmarin gießen, 7 Minuten ziehen lassen, Kräuter entnehmen, abkühlen lassen. Orangensaft abseihen, mit Tee und Honig mischen, auf Gläser verteilen und mit Zitronenschale garnieren.

Ein Löwenzahn-Aperitif regt den Appetit an.

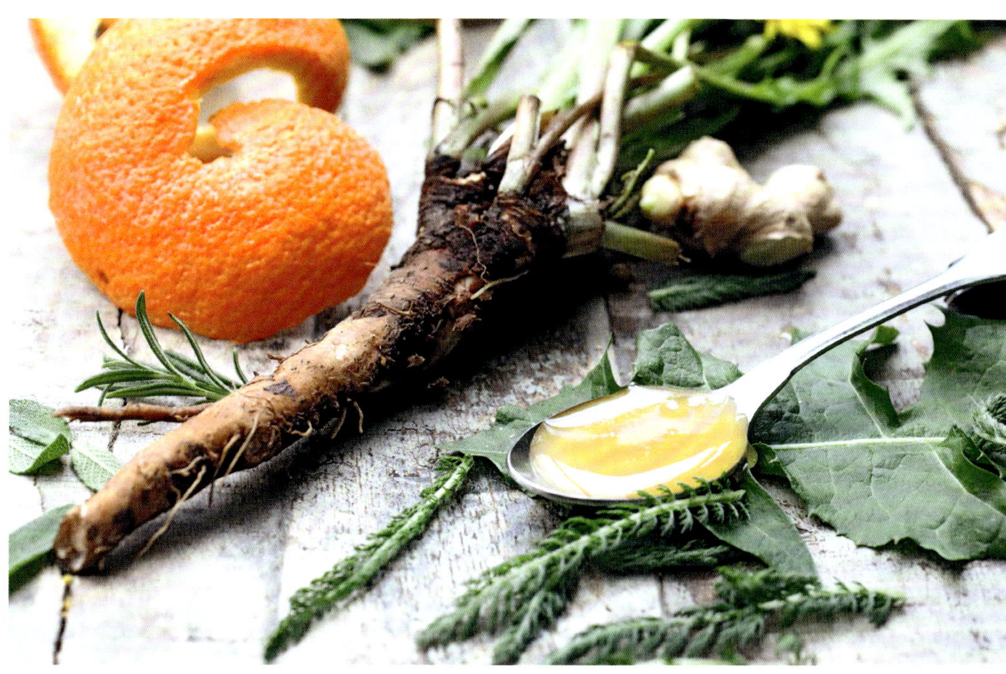

Blütenknospen vom Löwenzahn kann man als Kapern einlegen.

SCHAFGARBENTEE

Bei der Teezubereitung richten wir uns nach den Anweisungen der Naturheilkunde.

Schafgarbenkraut oder -blüten können als Tee, als Aufguss oder als Frischpflanzensaft zubereitet werden. Für innerliche Anwendungen beträgt die empfohlene Tagesdosis 4,5 g Kraut bzw. 3 g Blüten.

ZUBEREITUNG FÜR 1 TASSE TEE: 1,5 g Schafgarbenkraut oder 1 g Schafgarbenblüten mit 1 Tasse heißem Wasser übergießen, abdecken und 7 Minuten ziehen lassen.

ZUBEREITUNG AUFGUSS FÜR EIN SITZBAD: 100 g Schafgarbenkraut mit 2 l heißem Wasser übergießen, nach 20 Minuten ins Sitzbadewasser geben.

BLÜTENKNOSPEN ALS KAPERN

Eingelegte Knospen sind feinste Delikatessen aus dem eigenen Garten.

ZUTATEN 2 Handvoll frische Knospen von Löwenzahn und Gänseblümchen, 200 ml weißer Balsamicoessig, ½ TL Salz

ZUBEREITUNG Essig mit Salz aufkochen, Knospen zugeben, 2 Minuten kochen lassen. Knospen in sterile Gläser füllen. Sud nochmals aufkochen und die Knospen gut mit Sud bedecken. Sofort verschließen. Vor dem Verzehr mindestens 2 Wochen, besser 1 Monat reifen lassen.

FRÜHLINGSSALAT MIT WILDKRÄUTERN

Schon eine Handvoll Wildkräuter schenkt reichlich Vitamine und Aromen.

ZUTATEN ALS BEILAGE FÜR 4 PERSONEN: 1 Salat nach Wahl, 100 g frische Wildkräuter (zarte Blätter von Löwenzahn, Schafgarbe, Knoblauchsrauke), ½ Bund Frühlingszwiebeln, 6 Radieschen, etwas frischer Giersch

ZUTATEN FÜR DIE VINAIGRETTE: 2 Eier, 6 EL Walnussöl, 2 EL Weißweinessig, 1 TL Senf, 1 TL Honig, Salz, Pfeffer

ZUBEREITUNG Für die Vinaigrette die Eier hart kochen und abkühlen lassen. Pellen und halbieren. Aus Eigelb, Öl, Essig, Senf und Honig eine Vinaigrette rühren, eventuell etwas Wasser zugeben. Das Eiweiß in kleine Würfel schneiden, unter die Vinaigrette heben und würzen.

Salat und Kräuter zerzupfen und in eine Salatschüssel geben. Frühlingszwiebeln und Radieschen in feine Ringe und Scheiben schneiden. Giersch wie Petersilie hacken, mit Frühlingszwiebeln und Radieschen unter den Salat heben. Mit Vinaigrette anrichten.

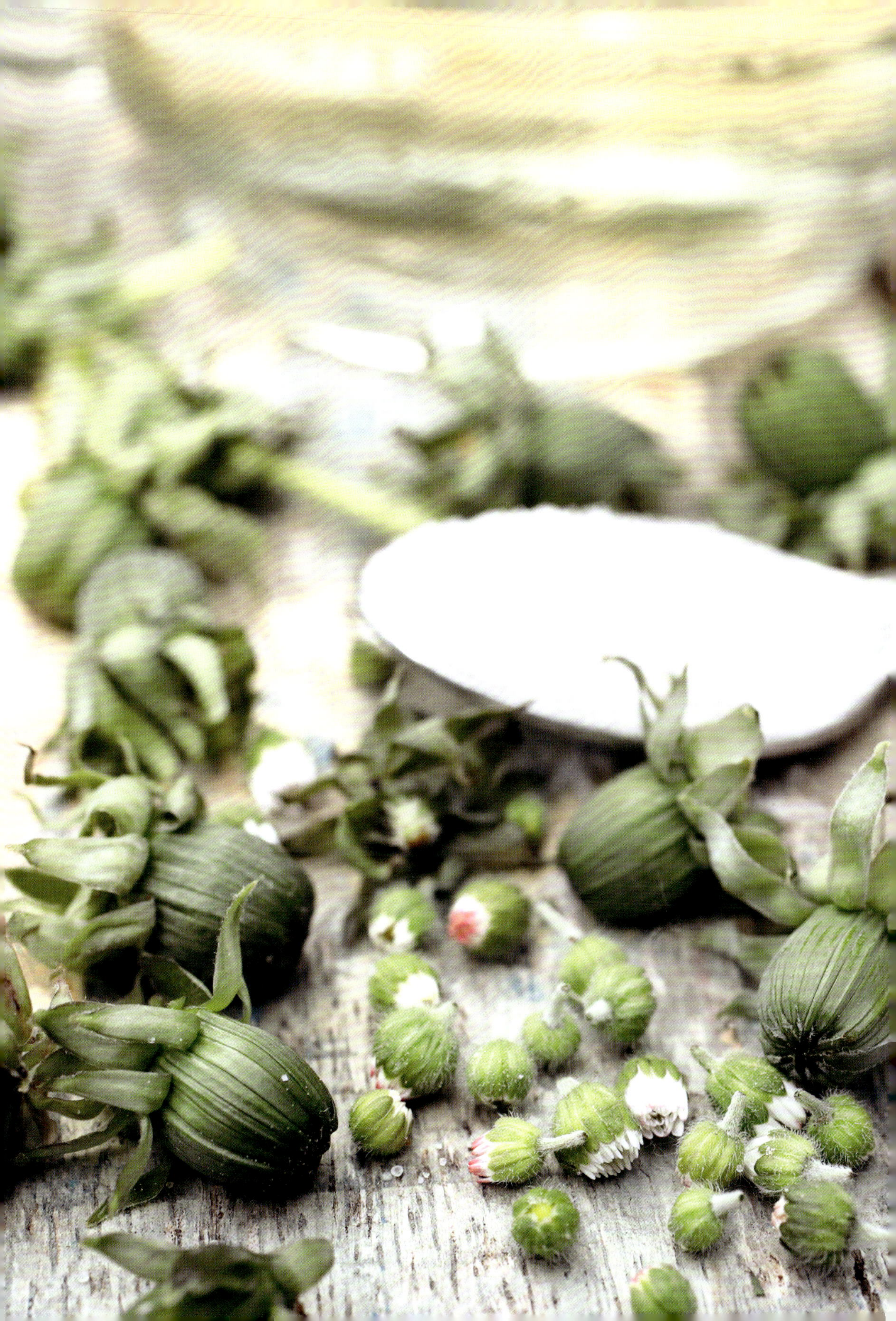

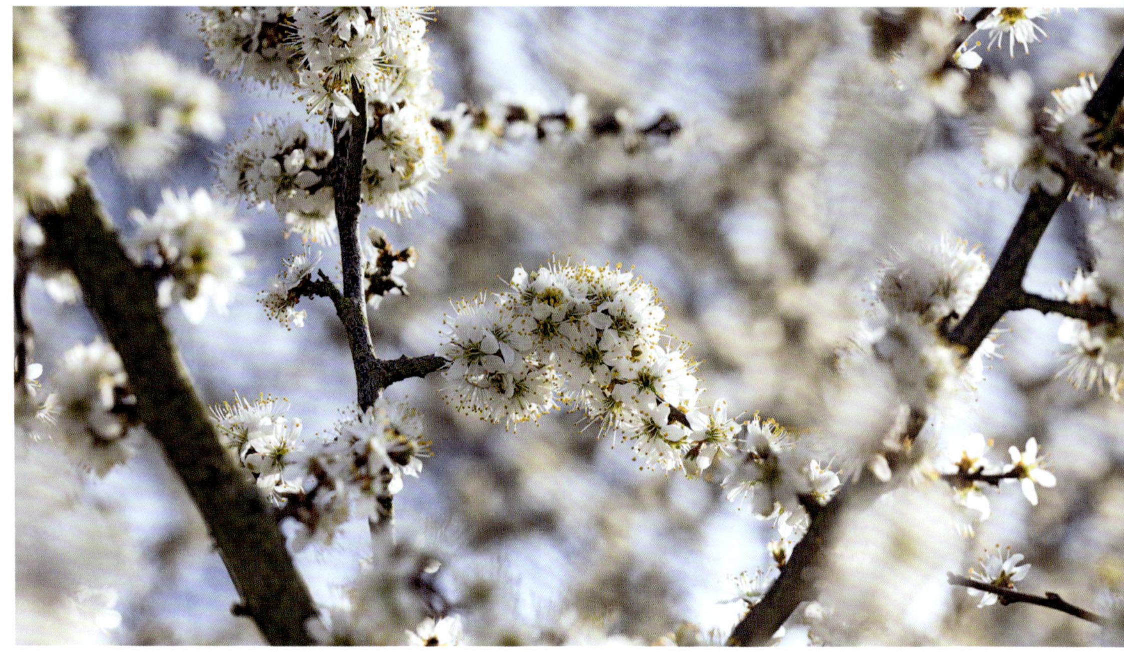

Aus den früh blühenden Schlehenblüten lässt sich ein hautstraffendes Hautöl herstellen.

LÖWENZAHN-ÖLAUSZUG

Ein heißer Ölauszug eignet sich für harte Pflanzenteile wie Rinden oder Wurzeln und kann auch für Blüten sinnvoll sein, wenn es schnell gehen soll.

ZUTATEN 50 g Kokos- oder Jojobaöl, 10 g frische oder 5 g getrocknete, fein geschnittene Löwenzahnwurzel und 10 frische Löwenzahnblüten ohne Tau

ZUBEREITUNG Öl mit Pflanzenteilen im Wasserbad auf 60 Grad erwärmen. Temperatur für 2 Stunden halten, immer wieder rühren. Herd ausschalten und noch 2 Stunden im Öl ziehen lassen. Abseihen, in ein Glas füllen, mit Küchenvlies abdecken und erst nach dem Abkühlen verschließen. Dunkel aufbewahren. Der Ölauszug ist etwa 1 Jahr haltbar.

LÖWENZAHN-KÖRPERBUTTER

Äußerlich angewendet beleben Bitterstoffe die Haut und stärken die Hautbarriere.

ZUTATEN 40 g Löwenzahn-Ölauszug (vorheriges Rezept), 100 g Kakaobutter, ½ TL Honig, 3 Tropfen Sanddornfruchtfleischöl (SFF), je 2 Tropfen ätherisches Öl Cistrose und Rosengeranie

ZUBEREITUNG Löwenzahn-Ölauszug und Kakaobutter im Wasserbad schmelzen, Herd ausschalten, Honig, Sanddornfruchtfleischöl und ätherische Öle zugeben und gut verrühren. Für 20 Minuten in den Kühlschrank stellen, bis die Masse fest wird. Mit dem Mixer auf höchster Stufe wie Sahne schlagen. In sterile Tiegel füllen. Ungeöffnet und kühl gelagert hält sich die Körperbutter 6 Monate. Nach dem Anbruch bald aufbrauchen.

LEBERWICKEL ZUR ENTLASTUNG UND ENTSPANNUNG

Leberwickel werden als Hausmittel unterstützend zur Entlastung der Leber, zum Entschlacken und zur Entspannung eingesetzt.

ZUTATEN 500 ml Schafgarbentee (Rezept Seite 54)
Außerdem: Schüssel, Gummihandschuhe, Geschirrtuch, Handtuch zum Abdecken, Wärmflasche, Wolltuch

ZUBEREITUNG Wärmflasche zur Hälfte mit heißem Wasser füllen, Luft herausdrücken und verschließen. Handschuhe zum Schutz gegen die Hitze anziehen. Den heißen Tee in eine Schüssel gießen, das Geschirrtuch hineintauchen und auswringen. Die Temperatur am Unterarm testen. Das Tuch auf den rechten Oberbauch legen. Mit einem Handtuch abdecken, Wärmflasche auflegen und mit einem um den Bauch gewickelten Wolltuch befestigen. 30 Minuten ruhen, dann feuchte Tücher entfernen, wieder abdecken und 30 Minuten nachruhen.

Eine Rezeptur für eine Salbe mit Schafgarbe finden Sie im August auf Seite 103.

SCHLEHENBLÜTEN-HAUTÖL

Das fein duftende Hautpflege- und Massage-Öl kräftig die Haut und hält sie geschmeidig.

Ölauszüge konservieren Duft und Wirkstoffe von Blüten. So soll Schlehenblütenöl hautstraffende Eigenschaften haben. Ein Salbenrezept mit dem Ölauszug finden Sie auf Seite 150.

ZUTATEN 120 g Bio-Kokosöl, 1 Handvoll frische Schlehenblüten

ZUBEREITUNG Kokosöl in einem Glas mit 250 ml Volumen im Wasserbad verflüssigen. Blüten hinzugeben und unterrühren. Ein Tuch mit einem Haushaltsgummi über der Öffnung befestigen. Auf die Heizung stellen. Die Temperatur sollte ungefähr 40 Grad erreichen. Täglich rühren, nach 6 Tagen filtern, in ein dunkles Glas füllen, beschriften, dunkel und vor Wärme geschützt aufbewahren. Das Hautöl ist 1 Jahr haltbar.

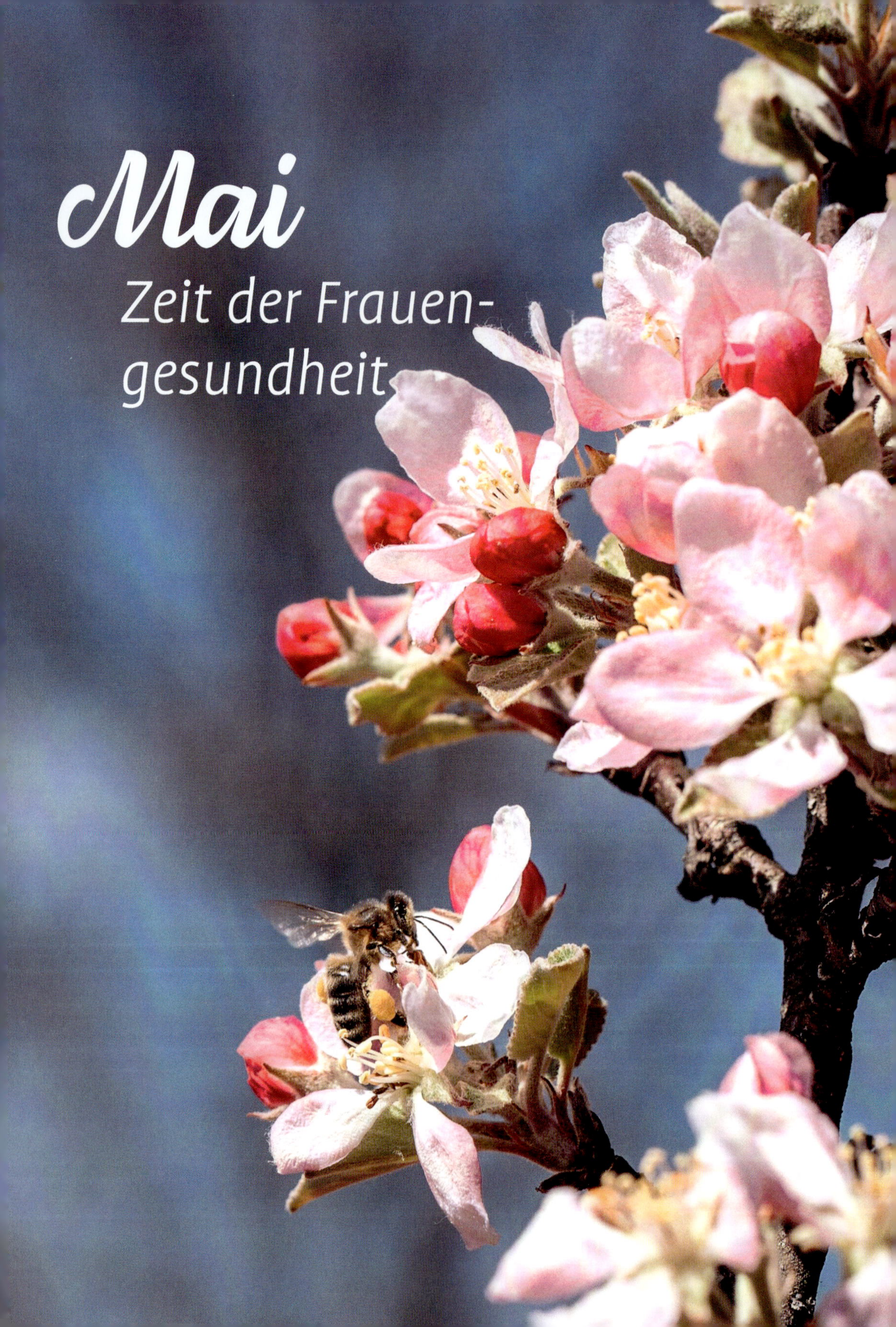

Mai

Zeit der Frauengesundheit

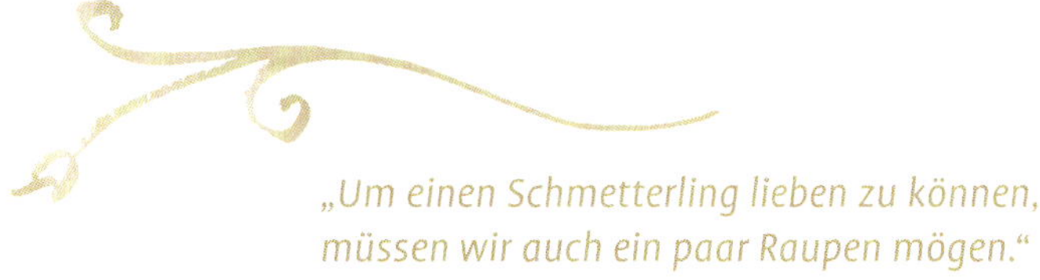

„Um einen Schmetterling lieben zu können, müssen wir auch ein paar Raupen mögen."

Antoine de Saint-Exupéry

Zeit der Fruchtbarkeit

Wenn sich die ersten weißrosa Apfelblüten zeigen, beginnt nach dem phänologischen Kalender der Vollfrühling. Der Blütenreigen eröffnet den Zyklus der Fruchtbarkeit, der im August mit den ersten Äpfeln zur Reife kommt. Entsprechend gelten die Monate Mai und August im Jahreskreis als Frauenmonate.

Frauenmantel, Himbeerblätter und Salbei sind Frauenkräuter, denen wir in diesem Monat begegnen. Sie begleiten Frauen vom Erwachen der Fruchtbarkeit bis zur Reife.

In jungem Grün entdecken wir mit allen Sinnen die belebende Kraft des wilden Frühlings und schwärmen mit den Honigbienen aus, um die Frühtracht zu sammeln. Im Zyklus von Fruchtbarkeit und Vermehrung ziehen Ammenbienen junge Königinnen auf, ein Teil des Volkes schwärmt mit der alten Königin, und die junge Königin startet zum Hochzeitsflug.

GELÉE ROYALE: FRUCHTBARKEIT UND LANGES LEBEN

Wussten Sie, dass allein das Futter darüber entscheidet, ob sich eine Larve zu einer Arbeiterin oder zu einer Königin entwickelt? Ammenbienen erzeugen für junge Larven in ihren Kopfdrüsen ein milchiges Sekret, das man Futtersaft nennt. Damit füttern sie alle Larven bis zu deren dritten Lebenstag. Der Futtersaft für Königinnenlarven hat eine andere Zusammensetzung als der Saft für die Larven von Arbeiterinnen und Drohnen. Er enthält mehr Nährstoffe und Hormone. Nur wenn eine Larve vom ersten Lebenstag bis zur Verpuppung diesen besonderen „Königinnenfuttersaft", das Gelée Royale, bekommt, wächst aus einem befruchteten Ei eine geschlechtsreife Königin. Königinnen werden nur mit Gelée Royal gefüttert. Sie wachsen schneller als Arbeiterinnen, werden größer, legen befruchtete und unbefruchtete Eier und leben viel länger.

Nur in der Zeit der Fruchtbarkeit und Vermehrung bis zur Sommersonnenwende im Juni zieht ein Bienenvolk Tiere für die Paarung auf. Im April werden Drohnen geboren, die im Mai geschlechtsreif werden. Für die Larven künftiger Königinnen formen Baubienen spezielle Näpfe aus Wachs, die Weiselzellen

Wie weit fliegen Bienen?

Während Menschen zu Fuß innerhalb fünf Minuten rund 400 Meter zurücklegen, flitzen Bienen mit ungefähr 18 Stundenkilometern zur nächsten Nektar-Tankstelle und schaffen in fünf Minuten ungefähr 1,5 Kilometer. Zehn Minuten Flugzeit, also 3 Kilometer, sind für sie auch noch komfortabel. Wenn in der näheren Umgebung das Trachtangebot nicht ausreicht, können sie bis zu 6 Kilometer vom Stock entfernt sammeln. Vor dem Flug nehmen Bienen Honig in ihren Honigmagen auf.

Mit den Apfelblüten beginnt im phänologischen Kalender der Vollfrühling, mit den Holunderblüten beginnt der Frühsommer.

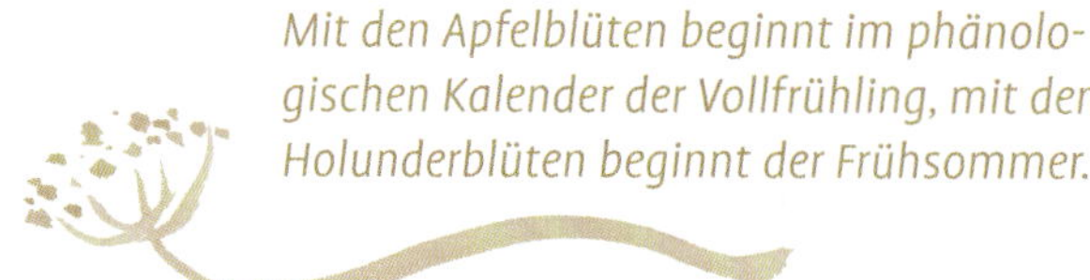

heißen. Die Larven werden in diesen Zellen nur mit Gelée Royale, dem Futtersaft für Königinnen, versorgt. Sie schwimmen förmlich darin.

Wenn dann im Mai immer mehr junge Bienen schlüpfen, wird das Bienenvolk so stark, dass es sich durch Teilung vermehren kann. Die alte Königin verlässt mit ungefähr 15.000 Arbeiterinnen und einigen Hundert Drohnen den Stock und schwärmt aus.

Doch auch das zurückbleibende Volk braucht eine Königin, um den Fortbestand zu sichern. In den Weiselzellen warten schon schlupfreife Königinnen auf ihren großen Tag. Sobald die „Alte" weg ist, öffnet die erste den Deckel ihrer Zelle. Knapp eine Woche später fliegt sie zum Hochzeitsflug aus und trifft an Drohnensammelplätzen auf männliche Bienen aus der Umgebung. Im Flug wird sie von 15 bis 20 Drohnen begattet und nimmt Sperma für den Rest ihres Lebens auf.

Die Drohnen sterben während des Begattungsvorganges und die junge Königin kehrt zum Stock zurück. Von nun an wird sie viele Monate oder auch Jahre nicht mehr ausfliegen und täglich bis zu 2000 Eier legen, bis sie mit einem Schwarm davonfliegt. Nach erfolgreicher Vermehrung und Begattung ziehen Bienenvölker im laufenden Jahr keine Königinnen mehr auf.

Glaubt man der Mythologie, dann stärkten sich schon griechische Götter mit einem geheimnisvollen Trank aus Gelée Royale und Honig, der ihnen Unsterblichkeit verlieh. Wenn man weiß, dass eine Sommerbiene nur sechs Wochen lang lebt, eine Königin aber vier Jahre alt werden kann, liegt es nahe, im Königinnenfuttersaft die Quelle der Unsterblichkeit zu suchen. Der Trank war sterblichen Menschen verwehrt, doch seit sich die griechischen Götter in das Reich der Mythologie zurückgezogen haben, nutzen Menschen das kostbare Bienensekret.

JUGENDLICHES AUSSEHEN UND SCHÖNHEIT

Gelée Royale ist reich an Aminosäuren, Fettsäuren, Vitaminen, Mineralstoffen und Hormonen. Einige der Inhaltsstoffe haben entzündungshemmende, antioxidative und antimikrobielle Eigenschaften. Mit diesen Inhaltsstoffen kann Gelée Royale für die menschliche Ernährung, in der Dermatologie oder für die Gesundheit wertvoll sein.

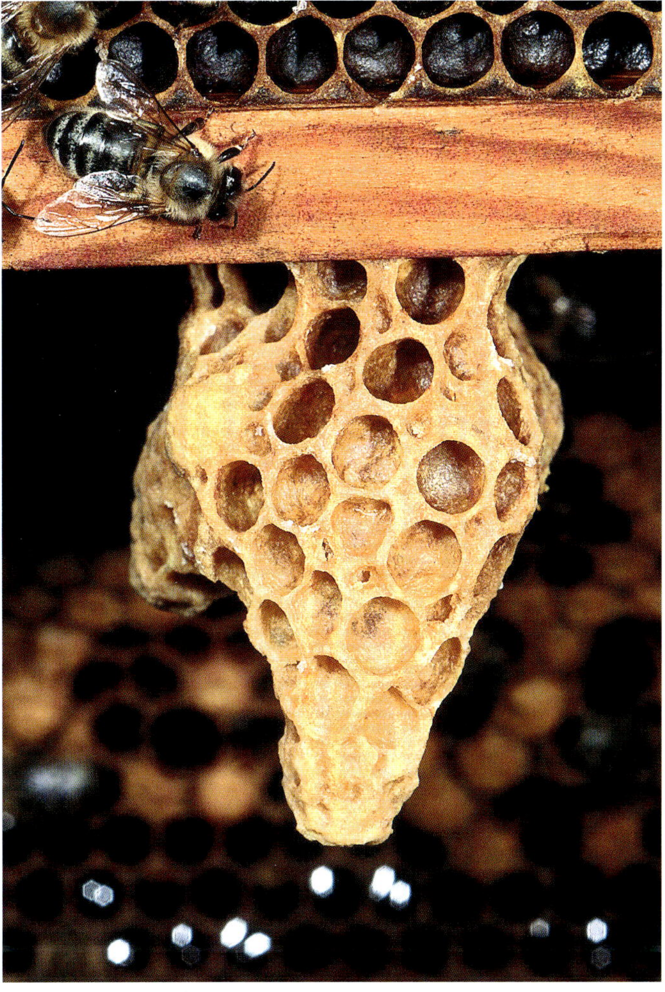

Weiselzelle: Hier wächst eine künftige Bienenkönigin im Futtersaft Gelée Royale.

Apitherapie-Ratgeber und Kosmetikhersteller schreiben Gelée Royale zahlreiche positive Wirkungen auf Wohlbefinden und Gesundheit zu. So soll es bei Wechseljahresbeschwerden und Problemen der Harn- oder Geschlechtsorgane ebenso wirksam sein wie bei nachlassender Gedächtnisleistung. Zudem soll es die Immunkraft stärken, die Zellalterung beeinflussen und der Haut Strahlkraft und ein jugendliches Aussehen verleihen. Forschungen zeigen, dass die meisten Versprechen nicht haltbar sind. Sinnvoll erscheint jedoch der Einsatz von Gelée Royale bei Haut- und Schleimhautreizungen nach Chemotherapie, beim Fatigue- und prämenstruellem Syndrom. Zur Anwendung berät Sie Ihre gynäkologische Praxis oder das fachärztliche Team Ihrer Strahlenpraxis.

! NICHT ANWENDEN

Die Wirkung von Gelée Royale auf den menschlichen Hormonaushalt ist nicht ausreichend erforscht. Frauen, die einen hormonpositiven Brustkrebs hatten oder hormonhemmende Medikamente nehmen, sollten Gelée Royal nicht einnehmen und nicht als Vaginalsalbe anwenden.

GEWINNUNG VON GELÉE ROYALE

Im Lebenszyklus von Honigbienen kann Gelée Royale nur dann geerntet werden, wenn ein Volk junge Königinnen braucht. Ein Bienenvolk, das neue Königinnen heranziehen will, legt zehn bis 20 Weiselzellen an, die mit je 200 bis 400 Milligramm Gelée Royal gefüllt werden. Folglich produziert ein Volk für den Königinnen-Nachwuchs maximal 8 Gramm Gelée Royale pro Jahr.

Um Mengen zu produzieren, die eine Vermarktung lohnen, muss man in den natürlichen Vermehrungszyklus eingreifen: Spezialisierte Imkereien gewinnen Gelée Royale, indem sie Völker ohne Königin dazu reizen, vermehrt Weiselzellen zu pflegen. Die weisellosen Völker starten dann ein „Notprogramm" und füttern so viele junge Larven wie möglich mit Königinnenfuttersaft. Nach drei Tagen werden die Larven entnommen, der Futtersaft abgesaugt und sofort verarbeitet, während die Ammen schon die nächsten Königinnen-Larven füttern. In Deutschland produzieren nur wenige Imkereien in größerem Umfang Gelée Royale. Da der Bedarf auch nicht aus dem europäischen Ausland gedeckt werden kann, kommt der größte Teil des in Kosmetika, Nahrungsergänzungsmitteln und sonstigen Produkten verarbeiteten Gelée Royale aus Asien. Achten Sie beim Kauf unbedingt auf Herkunft und kaufen Sie möglichst Bio-Qualität.

FRÜHTRACHTHONIG IM MAI

Sechs Wochen nach den Salweiden blühen die ersten Obstbäume und daran schließt sich die Blüte zahlreicher Gehölze an. In einer kleinstrukturierten Landschaft mit Hecken und artenreichen Wiesen, Weg- und Waldrändern ist der Tisch reich gedeckt. Heckenkirschen, Vogelbeeren, Weißdorn, Faulbaum, Pfaffenhütchen und Liguster sind Vertreter heimischer Bienenweide-Gehölze. Wiesenblumen und krautige Pflanzen wie

Mit den Blüten der Rosskastanie endet die Frühtracht. Es gibt weißblühende und rotblühende Rosskastanien.

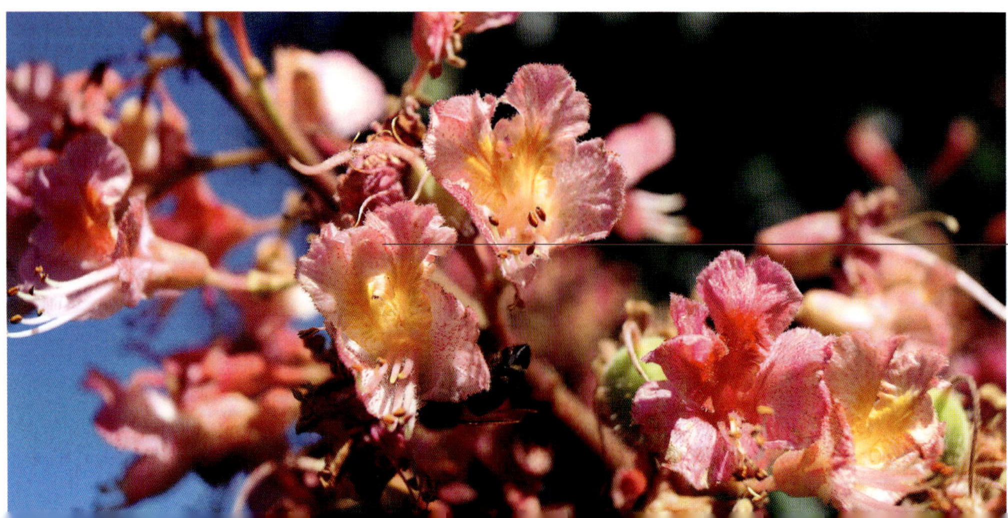

Schlüsselblumen, Vogelmiere, Wiesenschaumkraut, Wiesenknöterich oder Lichtnelken liefern kleine Trachtanteile.

All diese Kultur- und Wildpflanzen schenken dem Frühjahrshonig aus einer reich strukturierten Landschaft ihr unvergleichliches Aroma. Die spezifische Zusammensetzung wechselt je nach Wetter und Entwicklung der Pflanzen und überrascht jedes Jahr mit ihrer Vielfalt. Ein Frühtrachthonig enthält bis zu 35 % Traubenzucker und kristallisiert schnell. Die Farbpalette reicht von Hell- bis Goldgelb. Sein Geschmack ist mild, aromatisch und fruchtig. Milde Blütenhonige eignen sich zum Süßen von Speisen und Getränken, weil ihr Aroma den Geschmack der Speisen nicht dominiert.

HONIG IN HAUSAPOTHEKE UND MEDIZIN

Ein Löffel Honig bei Husten und Halsweh ist eine Empfehlung der Volksmedizin, die inzwischen durch Studien gestützt wird. Sogar nach Mandeloperationen unterstützt Honig die Heilung und wirkt schmerzlindernd. Auch die wundheilende Wirkung von Honig ist belegt. Der hohe Zuckeranteil entzieht Keimen Wasser, zusätzlich wirken Enzyme aus dem Speichel der Bienen keimtötend.

Eine gefürchtete Nebenwirkung der Therapien gegen Krebs ist eine schmerzhafte Schleimhautentzündung (Mukositis). Sie macht Essen und Trinken zur Qual und schwächt die Erkrankten. Studien weisen darauf hin, dass das Lutschen von Honig vorbeugend und zur Behandlung von Mukositis wirksam ist – in diesem Fall sollten Sie sich aber sicherheitshalber mit dem Arzt beraten.

In jedem Imkerhaushalt ist der eigene Honig erste Wahl bei Kratzern und kleineren Wunden. Das Lebensmittel Honig darf jedoch nicht als Heil- oder Arzneimittel bezeichnet werden. Sogenannte Medizinische Honige sind zur Behandlung chronischer oder eitriger Wunden zugelassen. Manuka-Honig wurde zum Beispiel als medizinischer Honig registriert, der sogar gegen multiresistente Bakterien wirken soll. Auch Medizinprodukte mit Kastanienhonig sind zur Wundheilung zugelassen.

FRAUENKRÄUTER

Bei unserem Spaziergang durch den Mai begegnen wir der großen Pflanzenfamilie der Rosengewächse. Sie schenken den Menschen süße Früchte wie Äpfel, Birnen, Brombeeren, Erdbeeren, Himbeeren und viele, viele andere. Zugleich zählen bekannte Heilpflanzen und Frauenkräuter zu den Rosengewächsen, wie beispielsweise Frauenmantel, Mädesüß und Weißdorn. Sie alle sind reich an Gerbstoffen und werden von Schnecken verschmäht. Deshalb ist es einfach, sie im Garten zu kultivieren.

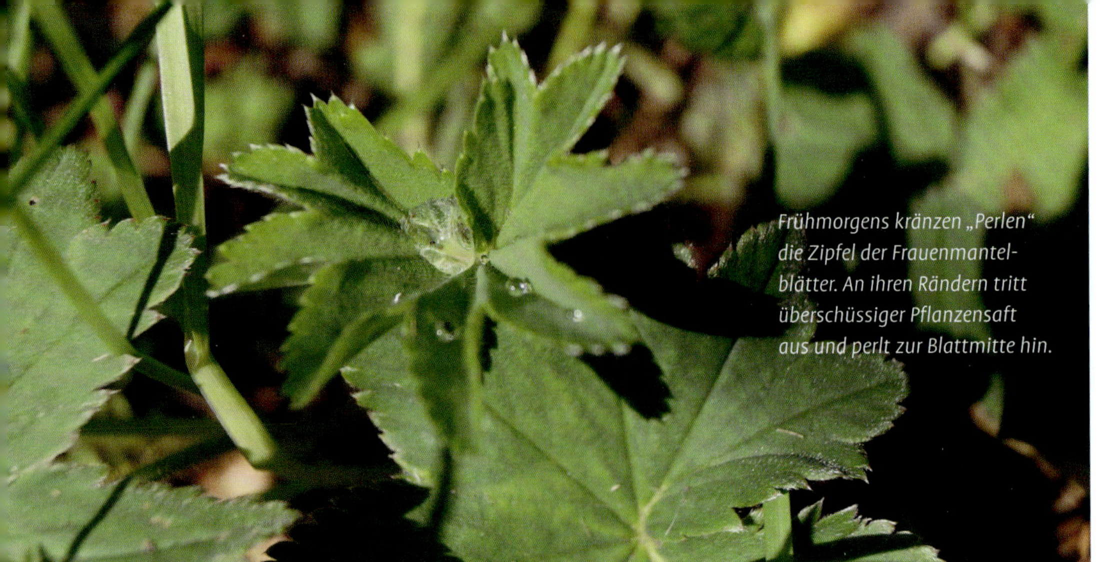

Frühmorgens kränzen „Perlen" die Zipfel der Frauenmantelblätter. An ihren Rändern tritt überschüssiger Pflanzensaft aus und perlt zur Blattmitte hin.

Frauenmantel

Wie ein Umhang für Frauen erscheinen die gefältelten Blätter des Frauenmantels (*Alchemilla xanthochlora*). Sie sind zierlicher und feiner als die Blätter des Garten-Frauenmantels (*A. mollis*). Aus der Blattform schlossen Heilkundige früherer Zeiten auf seine Wirkung als schützendes Frauenkraut. Sie setzten die Pflanze bei unregelmäßiger Menstruation, zur Kräftigung des Bindegewebes in der Geburtsvorbereitung und zur Förderung des Milchflusses ein.

Die Wissenschaft hat Frauenmantel lange nur zur unterstützenden Behandlung von Magen-Darm-Beschwerden empfohlen. Erst in jüngster Zeit untersucht sie wieder das Potenzial seiner Inhaltsstoffe hinsichtlich möglicher antioxidativen, antibakteriellen und entzündungshemmenden Wirkungen.

Himbeerblätter

Die Blätter der Himbeere (*Rubus idaeus*) unterscheiden sich von denen der Brombeere (*R. fructicosus*) deutlich durch ihre weißgrüne Unterseite. Beim Sammeln spürt man den Unterschied auch in der Hand: Die Stiele von Himbeeren tragen kaum oder keine Stacheln, während die Blattstiele von Brombeeren bis in die Blattunterseite Stacheln tragen.

Tee aus Himbeerblättern wird bei leichtem Durchfall, Menstruationsschmerzen und als Spülung bei leichten Entzündungen im Mund und Rachen empfohlen. Außerdem haben Himbeerblätter Eigenschaften, die für Teemischungen wertvoll sind. Ihre behaarte Blattoberfläche verhindert, dass einzelne Bestandteile sich nach unten absetzen. Die Teemischung bleibt homogen. Geschmacklich runden Himbeerblätter Kräuterteemischungen fein ab. Ähnlich eignen sich auch Brombeerblätter als Basis für Hausteemischungen.

Salbei

Der aromatische Salbei (*Salvia officinalis*) aus der Familie der Lippenblütler kann zaubern: Junge Salbeiblätter in Butter verwandeln ein einfaches Nudelgericht in einen italienischen Traum von „Salvia e Burro“. Darüber hinaus verleiht die Kombination der Inhaltsstoffe mit ätherischen Ölen und Gerbstoffen Salbei ein breites Anwendungsgebiet. Als Tee hilft er bei Verdauungsbeschwerden oder bei vermehrter Schweißsekretion, zum Beispiel in den Wechseljahren. Zubereitungen aus den Blättern helfen äußerlich angewendet bei Entzündungen der Mundschleimhaut und des Zahnfleischs. Allerdings: Salbei enthält Thujon, daher Salbeitinktur und ätherisches Salbeiöl nur nach ärztlicher oder fachkundiger Beratung in der Apotheke anwenden.

Bei kleineren Irritationen des Zahnfleischs hilft mir ein Zahnfleischbalsam mit Salbei, der sich wie ein feiner Film über das Zahnfleisch legt. Die Bezugsquelle finden Sie im Service auf Seite 156.

! NICHT ANWENDEN

- In der Schwangerschaft und bei Kindern das ätherische Öl und alkoholische Extrakte aus Salbei nicht anwenden.

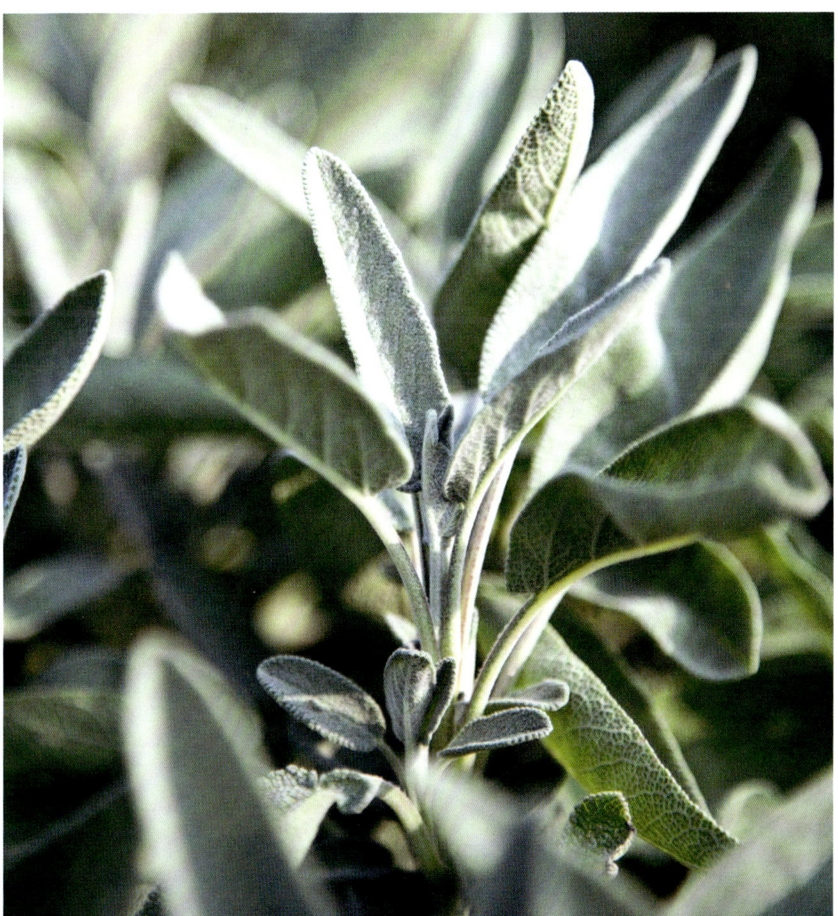

Salbei trägt Heilkraft schon im Namen, denn Salvia bedeutet „die Gesunde“.

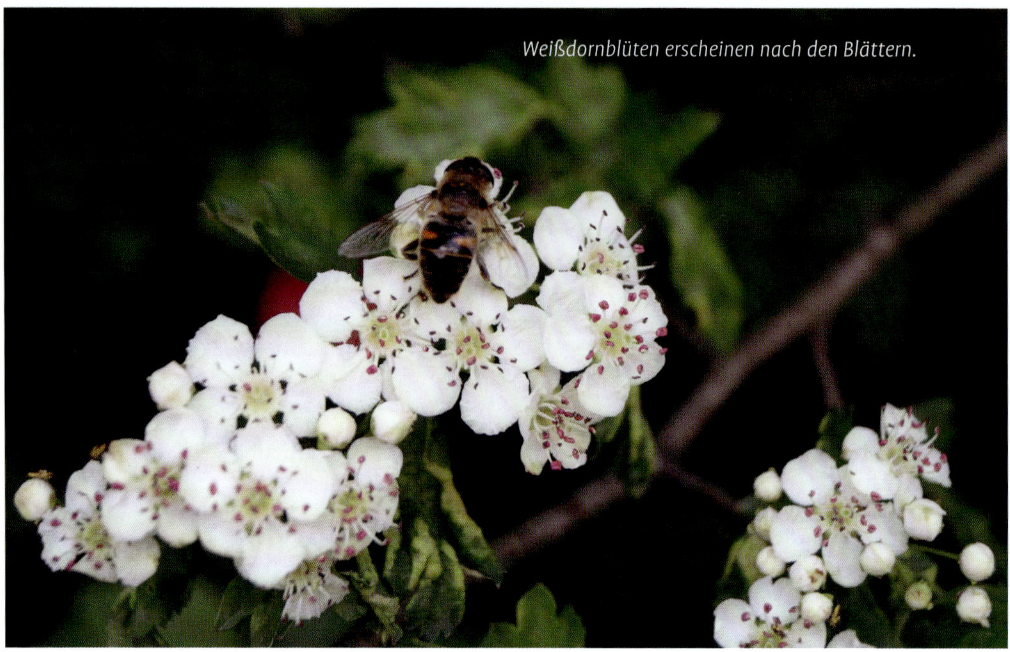
Weißdornblüten erscheinen nach den Blättern.

Weißdorn

Im Mai sammeln wir Blüten und Blätter verschiedener Weißdornarten (*Crataegus* sp.) und im August ihre kleinen, roten Früchte. Im Lebenszyklus einer Frau wird Weißdorn in den Wechseljahren wichtig, wenn schwankende Hormonspiegel funktionelle Herzbeschwerden verursachen. Deshalb erfahren Sie im August auf Seite 99 mehr über den Hüter des Herzens.

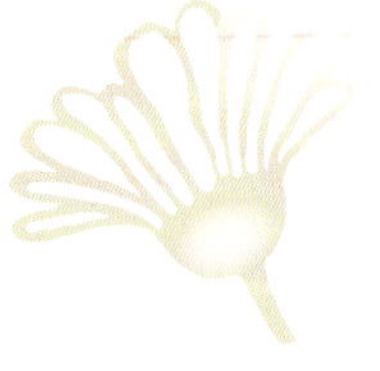

Leben mit allen Sinnen genießen

Kann man Landschaft schmecken? Waldbaden und jede Form des Naturerlebens fördern die psychische und physische Gesundheit. Sogar der Anblick von Natur reicht aus, um die Werte von Stresshormonen und den Pulsschlag zu senken. Der Mai weckt Lust, die Natur mit allen Sinnen neu zu entdecken und sich mit ihr zu verbinden. Auf Ihrer Entdeckertour sammeln Sie als erstes eine Handvoll verschiedener Wildkräuter wie Gänseblümchen, Vogelmiere, Löwenzahn, Gundelrebe, Knoblauchsrauke oder Spitzwegerich. Können Sie mit verbundenen Augen die Pflanzen erkennen? Wie fühlen sich die Blätter und Stängel an? Wie riechen und schmecken sie?

Rezepte und Tipps im Mai

FRAUEN-FRÜHSTÜCKSTEE

Frisch gesammelte Blüten und Blätter entfalten in diesem milden Gerbstofftee ein unvergleichliches Aroma.

ZUTATEN FÜR 1 L TEE: 1 Handvoll frische Blüten von Klee und Gänseblümchen sowie frische Blätter von Himbeeren, Brombeeren und Frauenmantel

ZUBEREITUNG Große Blätter zerzupfen, die Blüten bleiben ganz. Dann mit 1 l heißem Wasser übergießen, abdecken und 7 Minuten ziehen lassen.

SALBEITEE GEGEN STARKES SCHWITZEN

Bei dieser Art der Zubereitung regulieren ätherische Öle die Schweißproduktion.

ZUBEREITUNG 1–1,5 g (1 TL) Salbeiblätter mit 150 ml heißem Wasser übergießen, 1–3 Minuten ziehen lassen. Lauwarm vor dem Einschlafen trinken. Die empfohlene Tagesdosis beträgt 4–6 g Droge.

SALBEITEE ZUM GURGELN UND SPÜLEN

Beim Gurgeln und Spülen wirken Gerbstoffe. Dafür muss der Tee deutlich länger ziehen.

ZUBEREITUNG 2,5 g Salbeiblätter mit 100 ml heißem Wasser übergießen, 15 Minuten ziehen lassen, filtern und lauwarm als Mundspülung nutzen.

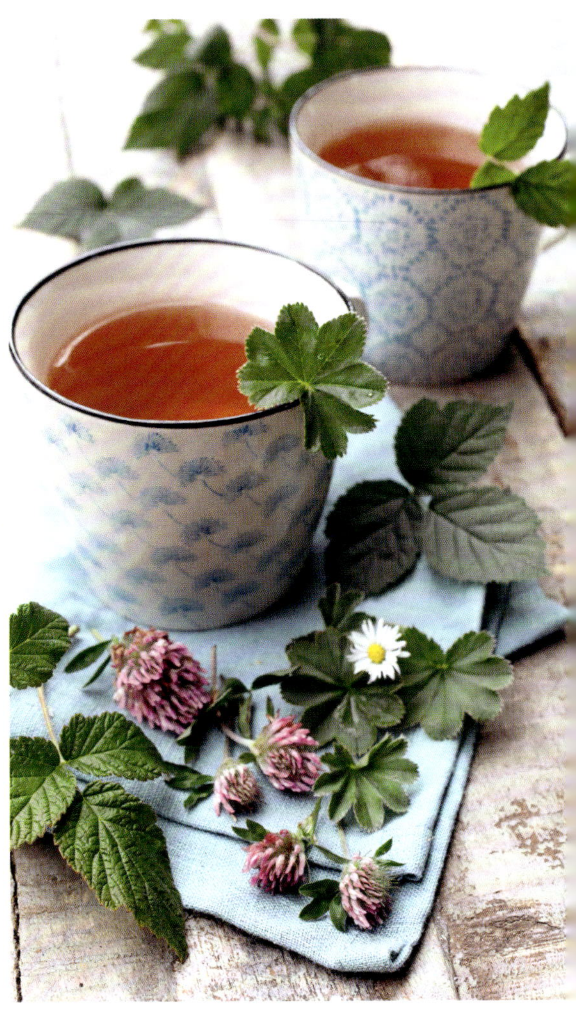

Frisch gesammelte Blüten und Blätter für den Tee sind ein willkommenes Mitbringsel zum Freundinnen-Frühstück.

KRÄUTERHONIG: FICHTENWIPFEL IN HONIG

Die Volksmedizin verwendet Sirup oder Honig mit Fichtenwipfeln bei Erkältungen und Atemwegserkrankungen.

ZUBEREITUNG 10 g frische Fichtenwipfel (frische, zarte Maiaustriebe) mit 60 g flüssigem Honig übergießen. Dunkel und kühl aufstellen, anfangs täglich drehen. Im August mit anderen Kräuterhonigen (Seite 100) mischen oder pur genießen.

ERDBEEREN MIT EIS, FICHTENWIPFELN UND HONIG

Erdbeeren, Fichtenwipfel und Honig sind ein „Muss" der Maigenüsse.

ZUTATEN FÜR 2 PERSONEN: 12 frische Fichtenwipfel, 4 TL Honig, Erdbeeren, Eis, Sahne oder Joghurt nach Belieben

ZUBEREITUNG 10 Fichtenwipfel für einige Stunden im Honig marinieren, dann herausnehmen. Kurz vor dem Verzehr die anderen Zutaten anrichten, mit dem Honig übergießen und jede Portion mit einem frischen Fichtenwipfel garnieren.

ERDKAMMER-SPITZWEGERICH-HONIG

Die Volksmedizin empfiehlt Sirup aus Spitzwegerich und Honig bei trockenem Husten. Die Pflanze enthält Schleimstoffe, die sich lindernd auf die gereizten, trockenen Schleimhäute legen.

ZUTATEN 2 Handvoll frische Spitzwegerichblätter, 500 g flüssiger Honig

ZUBEREITUNG Blätter in 1 cm breite Streifen schneiden, in einem Schraubglas mit Honig übergießen und rühren, damit alle Pflanzenteile von Honig umhüllt werden. In den Kühlschrank stellen und täglich drehen. Der Honig kristallisiert mit der Zeit.

Nach 2 Monaten den Honig im Wasserbad bei maximal 40 Grad erwärmen, bis er flüssig ist. Pflanzenteile in einem Edelstahlsieb auffangen und Honig in ein Glas füllen. Das traditionelle Rezept sieht vor, das Glas 80 cm tief in der Erde zu vergraben, um es in der Reifezeit gleichmäßig kühl zu halten. Wenn Sie keinen Garten haben, stellen Sie das Glas in den Kühlschrank. Spitzwegerich-Honig ist im Kühlschrank mindestens 6 Monate haltbar. Löffelweise genießen.

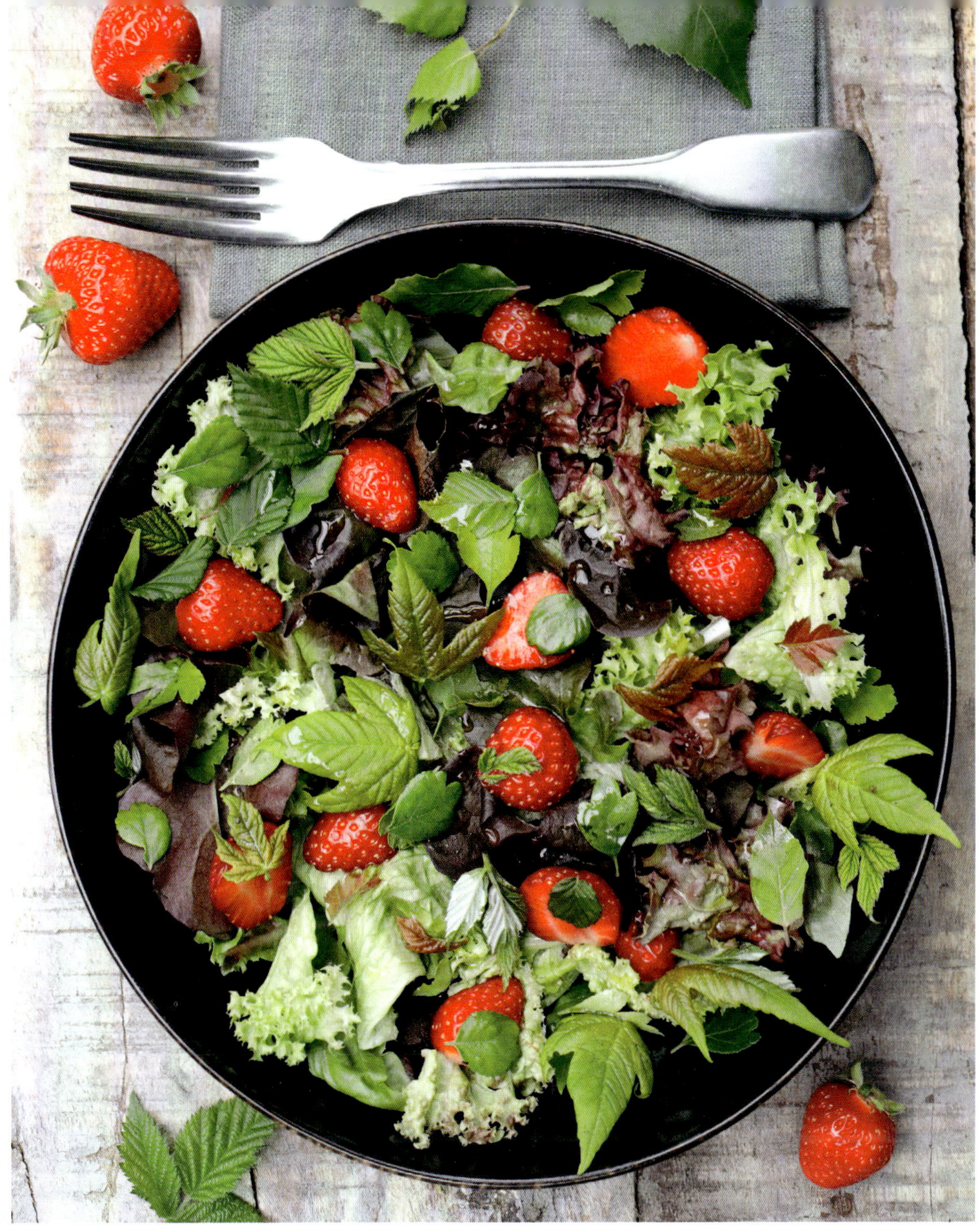

Maigrüner Baumsalat aus jungen Blättern

MAIGRÜNER BAUMSALAT

Mit zarten Blättern und herben Aromen bringen Blattspitzen Abwechslung auf den Teller. Die beste Sammelzeit ist von April bis Mai, danach sind die Blätter zu hart und enthalten zu viele Gerbstoffe.

ZUTATEN ALS BEILAGE FÜR 4 PERSONEN: 1 Salatkopf, 1 Handvoll frische sehr junge, zarte Blattspitzen von Ahorn, Birke, Buche, Linde, Brombeeren, Himbeeren oder Weißdorn, 100 g Erdbeeren,

ZUBEREITUNG Salat putzen, Baumblätter zerzupfen, Erdbeeren vierteln. Alles mischen und mit einem Dressing nach Wahl anrichten.

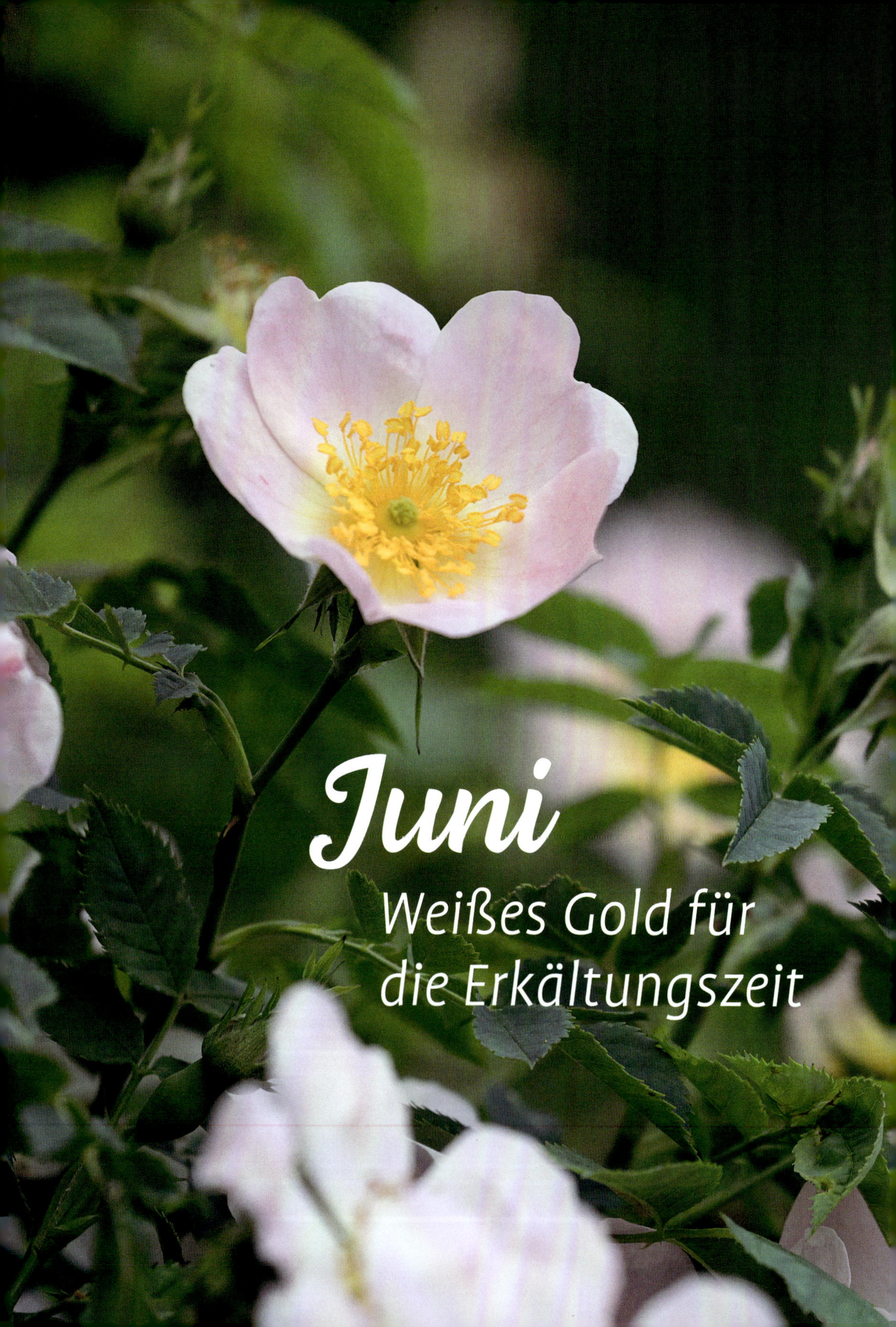
Juni
Weißes Gold für
die Erkältungszeit

„Die Bienen (…) sind die eigentliche Seele des Sommers. Sie lehren uns die zarteste Stimme der Natur verstehen, und wer sie einmal kennen und lieben gelernt hat, für den ist ein Sommer ohne Bienensummen so unglücklich und unvollkommen wie ohne Blumen und ohne Vögel."

Maurice Maeterlinck

Blüten und Bienenprodukte gegen Fieber und Halsschmerzen

Mit der Holunderblüte beginnt nach dem phänologischen Kalender der Frühsommer. Deshalb führt uns unser Spaziergang durch den Monat Juni zunächst zum Holunderbusch, der uns seine Blüten als Erkältungsmedizin schenkt und in dem der Sage nach die Fruchtbarkeitsgöttin Holla wohnt. Sie lebt weiter im Märchen von Frau Holle. Übersetzt in die Sprache der Psychologie geht es im Märchen um das Handeln zur rechten Zeit im Einklang mit der eigenen Entwicklung. Goldmarie bringt es Segen. Pechmarie wird hingegen von ihrer Mutter zu Aufgaben gedrängt, für die sie noch nicht reif ist. Aus dem Handeln zur Unzeit erwächst Schaden. Wir nehmen den Gedanken auf und erfahren, warum der richtige Zeitpunkt für einen Bienenschwarm eine Frage von Leben und Tod ist.

Apropos Unzeit. Scheinbar zur falschen Zeit beschäftigen wir uns im Juni mit Erkältungen, Fieber und Schmerzen, aber es gibt Sommerblüten, die wir jetzt sammeln müssen, damit sie uns im Winter helfen: Holunder-, Linden- und Mädesüßblüten sind für mich das „weiße Gold des Sommers".

Die Ernte von Blüten, Kräutern und Honig erinnert mich in jedem Jahr daran, dass es ein Segen ist, wenn sich Sonne und Regen zur rechten Zeit abwechseln. Wetterbedingt fällt manche Ernte aus. Zum Sammelglück gehört auch, das rechte Maß zu wahren. Aus einer getrockneten Dolde wachsen keine Früchte. Was im Juni als Blüte geerntet wird, fehlt im Herbst den Vögeln. Wenige Dolden, die bewusst und mit Dankbarkeit für die Gaben der Natur gesammelt wurden, können mehr Glück schenken als tütenweise gehortete Vorräte.

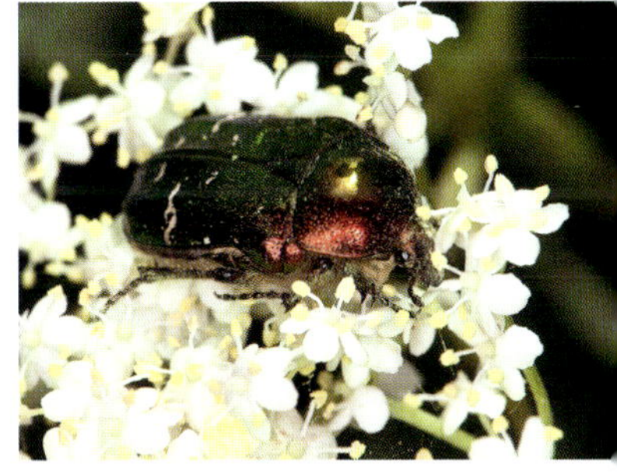

Für nektarsammelnde Insekten sind Holunderblüten nicht attraktiv, aber goldglänzende Rosenkäfer baden regelrecht in ihrem Pollen.

ERKÄLTUNGEN LINDERN

Erkältungen, auch die typische Sommergrippe, werden durch verschiedene Virenstämme verursacht. Antioxidativ wirkende

Mit den Blüten des Schwarzen Holunders beginnt im phänologischen Kalender der Frühsommer. Mit den Blüten der Sommerlinde beginnt der Hochsommer.

phenolische Verbindungen in Honig und Propolis und auch in Pflanzen, wie beispielsweise Cistrosen (Seite 15), haben antivirale Eigenschaften. Mit den Mitteln der Naturheilkunde kann man Beschwerden deutlich lindern.

Studien belegen, was unsere Großmütter schon wussten: Honig lindert Halsschmerzen. Es reicht, hin und wieder einen Teelöffel Honig langsam im Mund zergehen zu lassen. Das Trinken eines Kräutertees mit Honig ist ein weiteres bewährtes Hausmittel bei Halsschmerzen. Empfohlen werden Teezubereitungen aus entzündungshemmenden und heilungsfördernden Blüten wie Holunder-, Kamillen- und Ringelblumenblüten oder aus Salbeiblättern. Da in Studien festgestellt wurde, dass auch Gurgeln mit Honigwasser Halsschmerzen lindert, liegt es nahe, Salbeitee (Seite 67) mit Honig zum Gurgeln zu verwenden. Verschiedene Forschungen zeigen, dass Honig zu einer schnelleren Erholung von Anzeichen und Symptomen einer Halsentzündung führt.

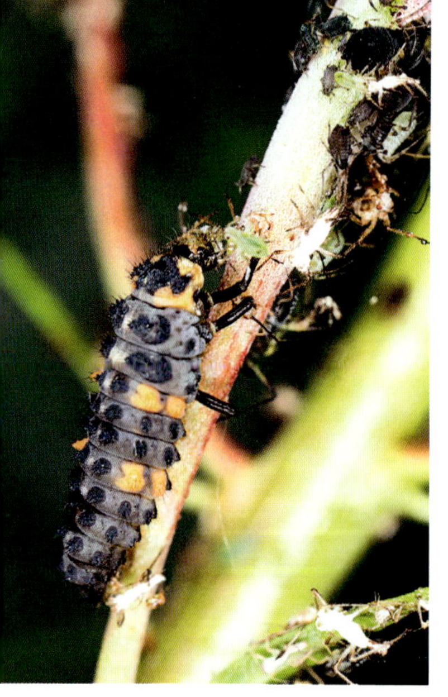

Die Nachkommen eines einzigen Marienkäfers vertilgen in einer Saison bis zu 100 000 Blattläuse.

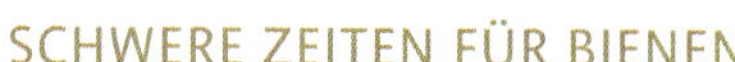

SCHWERE ZEITEN FÜR BIENEN

Anfang Juni gibt es eine Trachtlücke von ungefähr zehn Tagen. Honig- und Wildbienen suchen nach Nahrung und stürzen sich auf alles, was süßlich glänzt. Manchmal hat das tödliche Folgen. Denn jetzt sitzen die ersten Blattläuse an Rosenknospen. Schnell werden Insektizide gesprüht, ohne zu bedenken, dass auch Honigbienen, Wildbienen und Marienkäfer die Flüssigkeit aufnehmen und sterben. Das preisgünstigste und für die Umwelt schonendste Rezept gegen Läuse an Rosen heißt Abwarten. Denn kurz nach den Blattläusen tauchen die ersten Marienkäferlarven auf und vertilgen in kürzester Zeit die saugenden Tiere, sodass sich die Rosenblüten unbeschadet öffnen.

RISIKO FÜR DEN BIENENSCHWARM

Jeder Pilot holt vor dem Start zur Sicherheit eine Wettervorhersage ein, Honigbienen können dagegen nur sehr begrenzt Wetterveränderungen wahrnehmen. Wenn sich vor einem Gewitter die elektrische Spannung der Luft ändert, fliegen sie schnell zum Stock zurück. Aber am frühen Morgen können sie keine Vorhersage für den Nachmittag machen. Ein Schwarm startet, wenn der

Vormittag trocken, sonnig und warm ist. Nachdem er den Bienenstock verlassen hat, schwirren die Bienen als Wolke in der Luft und sammeln sich zur Orientierung an einem Baum in der Nähe.

Sie wissen nicht, wie das Wetter sich entwickeln wird, und eine Unterkunft haben sie auch nicht gebucht. Späherinnen suchen eine geeignete Höhle. Der Proviant im Honigmagen reicht zwar für drei Tage, aber zum Schutz vor Regen und Kälte muss der Schwarm so schnell wie möglich ein Dach über dem Kopf finden. Wenn das nicht gelingt oder wenn in den darauffolgenden Tagen das Wetter zu nass oder zu kalt ist, um ausreichend Nektar zu sammeln, dann verenden die Bienen. Nur jeder vierte Schwarm überlebt das erste Jahr.

Kein Bienenvolk sollte verhungern oder erfrieren. Eine bienengemäße Betriebsweise orientiert sich an der Entwicklung eines Volkes, bildet aus Völkern, die schwärmen wollen, Ableger und füttert ein junges Volk.

WEISSGOLDENE SCHÄTZE DER HONIGBIENEN

Linden bilden in meiner Region die letzte große Trachtquelle des Sommers. An die Blüte der Sommerlinde (*Tilia platyphyllos*) schließen sich nahtlos Winterlinde (*T. cordata*) und Silberlinde (*T. tomentosa*) an und sechs Wochen lang berauschen sich Bienen und andere blütenbesuchende Insekten in einem süß duftenden Blütenhimmel.

LINDENBLÜTENHONIG UND LINDENHONIG

In Parkanlagen und Städten mit vielen Linden sammeln die Bienen so viel Nektar, dass sie in den Waben überwiegend Lindenhonig einlagern. Farbe, Duft und Geschmack geben erste Hinweise auf die Sorte, aber nur eine Honiganalyse gibt Gewissheit.

Lindenblütenhonig kristallisiert spät und bildet eher große Kristalle. Da Konsumenten große Kristalle ablehnen, wird der Honig vor dem Abfüllen gerührt. So entsteht eine feine Kristallstruktur und der Honig wird cremig. Flüssiger Lindenblütenhonig ist bernsteinfarben und kann gelbgrüne Reflexe im Gegenlicht zeigen. Cremiger Lindenblütenhonig ist elfenbein- bis sandfarben.

Der Duft ist frisch, manche sagen etwas nach Pfefferminze, auch medizinisch, balsamisch und harzig. Der Geschmack erinnert an Walnüsse, Heilkräuter und Salbei und ist im Abgang zitrusartig und bitter. Wenn die Bienen neben dem Nektar der *Blüten* auch *Honigtau* (Seite 75) sammeln, ist die Farbe dunkelbernsteinfarben, und in Duft und Geschmack zeigen sich warme, malzige Noten. Der Honig trägt dann die Bezeichnung *Lindenhonig*.

Wer hat mehr Antioxidantien?

Eine polnische Studie hat festgestellt, dass dunkle Honige und multiflorale Honige stärkere antioxidative Eigenschaften haben als helle Honigsorten. Für einen multifloralen Honig sammeln Bienen Nektar aus den Blüten vieler verschiedener Pflanzen. Die Sommerhonige der Alpenregion enthalten in der Regel sowohl Nektar von vielen Blütenpflanzen als auch Waldtrachthonig. Sie sind deutlich dunkler und aromatischer als helle Frühtrachthonige. Die höchsten antioxidativen Aktivitäten zeigten Wald- und Honigtauhonige gefolgt von Vielblütenhonigen. Die geringste Aktivität zeigte Rapshonig.

Apitherapeuten empfehlen, bei Erkältungskrankheiten Lindenblütentee mit Lindenblütenhonig zu trinken oder Lindenblütenhonig pur einzunehmen, weil der Honig Wirkstoffe aus dem Nektar der Blüten enthält.

ENTDECKELUNGSWACHS

In Kontakt mit der Umgebungsluft zieht Honig Wasser an und kann spontan gären. Deshalb verdeckeln Bienen ihre Honigtöpfe, das heißt, sie verschließen die Zellen mit einem Wachsdeckel. Bei der Honigernte hebt der Imker das Deckelwachs mit einer Gabel von den Zellen.
Entdeckelungswachs besteht oft aus weißem sogenanntem Jungfernwachs, das kaum Pollen oder Propolis enthält und weitgehend frei von Rückständen aus der Umwelt ist. An den Wachsdeckeln klebt Honig, der kleine Mengen Pollen enthält. Das frisch geerntete Entdeckelungswachs kann man wie Kaugummi kauen. Kleine Anteile Wachs kann man herunterschlucken, größere sammeln und zu Teelichtern einschmelzen.

Das Kauen von Entdeckelungswachs oder Bienenwaben soll das Zahnfleisch stärken, die Speichelsekretion erhöhen und die Mundhöhle reinigen sowie Entzündungen im Mund- und Rachenraum vorbeugen und lindern. Schon in der Antike empfahl der griechische Arzt Hippokrates das Kauen von Bienenwaben bei eitrigen Mandelentzündungen und Halsschmerzen.

Die Entzündungshemmung in Mund und Rachen wurde vielfach in der Volksheilkunde beschrieben. Es gibt Untersuchungen, die in die gleiche Richtung weisen, indem sie antimikrobielle und wundheilende Eigenschaften von Bienenwachs feststellen. Demnach soll Bienenwachs in Kombination mit Honig und Olivenöl sogar bei einer Entzündung der Mundschleimhaut nach Chemotherapien lindernd wirken und die Heilung beschleunigen.

Frisches Entdeckelungswachs

Sie erhalten es in der Regel nur in einer Imkerei vor Ort. Im Handel gibt es ganze Wabenstücke in Honig. In vielen Ländern der Welt ist Wabenhonig hoch geschätzt und der Honig wird mit dem Wachs gekaut. Achten Sie beim Kauf darauf, dass das Wachs der Waben fast weiß ist. Das ist ein Zeichen dafür, dass es von den Bienen frisch ausgeschwitzt wurde. Wegen möglicher Rückstände ist Bio-Qualität zu bevorzugen.

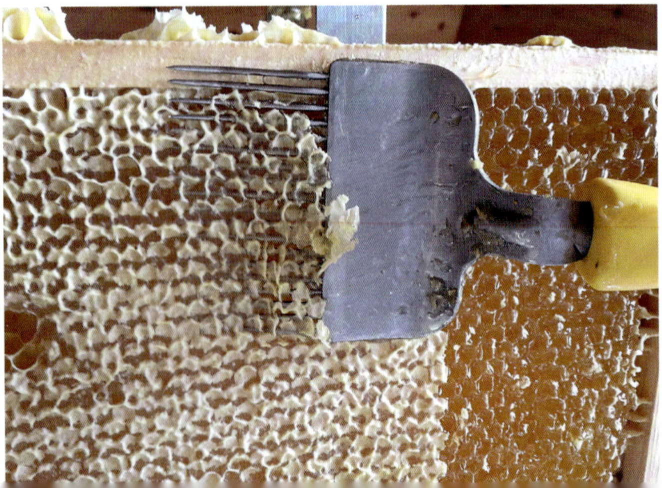

Eine volle Honigwabe wird entdeckelt.

VOLLMUNDIGE HONIGE DER SOMMERTRACHT

Besonders kräftig, intensiv und aromareich sind Sommerhonige aus der Alpenregion, wo das Trachtangebot im Sommer im Unterschied zu Regionen mit intensivem Ackerbau noch reichhaltig ist. Hier sammeln die Bienen Nektar in den Blüten von Bergahorn, Eberesche, Robinie, Linde, Weißklee und weiteren Kleearten, Waldhimbeeren, Brombeeren, Waldgeißbart, Faulbaum, Kälberkropf, Bärenklau, Wiesenknöterich, Fingerkräutern und vielen anderen. Hinzu kommt Nektar von Gartenpflanzen wie Zwergmispel, Immergrün, Mariendistel, Engelwurz, Malven und von aromatischen Küchenkräutern.

An den Blättern, Zweigen oder Rinden einiger Bäume nähren sich im Sommer Blattläuse. Sie saugen Pflanzensaft, filtern Nährstoffe heraus und sondern Überschüssiges als klare Tröpfchen ab. Bienen und andere Insekten sammeln die süßen, mineralreichen Honigtautröpfchen. Oft kann man Ameisen beobachten, die an den Stämmen hochlaufen. Sie pflegen die Blattläuse sogar, um sie zu „melken". Bienen verarbeiten die süße Tracht zum begehrten, aromatisch-dunklen Honigtauhonig.

So reich wie die Trachtquellen sind die Aromen der Sommertracht. Sogar Völker, die nebeneinanderstehen, entwickeln eigene Vorlieben und fliegen die Trachtquellen der Umgebung unterschiedlich stark an. Obwohl es deutlich mehr Aufwand ist, ernte ich den Sommerhonig getrennt nach Bienenständen und werde dafür mit Vielfalt belohnt. Regionaler Honig könnte wie deutscher Wein nach Sorte, Lage und Jahr benannt werden.

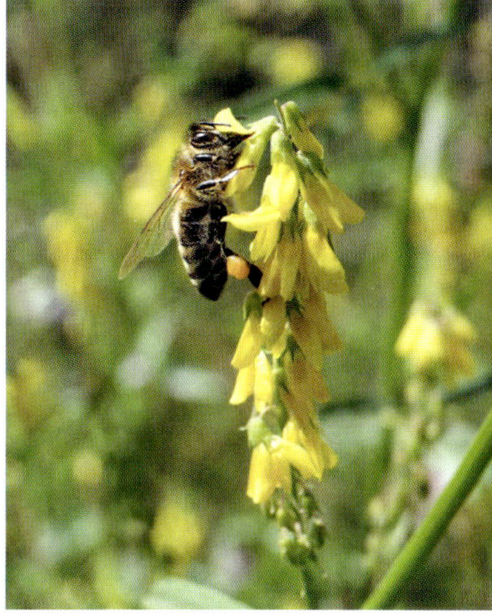

Honigbiene auf Echtem Steinklee. Regionale Blühmischungen bieten wertvollen Pollen.

WEISSGOLDENE BLÜTEN FÜR DIE ERKÄLTUNGSZEIT

Die weißen Blüten von Holunder, Linde und Mädesüß wärmen und lindern Beschwerden bei Erkältungskrankheiten, sie zählen außerdem zu den wichtigen Pflanzen bei Fieber und Schmerzen. Sie können einzeln oder auch zusammen als Tee getrunken werden.

SAMMELTIPP FÜR GENIESSER

Im Juni können Sie Blüten von Rosen, Holunder, Linden und Königskerzen, Blätter von Walderdbeeren und Waldhimbeeren, Johanniskraut, Frauenmantel, Melisse, Quendel sowie Schafgarbenblüten und -kraut sammeln.

Der beste Zeitpunkt zum Sammeln von Rosenblüten ist frühmorgens. Dann ist die Konzentration der ätherischen Öle am höchsten. Einige Blüten lege ich in flüssigen Honig ein und verfeinere mit diesem „Rosenhonig" Speisen und Getränke. Aus weiteren Blütenblättern bereite ich Auszüge in Bienenwachs (Seite 103) oder trockne sie für Teemischungen.

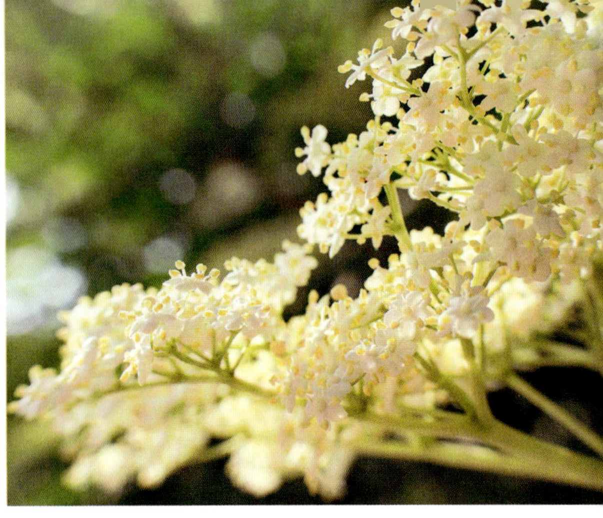

Holunderblüten

Als erste der drei Top-Erkältungspflanzen Holunder, Linde und Mädesüß blüht der Schwarze Holunder (*Sambucus nigra*). Goldgrün glänzende Käfer und andere Insekten sammeln Pollen in den großen, cremeweißen Dolden. Bienen besuchen die Blüten selten, weil sie keinen Nektar spenden. Die weißen Dolden werden geerntet, wenn die Blüten geöffnet sind.
Die Erfahrungsmedizin empfiehlt Holunderblütentee als schweißtreibendes und fiebersenkendes Mittel, das auch festsitzenden Schleim in der Nase löst. Gleich zu Beginn einer Erkältung sollen bis zu fünf Tassen Tee über den Tag verteilt getrunken werden.

Lindenblüten

Ab Mitte Juni hüllen die Blüten der Sommerlinde (*Tilia platyphyllos*) ganze Straßenzüge in ihren süßen Duft. Nahtlos schließt sich die Winterlinde *(T. cordata)* an. In Trugdolden hängen die weißgelben Lindenblüten unter einem hellgrünen Tragblatt, das zusammen mit den Blüten geerntet wird.

Tee aus Lindenblüten wird in der Erfahrungsmedizin sowohl als schweißtreibendes Mittel bei Fieber und Erkältungen als auch zum Einschlafen für Kinder und ältere Menschen empfohlen. Er kommt bei Erkältungskrankheiten, trockenem Reizhusten und leichtem Stress zum Einsatz.

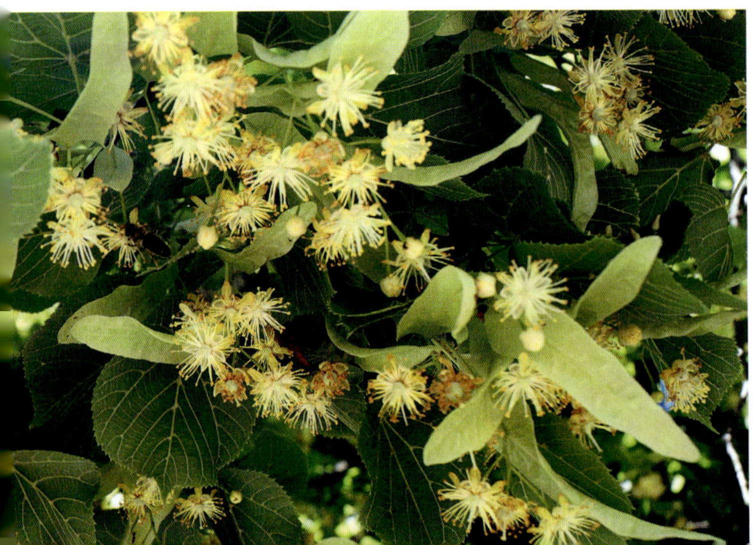

Eine blühende Linde ist ein Paradies für Insekten – hier für eine Schwebfliege. Die Lindenblüten spenden Nektar und Pollen im Überfluss.

Mädesüßblüten

Auf das Mädesüß müssen wir noch etwas warten, aber weil es so gut zu Holunder- und Lindenblüten passt, soll es hier schon beschrieben werden. Ab Ende Juli schweben die Blüten des Mädesüß (*Filipendula ulmaria*) wie Wattebäusche an langen Stängeln über feuchten Wiesen. Unzählige kleine Blüten verströmen ein zartes Bittermandelaroma. Das Kraut und die Blüten enthalten den schmerzstillenden Wirkstoff Salicylsäure, der auch in der Weidenrinde vorkommt. Ein Abkömmling der Salicylsäure, die Acetylsalicylsäure, ist bei einem bekannten Präparat aus der Apotheke als Schmerzstiller bekannt.

Mädesüßblüten und auch das -kraut enthalten ein Wirkstoffgemisch, das den Magen schützt, sollten aber bei Überempfindlichkeit gegen Salicylat nicht eingenommen werden. Mädesüßblüten und -kraut werden bei leichten Erkältungskrankheiten und unterstützend bei Gelenkserkrankungen eingesetzt. Die Erfahrungsmedizin setzt Tee aus Mädesüßblüten und -kraut bei Fieber, Kopfschmerzen und Erkältungskrankheiten ein, oft gemeinsam mit Holunder und Linde. Zu den traditionellen Anwendungsgebieten gehören auch rheumatische Beschwerden der Gelenke und der Muskulatur.

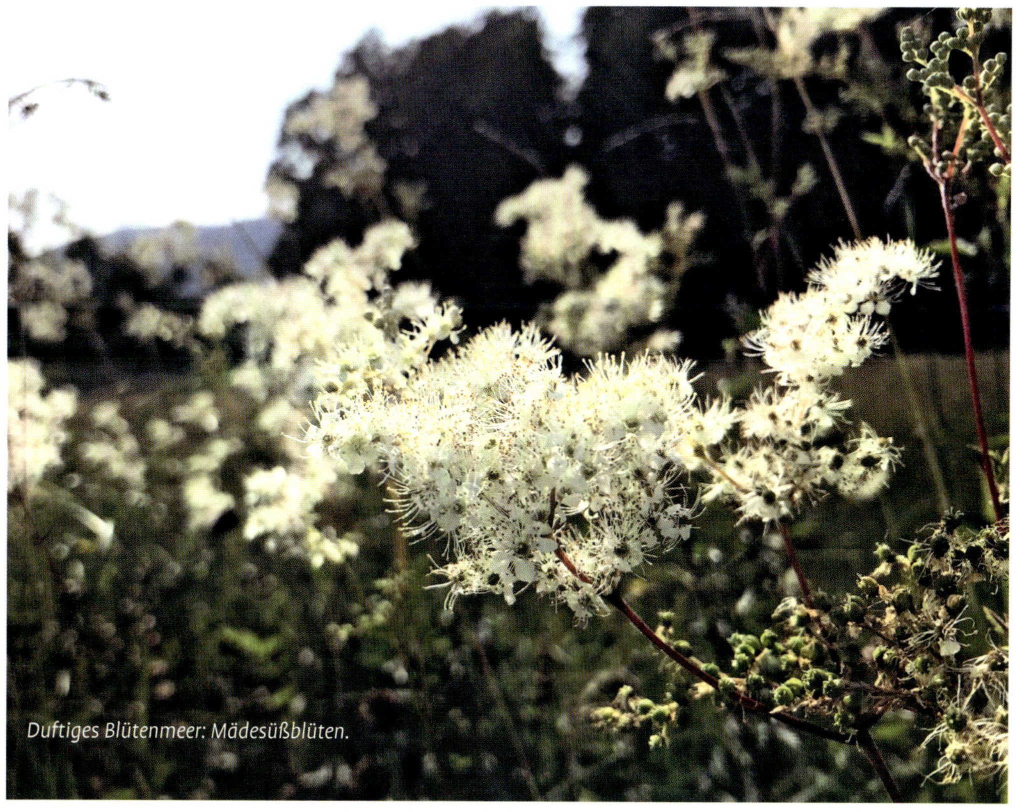

Duftiges Blütenmeer: Mädesüßblüten.

Rezepte und Tipps im Juni

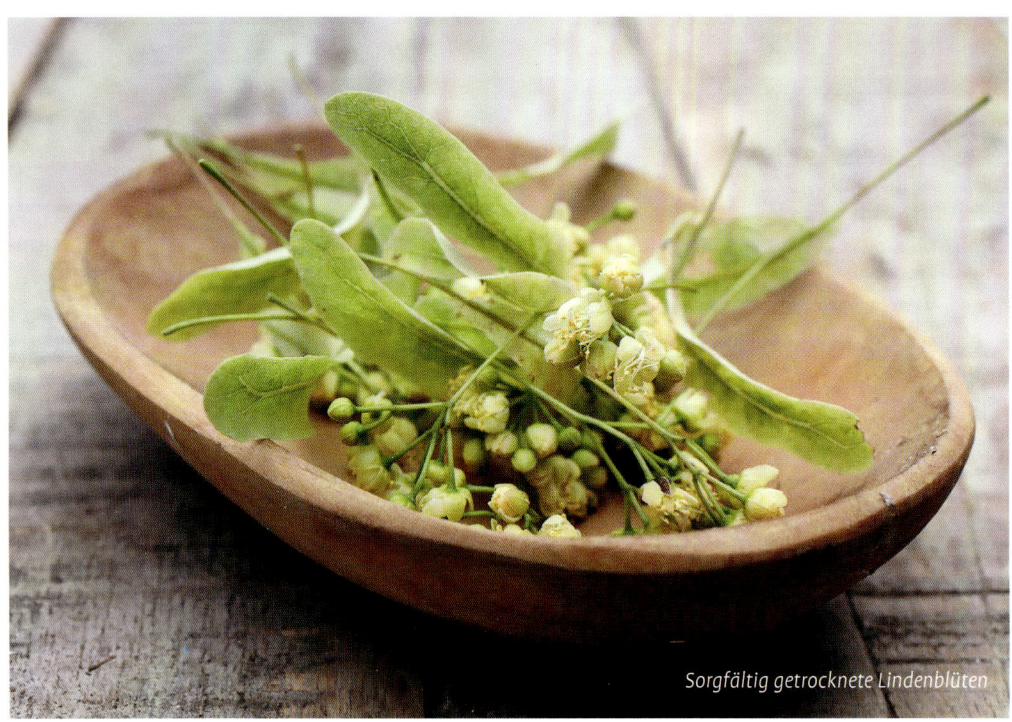

Sorgfältig getrocknete Lindenblüten

TEE MIT HOLUNDER-, LINDEN- ODER MÄDESÜSSBLÜTEN

Diese Blüten können sie einzeln zubereiten oder in beliebigen Anteilen mischen und daraus Tee zubereiten.

ZUBEREITUNG FÜR 1 TASSE: 1 TL fein zerkleinerte, getrocknete Blüten von Holunder, Linde oder Mädesüß mit 1 Tasse heißem Wasser übergießen, abdecken und 7 Minuten ziehen lassen. Mehrmals täglich 1 Tasse heiß trinken. Aber nicht zu viel: Die Empfehlungen lauten nicht mehr als 15 g Holunderblüten, 4 g Lindenblüten oder 3,5 g Lindenblüten (bzw. 5 g Kraut) täglich als Tee zubereitet einzunehmen.

Bei Erkältungen mit Schmerzen

Hier trinke ich gerne Hagebuttentee mit Hagebuttenkernen (Seite 112) und gieße den Hagebuttentee nach dem Köcheln über 1 TL Mädesüßblüten. Nach 7 Minuten gieße ich den Tee durch einen Filter und süße ihn leicht mit Honig.

PANNA COTTA MIT MÄDESÜSS

Die Blüten verleihen dem zart schmelzenden Dessert ein feines Bittermandelaroma.

ZUTATEN FÜR 4 PERSONEN: 4 Blütenstiele Mädesüß, 80 g Blütenhonig, 200 ml Milch, 8 g Gelatineblätter, 400 ml Sahne, 50 g Zartbitterschokolade

ZUBEREITUNG Mädesüßblüten von den Stielen rebeln, mit Honig und Milch aufkochen und sirupartig eindicken. Gelatineblätter in 3 EL kalter Milch einweichen. Die Mädesüß-Honig-Milch durch ein feines Sieb gießen, um die Blüten zu entfernen. Sahne zur Milch geben und erhitzen, bis sie fast kocht. Gelatine auspressen, zur Sahne geben und rühren, bis sie schmilzt. Panna Cotta in Förmchen füllen, abdecken und abkühlen lassen. Für mindestens 3 Stunden in den Kühlschrank stellen. Auf Teller stürzen und mit geriebener Schokolade anrichten.

KRÄUTERHONIG: LINDENBLÜTEN IN HONIG

Ein Auszug von Lindenblüten in Honig nimmt Aromen und Wirkstoffe der Lindenblüten auf und kann teelöffelweise pur genossen oder in Tee gelöst werden.

ZUBEREITUNG Im Juni 2 Handvoll frische Lindenblüten mit 125 ml Honig übergießen, kühl und dunkel lagern und anfangs täglich drehen. Im August mit anderen Kräuterhonigen mischen (Seite 100) oder pur genießen.

HOLUNDERBLÜTEN- ODER LINDENBLÜTENÖL

Blütenauszüge in Kokos- und Jojobaöl sind bei guter Lagerung ein Jahr haltbar.

Nach dem Rezept für Schlehenblüten-Hautöl (Seite 57) können Sie auch Blüten von Holunder oder Linde in Öl ansetzen und in Salben verarbeiten. So konservieren Sie feine Sommerdüfte für die Hautpflege.

KRÄUTERHONIG: KÖNIGSKERZENBLÜTEN IN HONIG

Die frischen Blüten der Königskerze werden traditionell zu Sirup verarbeitet oder getrocknet bei trockenem Husten und Halsschmerzen als Tee zubereitet.

ZUBEREITUNG 1 Handvoll frische Königskerzenblüten mit 60 g Honig übergießen. Dunkel und kühl aufstellen, anfangs täglich drehen. Die Blüten enthalten viel Feuchtigkeit, deshalb wird der Honig im Kühlschrank gelagert. Im August mit anderen Kräuterhonigen mischen (Seite 100) oder pur genießen.

! FEINE HÄRCHEN

Die Blüten der Königskerze sind von feinen Wollhärchen überzogen, die im Hals kratzen können. Im Honig stören sie nicht allzusehr, aber wer empfindlich ist, kann den flüssigen Honig durch einen Honigfilter (im Fachhandel erhältlich) geben. Tee sollte auf alle Fälle durch einen feinen Filter abgeseiht werden.

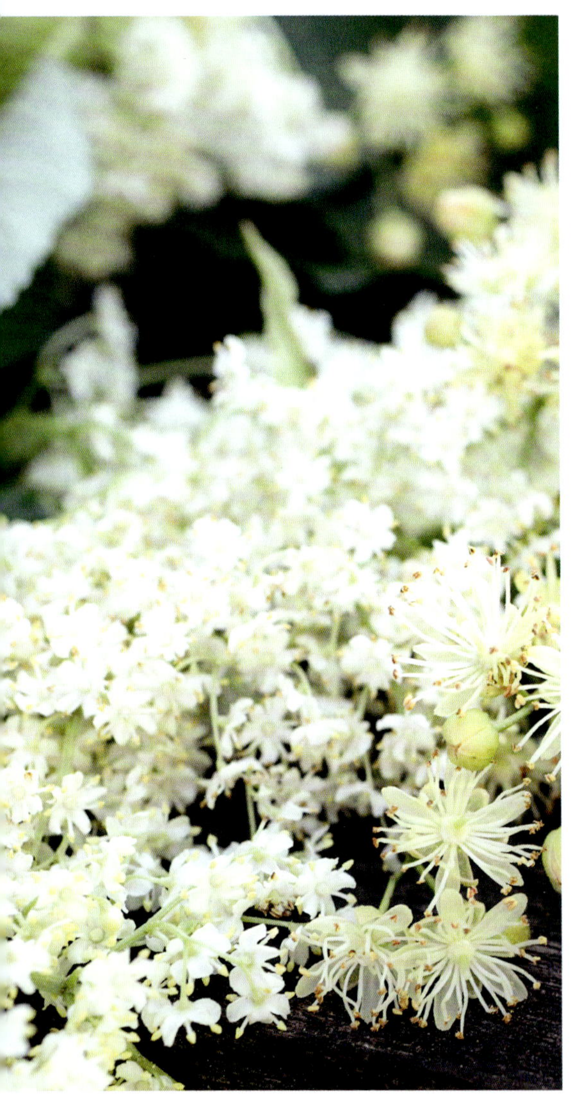

Das Gesichtswasser wird mit den duftenden Blüten von Holunder oder Linde hergestellt.

KRÄUTERHONIG: GEMISCHTE KRÄUTER IN HONIG

Dieser Kräuterauszug in Honig vereinigt die Aromen und Wirkstoffe verschiedener Kräuter mit ätherischen Ölen mit denen von Holunderblüten. Statt eines Kräuterbonbons können Sie den Honig teelöffelweise genießen oder auch in Tee lösen.

ZUBEREITUNG 4 frische junge Salbeiblätter, 6 Zweige frischer Quendel, 1 Zweigspitze frischer Rosmarin, 2 Zweigspitzen frische Melisse mit je 6 Blättern sowie frische Holunderblüten von einer Dolde (nur weiße Blüten, ersatzweise auch getrocknete Blüten) mit 125 ml Honig übergießen, kühl und dunkel aufstellen und anfangs täglich drehen. Im August mit anderen Kräuterhonigen mischen (Seite 100) oder pur genießen.

GESICHTSWASSER MIT BLÜTEN UND HONIG

Aus den frischen Blüten von Rosen, Holunder oder Linde können Sie schnell ein erfrischendes Gesichtswasser zubereiten.

ZUTATEN 1 Holunderblütendolde (alternativ 1 Handvoll Lindenblüten), 1 Damaszener-Rosenblüte, 1 TL Honig, 1 EL Apfelessig

ZUBEREITUNG Alles in 250 ml Wasser kalt ansetzen, 12 Stunden stehen lassen und filtern. Das Gesichtswasser ist im Kühlschrank 3 Tage haltbar.

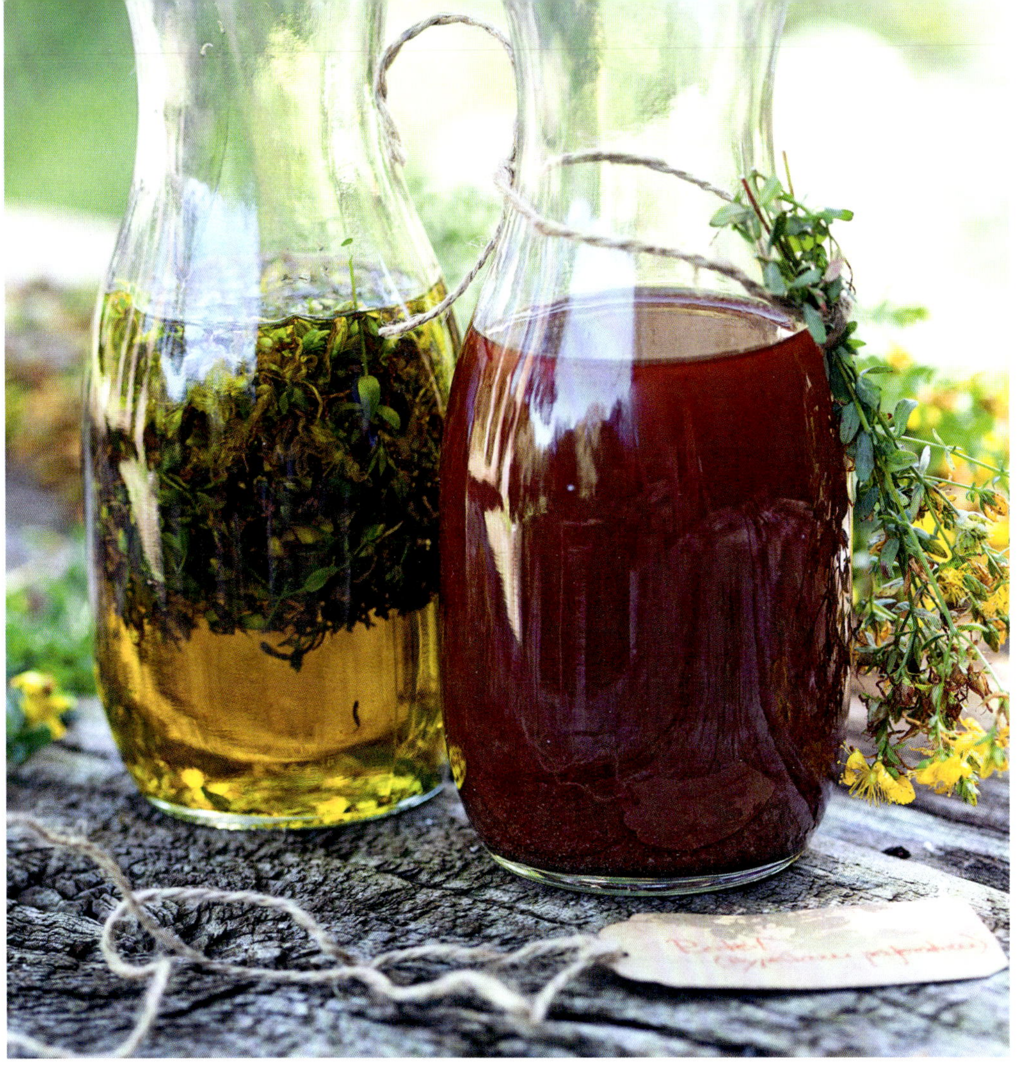

Johanniskrautöl mit seiner typischen Rotfärbung, die beim Ausziehen entsteht.

JOHANNISKRAUTÖL

Der in den Pflanzenteilen enthaltene Inhaltsstoff Hypericin färbt das Öl rot.

Ein Ölauszug aus Johanniskraut ist die Grundlage vieler Wund- und Heilsalben. Das Öl wird zur Behandlung und Nachbehandlung von scharfen und stumpfen Verletzungen, Muskelschmerzen und Verbrennungen ersten Grades empfohlen.

Um die Zeit der Sommersonnenwende am 21. Juni werden die oberen 15 cm des Krauts mit Knospen, geöffneten Blüten und grünen Samenkapseln gesammelt. Darin ist der höchste Anteil an entzündungshemmendem Hyperforin enthalten.

ZUBEREITUNG 2 Handvoll frisches Kraut vom Johanniskraut klein schneiden, in ein Braunglas geben und mit 250 ml Olivenöl übergießen. Das Glas mit einem Tuch bedecken, damit Feuchtigkeit entweichen kann. Das Glas 6 Tage lang warm aufstellen. Dann filtern und in eine dunkle Ölflasche füllen. Eine Salbe mit Johanniskrautöl finden Sie auf Seite 103.

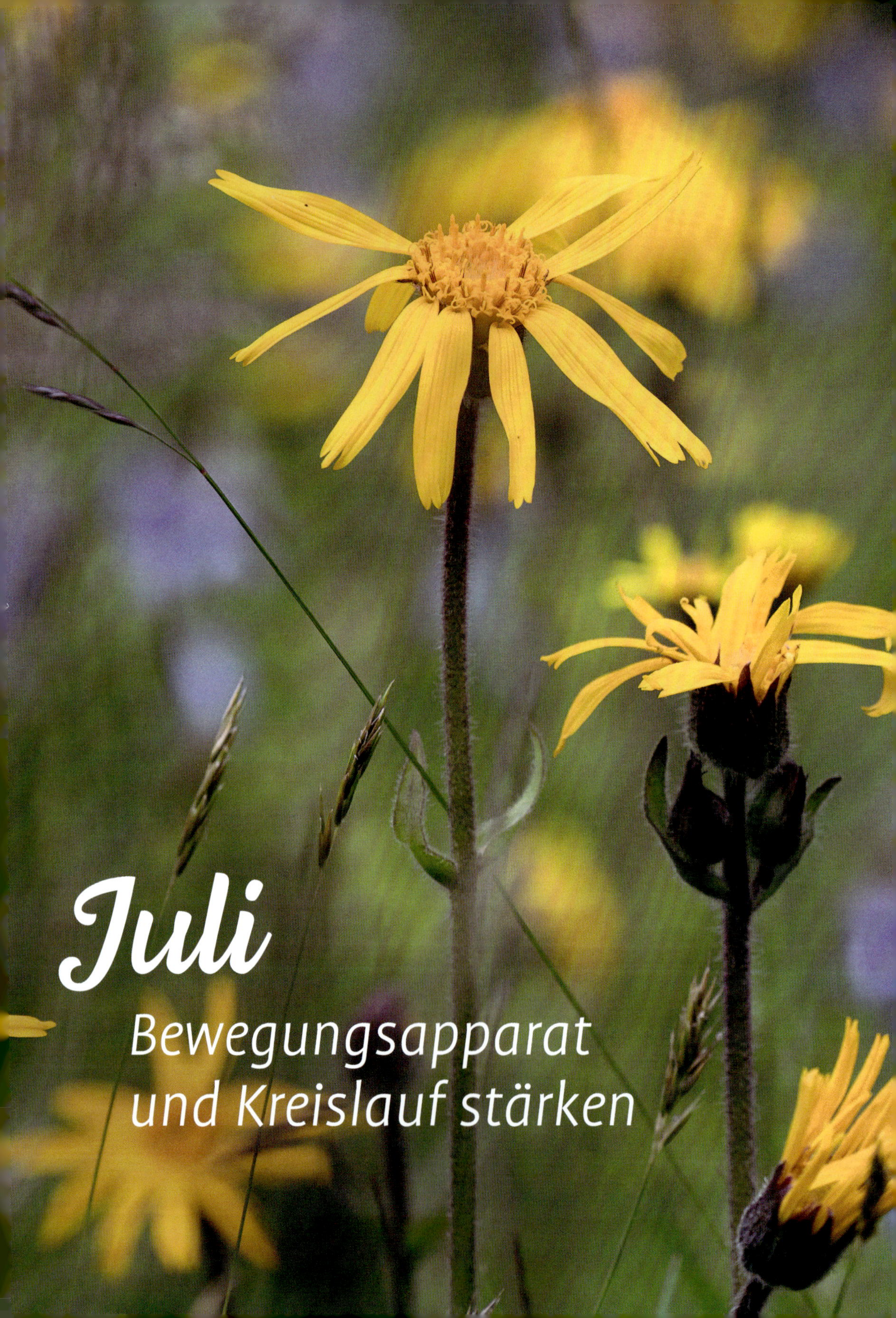
Juli
Bewegungsapparat
und Kreislauf stärken

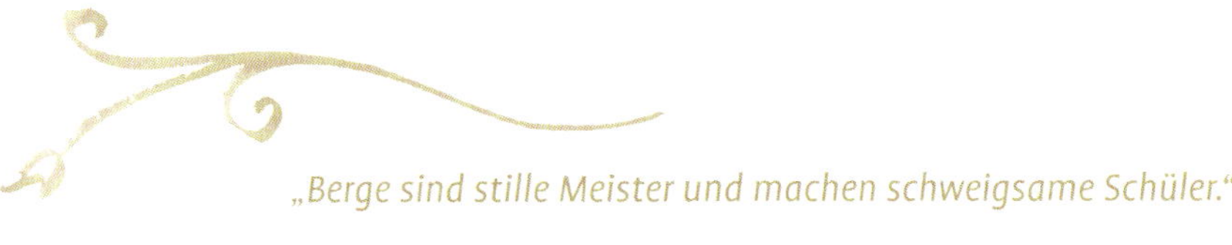

„Berge sind stille Meister und machen schweigsame Schüler."

Johann Wolfgang von Goethe

Sommer, Sonne, Wanderlust

Die Sonne hat zwar im Juni ihren höchsten Stand überschritten, doch erst im Juli wird es richtig heiß. Die Hitze setzt dem Kreislauf zu. Die Beine werden schnell müde und schwer, sei es beim Wandern oder Radfahren, am Schreibtisch oder bei stehenden Tätigkeiten.

Während wir durch den Juli wandern, erfahren Sie, wie der Kreislauf auch bei Hitze oder in der Höhe stabil bleibt, was müde Beine munter macht und was man bei leichteren Sportverletzungen, Insektenstichen und für gequälte Füße tun kann. Während ein Mückenstich in unseren Breiten in der Regel lästig, aber harmlos ist, verursacht ein Bienenstich heiße, schmerzende Schwellungen. Beim Besuch am Bienenstand erfahren wir, warum gerade im Juli und August der Stock gut verteidigt wird. Bienengift kann schwere Allergien auslösen, aber in Händen von Fachleuten kann es auch heilen. Dieses Kapitel gibt einen Einblick in das Thema Bienengift als Medizin.

Mit der Sommersonnenwende im Juni beginnt die schönste Blütezeit der Alpwiesen. Auch mich zieht es bei meinen Wanderungen hinauf zu meinen Lieblingsplätzen. Die stets verwuschelten Blüten der Arnika locken zahlreiche Schmetterlinge an, während der Gelbe Enzian majestätisch aufragt und seine Blütenkränze in kelchförmigen Blättern öffnet. Beide Pflanzen sind in Deutschland streng geschützt, nur Riechen und Fotografieren sind erlaubt. Ein Sommer ohne den Duft der Arnika ist für mich kein richtiger Sommer.

Der Mensch vergleicht den Höhepunkt des Jahres mit dem Sommer des Lebens. Viele Ziele sind erreicht. Nun gilt es, diese neu in den Blick zu nehmen. Ein Urlaub oder eine Auszeit zu Hause bieten die Gelegenheit, Abstand vom Alltag zu gewinnen und das Leben mit anderen Augen zu betrachten.

Beim Wandern können wir die Schönheiten am Wegesrand bewundern. Das Entdecken seltener Pflanzen oder Schmetterlinge schenkt unverhofft Glück und erfüllt das Herz mit Dankbarkeit. Im aufmerksamen Betrachten der Natur erschließen sich Zusammenhänge: Pflanzengemeinschaften und Zeigerpflanzen geben Hinweise auf Wasserläufe, die Qualität des Bodens und den Standort heilkräftiger Pflanzen.

Gelber Enzian ist sehr reich an Bitterstoffen, aber streng geschützt.

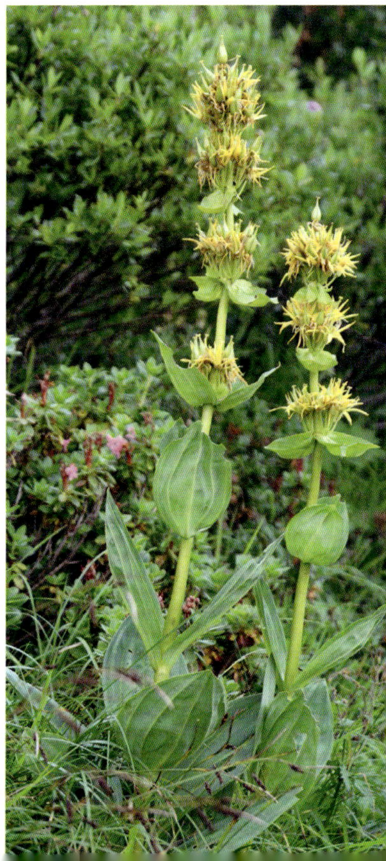

BIENENSTICHE ZUR VERTEIDIGUNG

An meinen Bienenständen endet die Sommertracht meistens nach der Blüte der Winterlinde, nur manchmal gibt es noch Waldtracht. Von Mitte Juli an nimmt das Nahrungsangebot in der Natur ab und die Reserven müssen für den Winter reichen. Bei jeder Trachtlücke und ganz besonders am Ende des Sommers sind die Wächterbienen in Alarmbereitschaft. Wenn kein Nektar nachkommt, verteidigen sie das Flugloch und die Vorräte unter Einsatz ihres Lebens. Nicht nur Wespen möchten sich im Hochsommer an den Honigtöpfen bedienen. Suchbienen aus der Nachbarschaft spüren schnell Schwächen bei Nachbarvölkern auf, dringen ein und rauben Vorräte.

Gegen Räuber verteidigen Honigbienen sich mit ihrem Stachel und ihrem Gift. In eine harte Insektenhülle bohrt der mit einem Widerhaken versehene Stachel ein Loch und gleitet wieder heraus. In der elastischen Haut von Säugetieren bleibt er hängen und wird samt Stachel und Giftblase aus der Biene gerissen, wenn diese wegfliegt. Die Verteidigerin stirbt, aber die Giftblase pumpt weiter Gift unter die Haut und verlängert auf diese Weise die Abwehr.

WAS TUN BEI EINEM BIENENSTICH?

Bienengift löst in der Haut verschiedene Reaktionen aus. Auf einen starken Schmerz folgen Entzündungsreaktionen und Juckreiz. Das Gewebe wird heiß und schwillt an, manchmal werden die Gliedmaßen oder das Gesicht sehr dick.

Als Erstes muss der Stachel so schnell wie möglich entfernt werden, damit kein weiteres Gift in den Körper gepumpt wird. Schieben Sie einen Fingernagel unter die Giftblase und schaben Sie den Stachel zur Seite weg. Nicht mit einer Pinzette zupacken, weil dadurch mehr Gift unter die Haut gedrückt wird. Bei einer

Mit Bienengift heilen

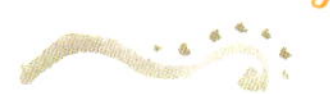

Wegen der Schmerzen und Entzündungen, die Bienengift verursacht, können sich viele Menschen in der westlichen Welt eine medizinische Behandlung mit Bienengift nicht vorstellen. In entzündetem Gewebe wirkt es jedoch gegen körpereigene Entzündungsstoffe. Deshalb kann es zur Behandlung entzündeter Gelenke und bei Erkrankungen des Bewegungsapparats eingesetzt werden. Da es aber starke allergische Reaktionen bis hin zum Schock verursachen kann, dürfen nur fachkundige Ärzte oder Heilpraktiker mit Bienengift behandeln. In Europa sind vor allem Salben mit Bienengift bekannt.

Für die Gewinnung des Gifts werden die Bienen zu einem Stich durch eine dünne Folie stimuliert. Dabei geben sie Gift ab, ohne den Stachel zu verlieren, das heißt, sie sterben nicht.

In Korea und China gibt es eine lange Tradition der Akupunktur mit Bienengift. Die Bienen werden zum Stich gezielt auf Akupunkturpunkte gesetzt oder das Gift wird mit sehr feinen Nadeln in die Punkte injiziert.

starken allergischen Reaktion mit Nesselsucht oder Absacken des Blutdrucks und Kreislaufproblemen muss der Notarzt gerufen werden.

Eis kühlt und wirkt abschwellend. Spitzwegerichtinktur nimmt den Schmerz und kühlt, hilft jedoch kaum gegen Schwellungen, die sich oft erst über Nacht entwickeln. Gegen die Eiweiße im Bienengift, die Entzündungen hervorrufen, soll auch Hitze helfen. Im Handel gibt es elektronische Stifte zum Aufsetzen auf Mückenstiche. Die Erfahrungen von Imkern und Imkerinnen mit diesen Stiften sind jedoch unterschiedlich. Die Wirkung ist wahrscheinlich höher, wenn die Hitze unmittelbar nach dem Stich die Eiweiße an der Stichstelle zerstört.

DUNKEL UND KRAFTVOLL: DER LETZTE HONIG DES JAHRES

Nun versüßen wir den Monat mit der letzten Honigernte des Jahres. Je nach Jahr und Lage gibt es bei mir im Allgäu im Juli noch Waldhonig. Dazu zählen Honige aus dem Honigtau von Fichten und Tannen. Dunkel und kraftvoll ist auch Kastanienhonig von den Blüten der Esskastanie. In Deutschland ist sie nur in wenigen Regionen heimisch, im Alpenraum bildet sie große Wälder auf der Südseite des Alpenkamms.

HONIG DER EDELKASTANIE

Die gerösteten Früchte der Edelkastanie (*Castanea sativa*), auch Esskastanie genannt, werden als Maronen auf Weihnachtsmärkten angeboten. Im Unterschied zur Rosskastanie, deren prächtige Blütenkerzen Ende Mai den Reigen der Frühtracht abschließen, erscheinen die hellgrünen, länglichen Kätzchen der Edelkastanie ab Juni. Die weiblichen Blüten sitzen unscheinbar an der Basis der männlichen Kätzchen. Zum Ende der Blütezeit vermehren sich Blattläuse und sondern Honigtau ab. Deshalb ist Kastanienhonig oft eine Mischung aus Blütenhonig und Honigtau der Edelkastanie.

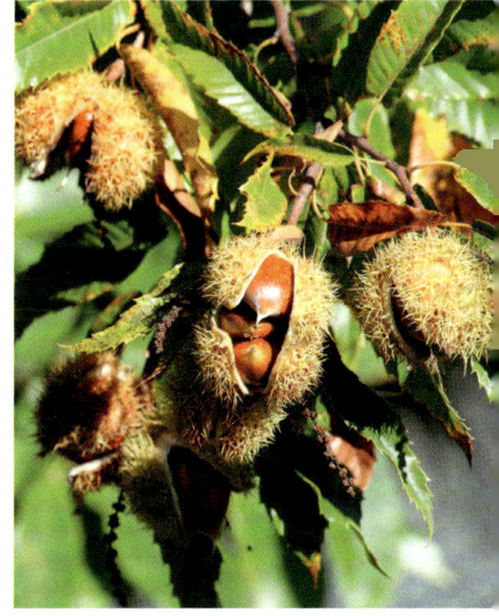

Stachelige Fruchthüllen der Edelkastanie. Sie wächst in Deutschland in wärmeren Regionen der Pfalz, des Rheintals und des Taunus.

Kastanienhonig hat einen hohen Anteil Fruchtzucker und bleibt lange flüssig. Im Gegenlicht leuchtet er rötlich kastanienbraun mit einem grünlichen Schimmer. Sein Duft lässt sich als aromatisch, scharf-fruchtig mit malziger Note beschreiben. Bei der Verkostung tritt die Süße hinter bitter-herben und würzigen Noten zurück.

Als Vorspeise passt Kastanienhonig zu kräftigen Käsesorten wie Pecorino, Parmesan oder Ziegenkäse. Dazu Käsewürfel mit Honig beträufeln und mit Baguette und Oliven servieren. Steriler Kastanienhonig wird zur Wundheilung eingesetzt. Bakterienhemmend wirkt hier die Kinurensäure.

WALDHONIG

Wenn große Kolonien von Blatt- und Rindenläusen an Nadelbäumen saugen, dann „honigt der Wald", wie es in der Fachsprache heißt. Honigbienen arbeiten sich regelrecht daran ab und sausen von früh bis spät zu den Trachtbäumen, um Honigtau zu sammeln. Städter kennen Honigtau als klebrige Tröpfchen, die von Ahorn- oder Lindenbäumen auf Autos tropfen. In den Baumkronen summt es hörbar. Dort ist der Tisch für Wild- und Honigbienen reich gedeckt.

Die Entwicklung der Läuse auf Nadelbäumen wird durch das Wetter des Vorjahres sowie die Abfolge von Wärme, Kälte und Regen im Frühjahr beeinflusst.

Für einen Allgäuer Sommerhonig sammeln die Bienen neben Honigtau aus dem Wald auch Nektar von Klee, Garten- und Wiesenblumen, Waldhimbeeren, Brombeeren, Faulbaum und anderen Wildsträuchern. Dieser Honig hat eine kräftige und zugleich fruchtige Note, ideal für die Gourmetküche.

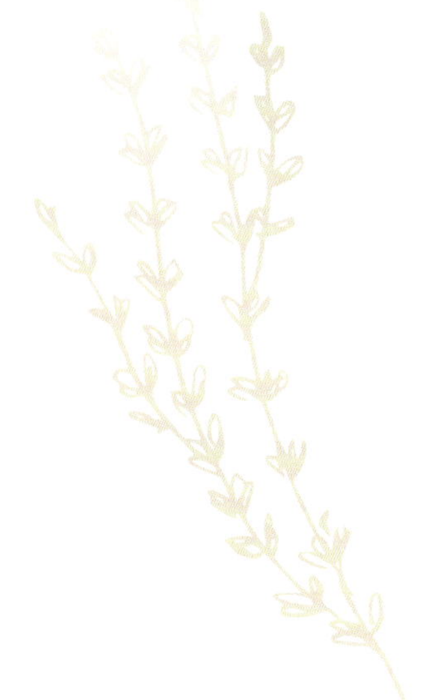

MUNTERMACHER FÜR MÜDE BEINE

Sommer, Sonnenschein und blauer Himmel laden im Juli zu sportlichen Aktivitäten ein, doch heiße Tage mit Temperaturen über 30 Grad Celsius und Tropennächte können den menschlichen Organismus stark belasten. Auch langes Sitzen oder Stehen während der Arbeit belasten den Kreislauf stärker als bei kühlen Temperaturen. Die Venen der Beine weiten sich, der Bluttransport zurück zum Herzen wird erschwert und die Beine fühlen sich müde und schwer an. Hier kann die Naturheilkunde mit einfachen und günstigen Mitteln Erleichterung verschaffen.

WASSER

Wasser ist ein Naturheilmittel der Spitzenklasse. Wenn in der Sommerhitze der Kreislauf schwächelt und die Beine schwer werden, laden Bäche zum Wassertreten ein. Zu Hause bringen kalte Wassergüsse und Rosmarin als Tee oder in Salben den Kreislauf in Schwung.

Wichtig ist, auf Wanderungen ausreichend zu trinken. Zusätzlich unterstützen Rosmarin und Bitterstoffe (Seite 50) den Kreislauf bei niedrigem Blutdruck. Einige Tropfen Enziantinktur in lauwarmem Tee oder ein Teelöffel Enzianpulver (beides aus dem Reformhaus oder der Apotheke) in Honig stärken bei Erschöpfung auf dem Weg zum Gipfel. Enzian als „Gipfel-Schnaps" zu trinken, ist allerdings keine gute Idee. Die Spirituose enthält nach dem Brennen keine Bitterstoffe mehr, vernebelt den Kopf und macht die Schritte unsicher.

Spitzwegerich

Spitzwegerich (*Plantago lanceolata*) wächst in Wiesen, auf Brachflächen und am Wegesrand. Aus flachen Rosetten wachsen lange, lanzenförmige Blätter. An deren Unterseite kann man deutlich drei bis sieben Blattrippen erkennen, aus denen man goldgrüne Fäden ziehen kann. Spitzwegerich gilt als beste Erste Hilfe bei Insektenstichen. Seine Inhaltsstoffe lindern Juckreiz, beugen Entzündungen vor und fördern die Wundheilung.

Zur Anwendung bei Insektenstichen und Kratzern rollt man drei bis fünf Blätter zu einer Kugel und quetscht sie, bis Saft austritt. Den Saft tupft man auf die Einstich- oder zerkratzte Stelle.

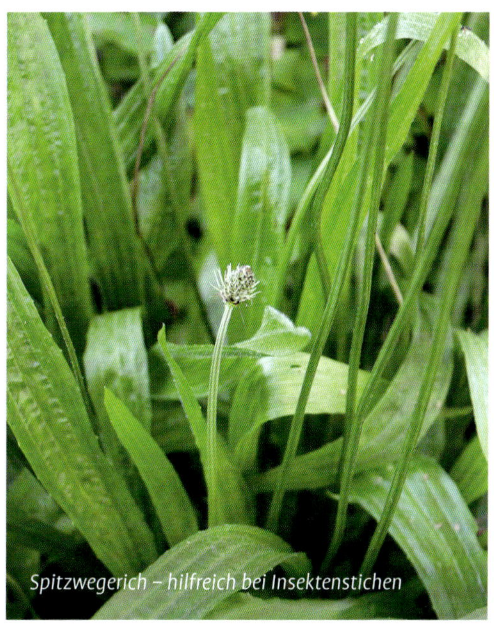

Spitzwegerich – hilfreich bei Insektenstichen

Breitwegerich

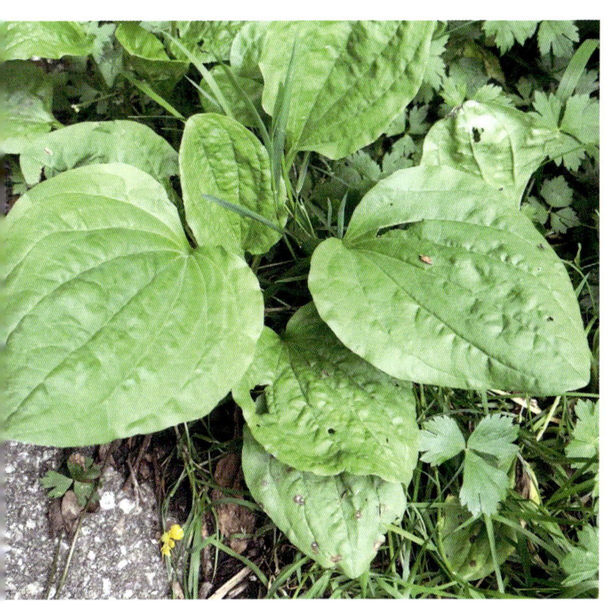

Der breite Bruder des Spitzwegerichs (*Plantago major*) wächst als natürliches Blasenpflaster auf und an allen Wegen in Europa. Wichtig ist, schon beim ersten Druckgefühl am Fuß ein Blatt aufzulegen und nicht zu warten, bis die Blase sich zeigt. Die Anwendung ist einfach: Ein Blatt in passender Größe suchen, mit der Oberfläche direkt auf die Haut auflegen und mit dem Strumpf befestigen. Die kühlende und lindernde Wirkung ist sofort zu spüren. Wenn beim Wandern oder Joggen Haut an Haut oder ungeeignete Kleidung auf der Haut reibt, kann man sich „einen Wolf laufen“. Meine Erfahrung ist, dass Breitwegerich auch an sehr diskreten Stellen hilft, wenn er früh genug aufgelegt wird.

Breitwegerich gegen Blasen an den Füßen

Rosskastanie

Salben und Präparate mit Extrakten der Rosskastanie (*Aesculus hippocastanum*) werden zur Stärkung der Venen und bei Schmerzen, Schweregefühl und Einlagerungen von Flüssigkeit im Gewebe empfohlen. Sie können auch an heißen Sommertagen Erleichterung bringen, wenn die Beine bei langem Sitzen oder Stehen schwer werden. Schwere oder geschwollene Beine können viele Ursachen haben, die fachärztlich abgeklärt werden müssen. Zur inneren Anwendung nur standardisierte Fertigarzneimittel nach ärztlicher Empfehlung oder fachkundigem Rat in Ihrer Apotheke verwenden, bitte keine Hausmittel mit Rosskastanie zubereiten.

Rosmarin

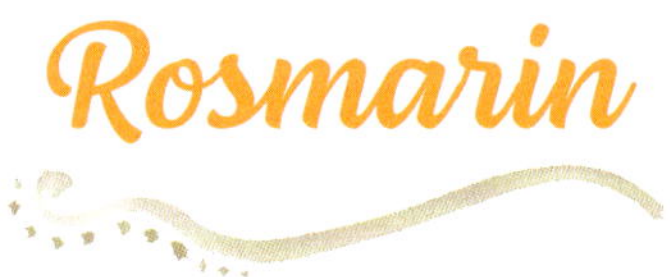

Ich kann an keinem Rosmarinstrauch vorübergehen, ohne ihn zu streicheln, um eine Handvoll Duft einzufangen. Als Gewürz zu schweren Gerichten wirkt Rosmarin (*Salvia rosmarinus*, früher *Rosmarinus officinalis*) verdauungsfördernd. Als Tee stärkt er den Kreislauf, wirkt ausgleichend bei niedrigem Blutdruck und fördert die Konzentration. Ideal also für Menschen, die morgens nicht so recht „in die Gänge kommen". Rosmarin unterstützt den Kreislauf auch dabei, sich vom Flachland auf höhere Lagen umzustellen; mehr dazu finden Sie in den Rezepten „Auf-zum-Gipfel-Tee"(Seite 91) und für ein „Erfrischendes Beinspray" mit Rosmarin, Arnika und Rosskastanie auf Seite 93.

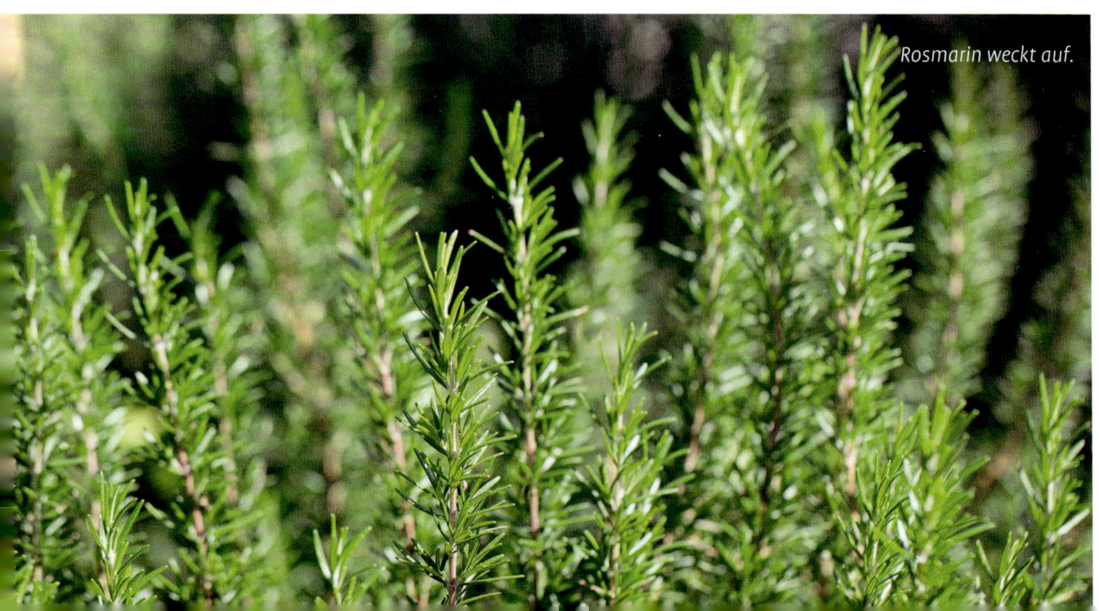

Rosmarin weckt auf.

Arnika

In freier Natur ist Arnika (*Arnica montana*) streng geschützt. Nachhaltig arbeitende Hersteller von Zubereitungen mit Arnika beziehen die Pflanze aus eigenen Anbaugebieten in Spanien oder Portugal. Diese Sorten enthalten weniger allergieauslösende Inhaltsstoffe als heimische. Bei stumpfen Verletzungen nach Sportunfällen, bei Hämatomen oder geschwollenen Knöcheln helfen Salben oder Umschläge mit verdünnter Arnikatinktur (aus der Apotheke) in einer Verdünnung von 1:10.

Arnika hilft auch bei müden Beinen. Wenn beim Aufstieg die Oberschenkel schon nach kurzer Zeit schwer werden, kann es sein, dass die lange Muskulatur nicht ausreichend mit Sauerstoff versorgt wird. Eine Einreibung mit Arnika in Franzbranntwein oder ein Spray aus dem Drogeriemarkt geben Schwung.

! NICHT ANWENDEN

Arnikatinktur nicht unverdünnt und nicht auf geschädigter oder gereizter Haut anwenden. Umschläge maximal 30 Minuten auf der Haut lassen. Keine Anwendung bei Kindern unter zehn Jahren!

Weitere Julipflanzen

Melisse (Seite 98), Salbei (Seite 65)und Thymian (Seite 16) werden vor der Blüte geerntet. Lavendel eignet sich für einen entspannenden Abendtee. Er entfaltet sein stärkstes Aroma, wenn sich die ersten Blüten öffnen; er wird 10 Zentimeter unterhalb der Blüten abgeschnitten und kopfüber in kleinen Sträußen zum Trocknen aufgehängt. Die Küchenkräuter Dost und Oregano werden mit der Blüte geerntet, ebenso wird Rosmarin ganzjährig frisch für die Küche geschnitten. Ideal für die Ernte von Kräutern und Blüten ist der späte Vormittag eines sonnigen Tages. Dann ist der Morgentau getrocknet und der Gehalt an ätherischen Ölen in den Pflanzen ist hoch.

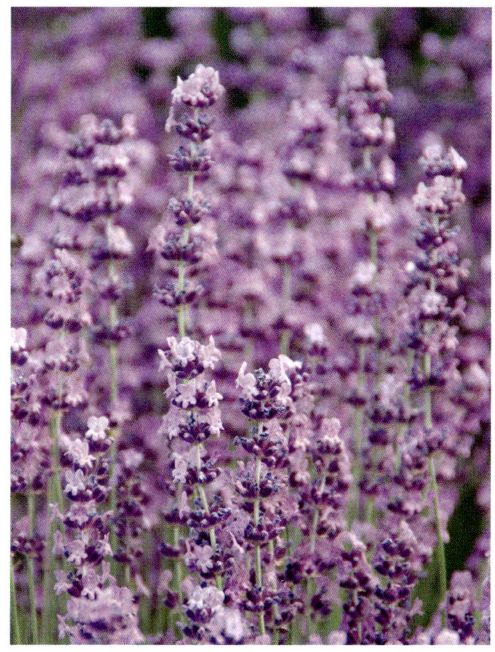

Lavendel wirkt beruhigend, gut für einen Tee am Abend.

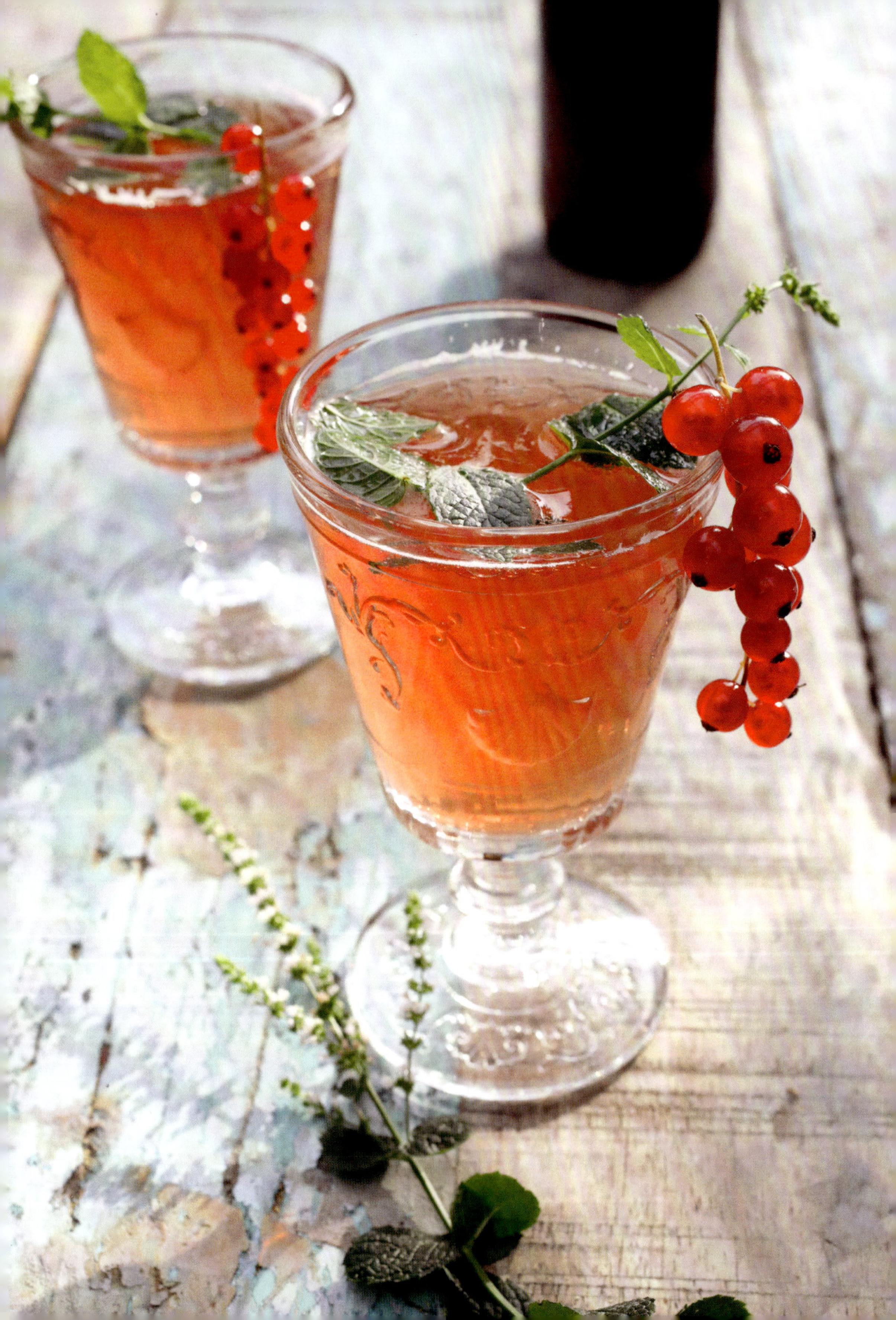

Rezepte und Tipps im Juli

SHRUB MIT JOHANNISBEEREN

Das englische Wort Shrub geht auf arabische und persische Begriffe für ein Getränk oder einen Sirup zurück.

Wenn der Körper bei großer Hitze oder sportlichen Aktivitäten schwitzt, verliert er nicht nur Wasser, sondern auch Mineralien und Salze. Ein idealer Durstlöscher ist Apfelessig mit Mineralwasser. Apfelessig enthält viele wertvolle Mineralstoffe, Spurenelemente und Vitamine und soll den gesamten Stoffwechsel unseres Körpers vitalisieren. Getränke mit Apfelessig sind inzwischen auch im Handel erhältlich. Ein Shrub auf Basis von Apfelessig kann mit vielen verschiedenen Früchten zubereitet werden. Meine Lieblingsvariante ist ein Shrub mit Johannisbeeren und Honig.

ZUBEREITUNG 500 g Johannisbeeren mit 500 ml Apfelessig ansetzen und 2–3 Wochen ziehen lassen. Täglich schütteln. Danach filtern. Diesen Frucht-Essigsaft mit 200 g Honig aufkochen und heiß in sterile Bügelflaschen füllen.

Als Erfrischungsgetränk mit Mineralwasser aufgießen und mit frischer Minze oder Melisse aromatisieren. Shrub wird auch als Longdrink mit Tonic und Gin genossen.

Tipp

Den Trester aus dem Filter durch ein Sieb streichen, um die Johannisbeerkerne zu entfernen, das Mus in ein Glas geben und im Salatdressing verwenden.

AUF-ZUM-GIPFEL-TEE

Dieser Eistee aus anregenden Kräutern erfrischt auf dem Weg zum Gipfel. Nehmen Sie möglichst frische Kräuter und Blätter, ersatzweise auch getrocknete.

ZUTATEN 1 Zweig frischer Rosmarin (ca. 3 cm), 6 frische Basilikumblätter, 2 frische Herzgespannblätter, 4 frische Lavendelblüten, 2 frische Himbeerblätter, 4 frische Walderdbeerblätter, 4 frische Schafgarbenblätter, Saft einer Zitrone, eventuell Apfelsaft

ZUBEREITUNG Am Vorabend 1 l heißes Wasser über die Kräuter gießen, abdecken, 7 Minuten ziehen lassen. Kräuter entfernen und Zitronensaft zugeben. Über Nacht kühlen. Zum Süßen kann etwas Apfelsaft zugegeben werden. Kalt in eine Thermosflasche füllen.

Vitalisierender Shrub mit Johannisbeeren.

Mückenstich-Tinktur aus Spitzwegerich

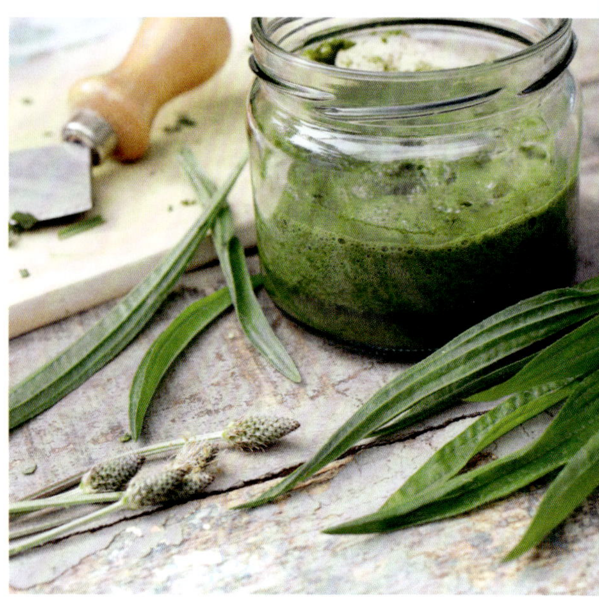

SPITZWEGERICHTINKTUR

Zur Linderung bei Insektenstichen, kleineren Kratzern und nach Begegnungen mit Brennnesseln.

ZUBEREITUNG 40 g frische Spitzwegerichblätter fein schneiden, mit 100 ml 38%igem Obstschnaps übergießen und im Mixer 3 Minuten lang zerkleinern. In ein Glas füllen, verschließen und 6 Tage warm stehen lassen. Dabei täglich schütteln. Danach durch einen Papierfilter gießen und in eine dunkle Tropfflasche füllen.

MÜCKENSTICH-ROLL-ON MIT SPITZWEGERICH UND ARNIKA

Die Tinktur wirkt kühlend und abschwellend bei Insektenstichen und blauen Flecken.

Praktisch für den Rucksack ist ein Roll-On gegen Mückenstiche. Vor der Zubereitung einen Tropfen Arnikatinktur in die Ellbogenbeuge geben und testen, ob eine Allergie besteht. Bei Allergie die doppelte Menge Spitzwegerichtinktur und keine Arnikatinktur verwenden.

ZUBEREITUNG 20 Tropfen Spitzwegerichtinktur und 10 Tropfen Arnikatinktur in einen Roll-On mit 10 ml Fassungsvermögen geben und mit 38%igem Obstschnaps auffüllen. Punktuell auf Mückenstiche auftragen, nicht auf offene Wunden aufbringen.

FUSSBAD FÜR MÜDE FÜSSE

Nach langen Wanderungen erfrischt ein Fußbad nicht nur müde Füße, sondern den ganzen Körper.

ZUBEREITUNG 20 frische Spitzwegerichblätter klein schneiden und mit 500 ml heißem Wasser übergießen. Nach 15 Minuten filtern, in eine Wanne für Fußbäder geben, mit handwarmem Wasser auffüllen, 4 EL Salz und 1 EL Honig darin auflösen und die Füße 10 Minuten lang baden.

ROSSKASTANIENTINKTUR

Die Naturheilkunde empfiehlt äußerliche Anwendungen der Tinktur bei Venenschwäche.

ZUBEREITUNG 5 Rosskastanien schälen und sehr klein schneiden. In ein Schraubglas füllen und mit 100 ml 38%igem Obstschnaps übergießen. Verschließen und 10 Tage stehen lassen, dabei immer wieder schütteln. Ansatz durch einen Papierfilter geben und in eine Braunglasflasche füllen.

ERFRISCHENDES BEINSPRAY

Das Spray für Handtasche und Rucksack ist ein schneller Frische-Kick für die Beine.

An heißen Sommertagen im Büro werden schon mal die Beine schwer. Ein Beinspray mit Rosmarin, Rosskastanie und Arnika gibt Beinen und Geist neuen Schwung. Vor der Zubereitung testen, ob eine Allergie gegen Arnika besteht (siehe links beim Roll-On) und in dem Fall Arnika weglassen.

ZUBEREITUNG 1 kleinen Zweig frischen Rosmarin mit 100 ml heißem Wasser übergießen, nach 7 Minuten den Zweig herausnehmen. In eine Sprayflasche mit 100 ml Fassungsvermögen 15 ml Rosskastanientinktur (siehe links) und 5 ml Arnikatinktur füllen. Mit dem Rosmarintee auffüllen. Kühl aufbewahren und innerhalb 1 Woche aufbrauchen.

Statt Tee können Sie Rosmarin-Hydrolat (aus dem Drogeriemarkt) und zusätzlich zu den Tinkturen 5 Tropfen ätherisches Rosmarinöl mit in die Sprühflasche geben. Einige Hersteller bieten ihre Hydrolate schon in Sprühflaschen an, dann ist das Mischen einfach.

Tipp

Falls bei einem Anstieg auf einen Berg die Beine gerade auf der ersten Wegstrecke müde und schwer sind, hilft manchmal ein Spray mit Arnika.

ENERGIEKUGELN

Ein perfekter Snack für Zwischendurch oder zum Mitnehmen ins Büro.

Wer sportlich aktiv ist, braucht Energie. Viele der im Handel erhältlichen Energieriegel enthalten Zucker, der den Blutzuckerspiegel schnell ansteigen und ebenso schnell wieder abfallen lässt. Die Folgen sind Hungergefühl und Müdigkeit. Bei Ausdauersportarten braucht der Körper Nährstoffe in leicht verfügbarer Form, die gleichmäßig über einen längeren Zeitraum verstoffwechselt werden und so über einen längeren Zeitraum Energie liefern. Ein prima Snack für unterwegs beim Wandern oder nach dem Sport sind selbst gemachte Energiekugeln.

ZUTATEN 250 g Aprikosen, 50 g Honig, 100 g frisch geschroteter Leinsamen, 3 EL Pollen (alternativ 3 EL Brennnesselsamen), 3 EL Hagebuttenfruchtpulver (aus dem Reformhaus oder dem Drogeriemarkt), 1 EL Zitronensaft, 1 Prise Salz, 250 g Haferflocken, 50 g Kokosraspel, gehackte Pistazien oder Walnüsse

ZUBEREITUNG Aprikosen entsteinen und pürieren. Honig, Leinsamen, Pollen bzw. Brennnesselsamen, Hagebuttenfruchtpulver, Zitronensaft und Salz untermischen. Nach und nach Haferflocken unterkneten, bis die Masse formbar wird. 30 Minuten im Kühlschrank ruhen lassen. Kugeln formen und in den gehackten Kokosraspeln oder Nüssen wälzen. Die Kugeln halten sich im Kühlschrank maximal 3 Tage. Man kann sie jedoch einfrieren und vor dem Sport entnehmen.

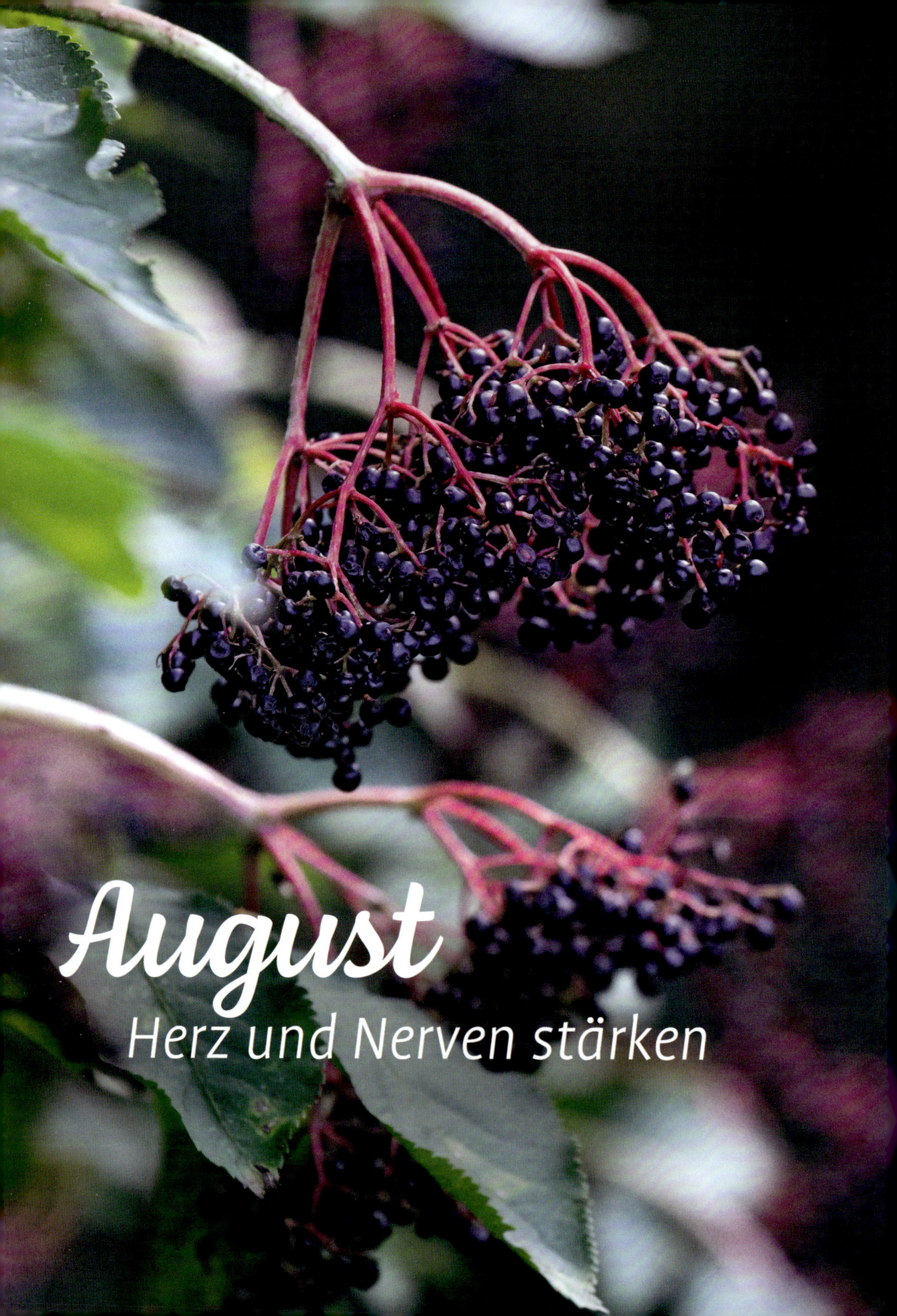

August

Herz und Nerven stärken

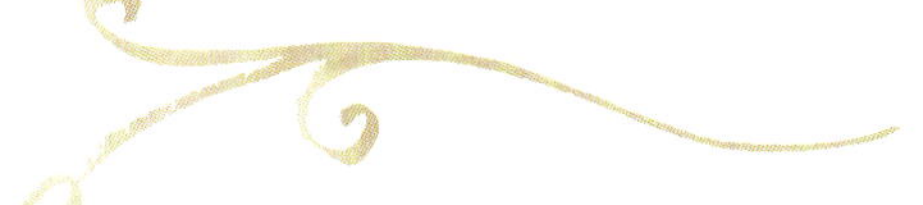

„Die Melisse ist warm. Ein Mensch, der sie isst, lacht gerne, weil ihre Wärme die Milz beeinflusst und daher das Herz erfreut wird.“

Hildegard von Bingen

Übergang ins reife Lebensalter

Im Juni sind wir mit den Blüten von Holunder und Linde vom Frühsommer in den Hochsommer gewandert, im August erreichen wir mit den ersten reifenden Äpfeln den Spätsommer und begrüßen mit den ersten Holunderfrüchten den Frühherbst. Der Höhepunkt des Jahres ist überschritten. Von nun an markieren nicht mehr Blüten den Beginn einer phänologischen Jahreszeit, sondern reifende Früchte und fallende Blätter.

Die ersten Äpfel reifen, und auch bei den Honigbienen endet die Paarungszeit. So wie sich im August in der Natur der Wechsel von der Fortpflanzung zur Fruchtreife vollzieht, so gibt es auch im Leben der Menschen den Übergang vom Hochsommer zum Spätsommer, den Abschied von der Fruchtbarkeit und das Hineinwachsen in den Reichtum des Herbstes.

Frauen und Männer spüren beim Übergang in die zweite Lebenshälfte körperliche und seelische Veränderungen. Dafür braucht das Herz viel Kraft. Auch Krankheiten, Therapien, Verlust oder Trennung können das Herz belasten. Bei unserer Wanderung durch den August entdecken wir herzstärkende Pflanzen wie Melisse, Herzgespann und Weißdorn und fragen, ob Honig zur Stärkung des Herzens beitragen kann. Nach der letzten Honigernte kombinieren wir wie im Mittelalter Kräuterkraft und Honig.

Mit der Apfelreife beginnt Anfang August im phänologischen Kalender der Spätsommer. Mit der Fruchtreife des Schwarzen Holunders beginnt der Frühherbst.

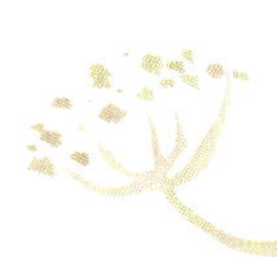

FRAUENMONAT AUGUST

Kosmetik- und Pharmaindustrie beschreiben die körperlichen Veränderungen der Wechseljahre überwiegend negativ: Ab 50 entwickeln sich „Problemzonen“, die Haut wird schlaff, durch Östrogenmangel drohen Osteoporose und Herzinfarkt. Doch der August lädt dazu ein, die Schönheit des Reifens zu genießen und dabei Herz und Nerven zu stärken.

Im August wenden wir uns liebevoll unserem Herzen zu und fragen: Wonach sehnt es sich? Wann stolpert das Herz, wann hüpft es vor Freude? Wie können wir unser Herz stärken?

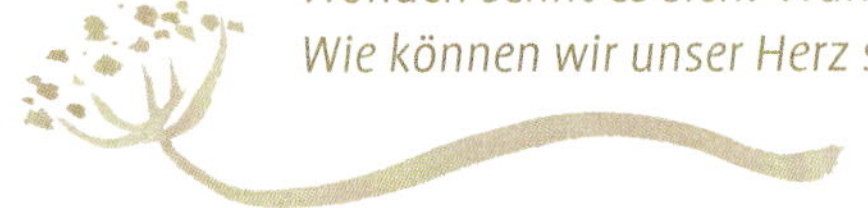

Blüten und Kräuter sammeln in diesen Wochen Sonnenkräfte und entfalten ihre größte Wirksamkeit.

Noch heute binden in vielen Orten Frauen zum Fest Maria Himmelfahrt am 15. August sogenannte Kräuterboschen. Oft bildet eine Königskerze das Herz des Straußes, um sie herum werden weitere Kräuter gebunden. Dazu gehören Alant, Baldrian, Beifuß, Dost, Eisenkraut, Frauenmantel, Herzgespann, Johanniskraut, Kamille, Lavendel, Mädesüß, Minze, Odermennig, Rainfarn, Ringelblume, Rosmarin, Salbei, Schafgarbe, Thymian, Wasserdost, Ziest sowie verschiedene Getreidesorten. Die geweihten Kräuter galten als besonders heilkräftig. Wenn im Laufe eines Jahres Mensch oder Tier erkrankten, wurde eine kleine Menge der Kräuter in einen Tee gegeben oder unter das Futter der Tiere gemischt.

Meinen Kräuterboschen nutze ich nicht zur Teezubereitung, sondern erinnere mich bei seinem Anblick dankbar an Düfte und Sonnenstunden beim Sammeln.

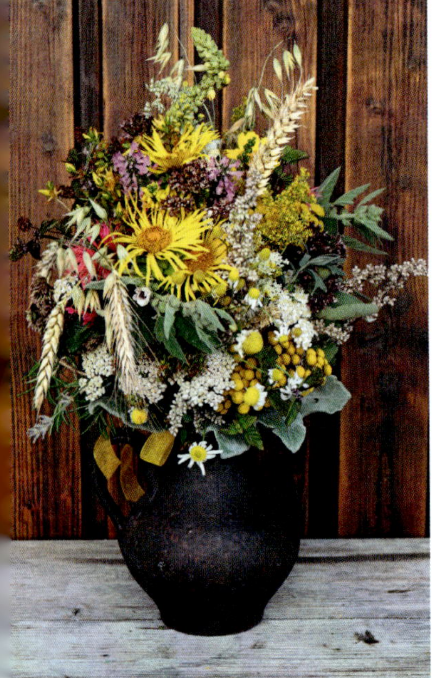

Ein Kräuterboschen aus heilkräftigen Pflanzen

WEITERE SAMMELTIPPS

Schafgarbe, Dost und Johanniskraut können auch noch im August geerntet werden. Die Samen von Brennnesseln reifen von August bis in den Oktober hinein.

Die Blüten von Ringelblumen, Königskerzen und Malven verblühen schnell. Sie werden gesammelt, sobald sie sich voll geöffnet haben. Da die Blüten viel Feuchtigkeit enthalten, lässt man sie vor dem Ansetzen in Öl einige Stunden auf einem Tuch trocknen. Die Zubereitung von Ringelblumenöl und -tinktur finden Sie auf Seite 102.

DROHNENSCHLACHT UND RÄUBEREI

Im August reifen die Honigbienenvölker zu Wintervölkern. Die jungen Königinnen sind begattet und legen „Stifte", das heißt Eier. Die Weichen für das kommende Bienenjahr sind gestellt und die Aufgabe der Drohnen ist erfüllt. Jetzt werden sie nicht mehr als Prinzen verwöhnt, sondern als nutzlose Fresser verjagt. Weil dieses Vorgehen so rabiat aussieht, heißt es in der Fachsprache Drohnenschlacht.

HONIG FÜR HERZ UND KREISLAUF?

Honig enthält pro 100 Gramm in etwa so viele Aktivstoffe wie 100 Gramm Obst und Gemüse. Zu den Aktivstoffen zählen Antioxidantien wie Polyphenole und Vitamine. Der Verzehr von Obst und Gemüse mit diesen Inhaltsstoffen soll das Risiko für Herz-Kreislauf-Erkrankungen senken. Die Apitherapie nennt zwar kreislauf- und herzstärkende Eigenschaften von Honig, doch die Angaben zu Mengen und Form der Anwendung weichen stark voneinander ab. Deshalb sind weitere Studien notwendig.

Aber in einigen Zubereitungen wirkt Honig nicht nur als Mittel zur Konservierung, als Konsistenzgeber oder Geschmacksverbesserer, er kann auch die Wirkung einer Zubereitung verstärken. Der Apitherapie-Spezialist Dr. Stefan Stangaciu empfiehlt, heilkräftige Pflanzen mit Honig aus ihren Blüten zu kombinieren, um die Wirkung zu verstärken. So nennt er für Husten Lindenblütentee mit Lindenblütenhonig und zu Tee aus Weißdornblättern und -blüten empfiehlt er zur Stärkung des Herzens Weißdornhonig. Reine Sortenhonige sind nicht überall erhältlich. In Regionen, wo Salbei, Thymian, Lavendel und Weißdorn zur Gewinnung von Tee, Arzneimitteln und ätherischen Ölen als Monokultur angebaut werden, kann sortenreiner Honig dieser Pflanzen geerntet werden. In Deutschland kann nur Lindenblütenhonig (Seite 73) in größerem Umfang als Sortenhonig geerntet werden.

Doch gerade multiflorale Honige, aus dem Nektar verschiedener Blütenpflanzen enthalten viele Antioxidantien. Deshalb liegt es nahe, sie für Zubereitungen mit Kräutern zu verwenden.

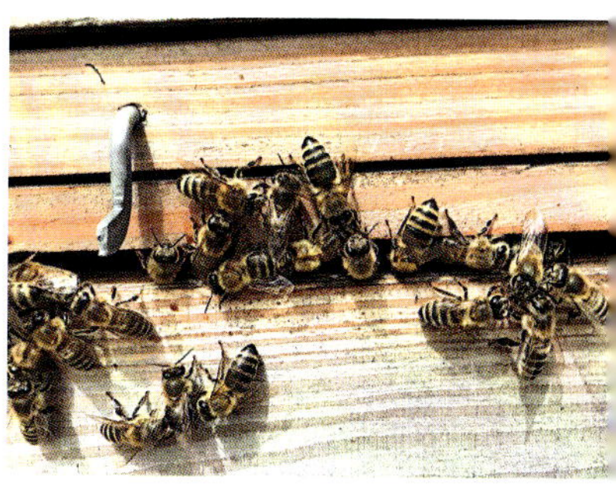

Drohnenschlacht

Pflanzenkraft und Bienenpower in Kombination

Aufgrund des hohen Zuckeranteils und des geringen Wassergehalts können sich Hefen und andere Mikroorganismen in Honig nicht vermehren.

Zubereitungen aus getrockneten Kräutern, Blüten, Gewürzen oder Propolis und Honig gären nicht und sind so lange haltbar wie der Honig. Er nimmt einen Teil der Wirk- und Aromastoffe auf. Im Handel gibt es Honigzubereitungen mit Gewürzen, Fruchtpulver oder Propolis. Typische Mischungen sind Zimt oder Ingwer, Schwarze Johannisbeere sowie Pollen oder Propolis in Honig. Ich mische bei Bedarf kleine Mengen selber an.

Frische Früchte können püriert und mit Honig gemischt eingefroren werden, nach dem Auftauen innerhalb von 2 Tagen verzehren. Zum Einfrieren eignen sich kleine Gläser oder Eiswürfelformen. Diese Form der Konservierung nutze ich vorzugsweise bei Mus aus Wildfrüchten wie Hagebutten.

Mischungen mit frischen Pflanzenteilen: Hier zieht der Zuckeranteil im Honig den Pflanzensaft an und nimmt einen Teil der Wirk- und Aromastoffe der Pflanzen auf. Gleichzeitig erhöht sich der Wassergehalt des Honigs. Wenn der Wassergehalt der Mischung über 20 % steigt, kann sie spontan gären. Deshalb müssen Zubereitungen aus frischen Blüten oder Blättern immer kühl gelagert werden. Sie sind maximal 1 Jahr haltbar.

Herzgespann

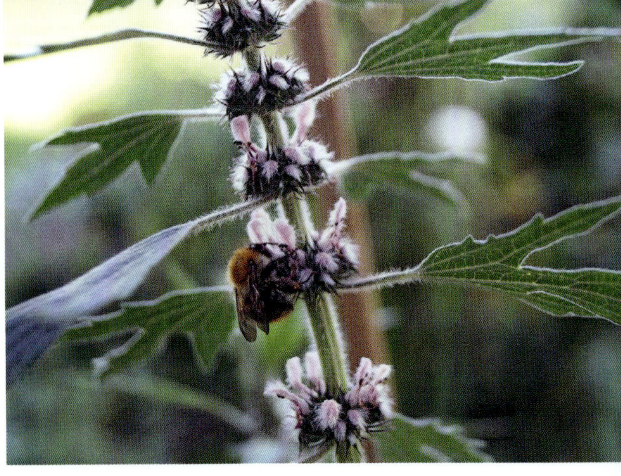

Wer hat mehr Haare? Die Blüten des Herzgespanns oder die kleine Ackerhummel?

Herzgespann (*Leonurus cardiaca*) ist eine mehrjährige Bauerngartenpflanze, deren traditionelle Verwendung für das nervöse Herz fast vergessen ist, obwohl ihr deutscher Name deutliche Hinweise darauf gibt. Der erste Teil des botanischen Namens – *Leonurus* – bezieht sich auf die Form der Blätter, die wie die Quaste eines Löwenschwanzes geformt sind. Der zweite Namensteil *cardiaca* weist auf das Herz hin. Die Volksmedizin kannte Herzgespann bei Unruhe und Spannung des Herzens. Die Naturheilkunde nennt als Anwendungsgebiete nervöse Herzbeschwerden, auch unterstützend bei der Behandlung einer Schilddrüsenüberfunktion. Empfohlen wird eine mittlere Tagesdosis von 4,5 Gramm Droge, die als Teeaufguss oder galenische Zubereitung gereicht werden. Unter galenische Zubereitung versteht man eine Verarbeitung von Arzneistoffen und zugesetzten Hilfsstoffen. Bereits in der Antike waren Zubereitungen mit Wein oder Essig, Saft oder Sirup bekannt. Im Mittelalter waren eingedickte Sirupe wie Latwerge oder Pillen mit Honig beliebt.

Heute findet Herzgespann in Kombinationspräparaten bei nervösen Herzbeschwerden Verwendung. Die Pflanze schmeckt sehr bitter und kann im Tee mit anderen kräftigenden und beruhigenden Pflanzen wie Weißdorn und Melisse kombiniert werden.

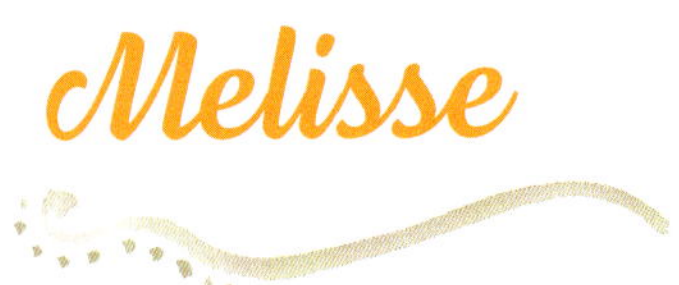

Melisse

Schon bei der leichtesten Berührung verströmt die Melisse (*Melissa officinalis*) einen frischen Zitronenduft. *Melissa*, die Honigsüße, durfte in keiner Apotheke fehlen, deshalb trägt sie die Bezeichnung *officinalis*. Die Pflanze aus der Familie der Lippenblütler ist ein Multitalent. Im Abendtee harmoniert sie mit Lavendel und wirkt entspannend und beruhigend. Zusammen mit Basilikum steigert Melisse die Konzentration.

Präparate mit Melisse kommen bei nervöser Unruhe, bei psychisch bedingten Herzbeschwerden, in den Wechseljahren und bei Schlafstörungen zum Einsatz. Eine Kombination mit anderen beruhigend wirkenden Heilpflanzen kann sinnvoll sein. Die empfohlene Tagesdosis sind 1,5–4,5 Gramm Droge (getrocknetes Kraut), die als Teeaufguss mehrmals täglich getrunken wird. Melisse verliert beim Trocknen viele Aromen. Wenn Sie im Sommer einen Topf mit Melisse auf die Fensterbank stellen, können Sie einen Tee aus den frischen Blättern zubereiten. Frische Blätter enthalten mehr Wasser als getrocknete: 1 EL frischer Kräuter entspricht 1 TL getrockneter Kräuter.

Die Blätter sind stark gegen Lippenherpes. Beim ersten Kribbeln rollt man ein frisches Blatt zwischen den Fingern und tupft den Saft mit den Fingerspitzen auf. Dabei immer den Finger wechseln, um eine Übertragung der Viren auf andere Stellen zu verhindern.

Weißdorn

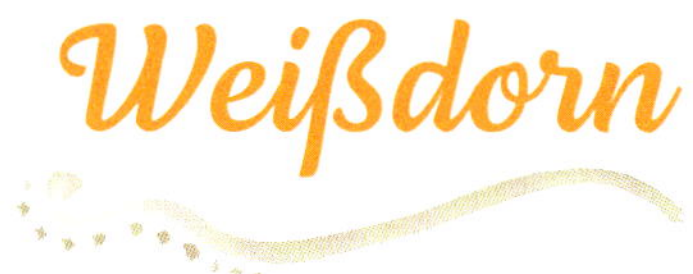

Als erste Pflanze begrüßen wir einen Strauch, dessen Blätter und Blüten wir im Mai gesammelt haben: den Weißdorn (*Crataegus* sp.). Die mehligen Früchte der verschiedenen Weißdornarten färben sich im August rot und sehen aus wie Mini-Äpfelchen. Sie nähren 32 Vogelarten und zahlreiche Kleintiere. Weißdornfrüchte heißen auch Mehlbeeren, weil man mit ihnen in Notzeiten das Mehl streckte (nicht zu verwechseln mit den offiziell als Mehlbeere bezeichneten *Sorbus*-Arten).

Die herzstärkende Wirkung von Weißdorn war im Mittelalter unbekannt und wurde erst spät entdeckt. Die Naturheilkunde empfiehlt Weißdornblättern und -blüten bei funktionellen Herzbeschwerden. Die Früchte galten bisher als nicht wirksam. Neuere Studien deuten jedoch darauf hin, dass auch Weißdornfrüchte positiv auf das Herz wirken.

Das sogenannte Altersherz, also das durch das Alter geschwächte Herz, profitiert von Weißdorn ebenso wie das Sportlerherz oder das durch Krankheiten oder anstrengende Therapien belastete Herz. Allerdings gelten Teezubereitungen aus Blättern, Blüten und Früchten des Weißdorns nur als allgemein stärkend. Allein standardisierte Präparate enthalten die Inhaltsstoffe in wirksamer Menge. Sie stärken das Herz, indem sie die Schlagkraft und Sauerstoffversorgung verbessern und die Schlagfrequenz senken. Präparate mit Weißdorn haben keine Nebenwirkungen und können präventiv, (nach Rücksprache mit dem Arzt) therapiebegleitend oder in der Nachsorge eingesetzt werden. Bei Herzbeschwerden und auch bei Ansammlungen von Wasser in den Beinen muss unbedingt ärztlicher Rat eingeholt werden.

Weißdorn als Insekten- und Vogelweide

Für Insekten, Vögel und Kleintiere ist Weißdorn einer der wichtigsten heimischen Sträucher. Während sich im Mai Wild- und Honigbienen, Schwebfliegen und Käfer an Pollen und Nektar stärken, bestäuben sie die Blüten und sorgen auf diese Weise dafür, dass im Herbst der Tisch für Vögel und Kleintiere reich mit Weißdornfrüchten gedeckt ist.

Von seinen Knospen und Blättern ernähren sich Raupen von mehr als 50 Schmetterlingsarten. Die im Weißdorn lebenden Insekten und Raupen locken wiederum Vögel an, die Futter für ihre Brut suchen. Die dicht verzweigten, dornenbewehrten Äste schützen die Vögel und ihre Nester.

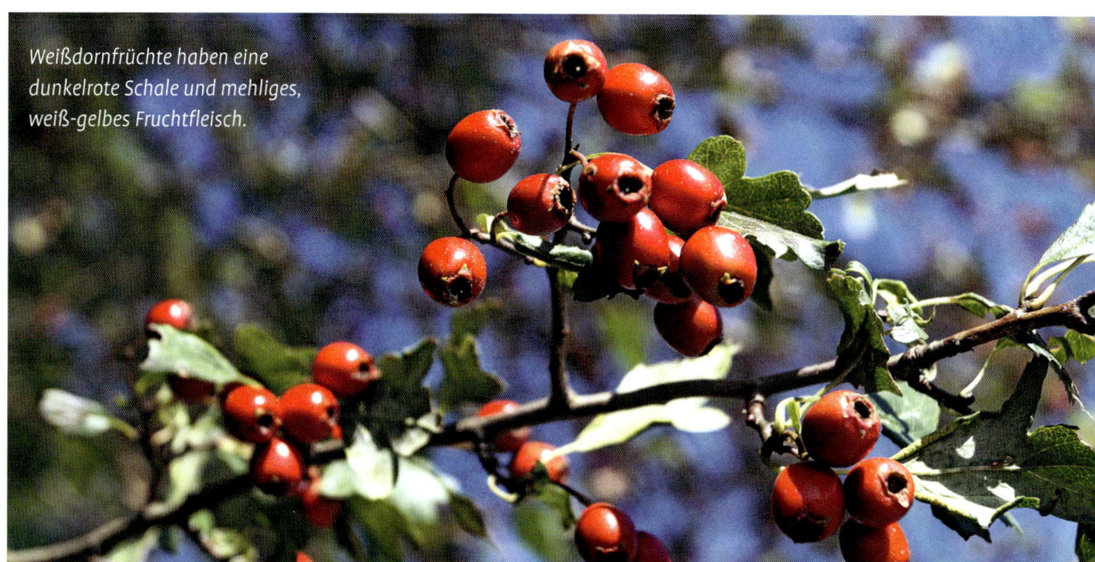

Weißdornfrüchte haben eine dunkelrote Schale und mehliges, weiß-gelbes Fruchtfleisch.

Rezepte und Tipps im August

KRÄUTERHONIG: GEMISCHTE KRÄUTER IN HONIG – DER ABSCHLUSS

Der Kräuterhonig ist viel zu kostbar, um ihn in Tee zu rühren. Genießen Sie ihn pur!

ZUBEREITUNG Im Laufe des Jahres haben wir verschiedene Blüten- und Kräuter in Honig angesetzt. Nun werden die Pflanzenteile entfernt und die Kräuterhonig-Auszüge gemischt. Falls ein Honig kristallisiert ist, wird er im Wasserbad schonend bei 40 Grad erwärmt, bis er flüssig ist.

Zuerst den Spitzwegerich-in-Honig-Auszug (Seite 68) durch ein feines Sieb in ein neues Glas laufen lassen und beiseitestellen. Die folgenden Honigauszüge nacheinander sieben und in ein leeres 500-g-Honigglas geben: je 50–60 g Thymian-in-Honig-Auszug (Seite 42), Fichtenwipfel-in-Honig-Auszug (Seite 68), Schlüsselblumen-in-Honig-Auszug (Seite 42) und Königskerzenblüten-in-Honig-Auszug (Seite 79). Je 100 g Lindenblüten-in-Honig-Auszug (Seite 79) und Gemischte-Kräuter-in-Honig-Auszug (Seite 80).

Im Sammelglas sind nun etwa 400 g Blüten- und Kräuterhonig-Auszüge. Mit dem anfangs beiseitegestellten Spitzwegerichhonig auf 500 g auffüllen. Im Kühlschrank lagern und löffelweise pur oder in Tee genießen.

Tipp

Die Kräuter und Blüten aus dem Sieb können noch zum Kochen oder Backen verwendet werden.

TEE ZUR ENTSPANNUNG, NICHT NUR AM ABEND

Besonders reich ist das Aroma frisch geernteter Blüten und Blätter.

ZUTATEN FÜR 1 L TEE: 5 Lavendelblütenrispen, 10 Melisseblätter, 2–3 kleine Herzgespannblätter, 5 Blüten der Mauretanischen Malve, 2 Ringelblumenblüten, einige Rosenblütenblätter, 7 Blüten vom Weiß- oder Rotklee, Schale von ¼ Apfel

ZUBEREITUNG Die Zutaten mit 1 l heißem Wasser übergießen, abdecken, 7 Minuten ziehen lassen und filtern. Zur Entspannung nach der Arbeit oder nach dem Sport genießen.

POLLEN IN HONIG

Einige Imkereien bieten Pollen in Honig als kraftspendenden Brotaufstrich an. Die Volksmedizin empfiehlt Pollen in Honig als Nervennahrung. Einen Brotaufstrich können Sie auch schnell selbst anrühren.

ZUBEREITUNG 200 g flüssigen Frühtrachthonig und 70 g frischen oder tiefgekühlten Pollen in einem Schraubglas mischen. Am nächsten Tag noch einmal gut durchrühren. Danach im Kühlschrank aufbewahren und innerhalb von 6 Monaten verzehren.

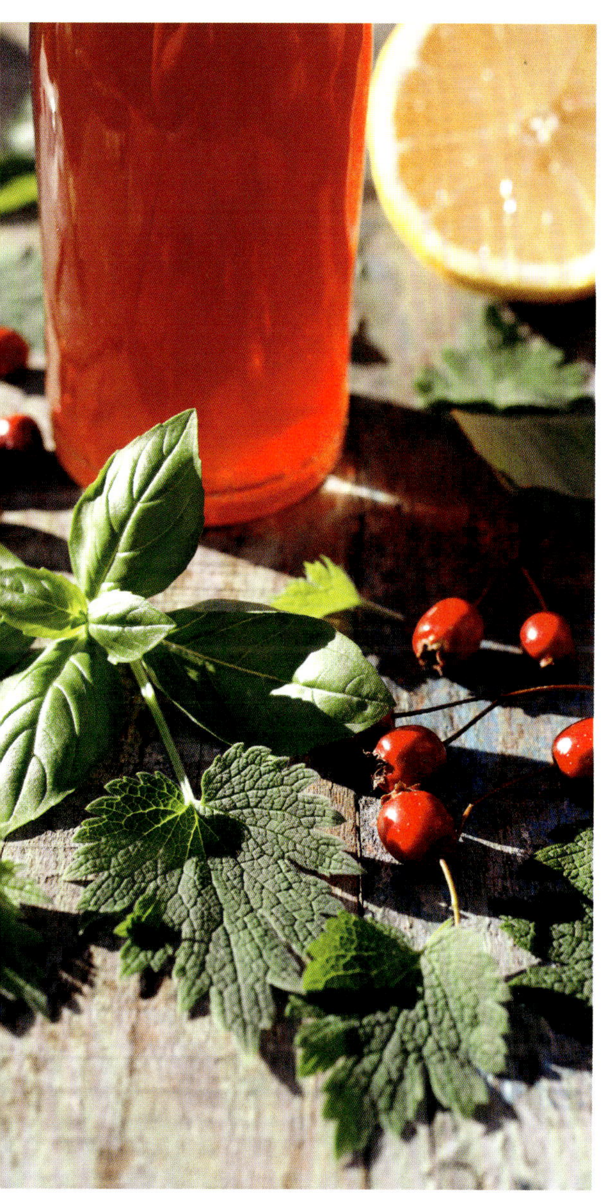

WEISSDORNKONZENTRAT MIT MELISSE, HERZGESPANN UND BASILIKUM

Stärkende Kräuter wurden im Mittelalter oft mit Wein und Honig zubereitet. Kräutergenuss ist auch ohne Alkohol möglich.

ZUTATEN 600 g frische Weißdornfrüchte, 5 Stiele frisches Basilikum, 10 Stiele frische Melisse, 10 frische Herzgespannblätter, Saft von 1 Zitrone, 50 g Honig, 5 g Bio-Zitronensäure, 1 EL Holundersaft zum Färben

ZUBEREITUNG Weißdornbeeren mit 500 ml Wasser zum Kochen bringen, 30 Minuten köcheln, Früchte entnehmen und anderweitig verwenden (zum Beispiel zu Senf verarbeiten, nachfolgendes Rezept). Die Flüssigkeit vom Beerenkochen auf 300 ml einkochen lassen, Herd ausschalten. Basilikum, Melisse, Herzgespann und Zitronensaft zugeben, 5 Minuten ziehen lassen, dann filtern. Honig, Zitronensäure und Holundersaft unterrühren, noch einmal kurz aufkochen und heiß in sterile Flaschen füllen. Dieses Konzentrat kann in Likörglas-Mengen pur, in Mineralwasser oder in einem Tee aus Weißdornblättern und blüten getrunken werden.

Weißdornkonzentrat mit frischer Melisse

RINGELBLUMENÖL

Zubereitungen aus Ringelblumen sind Klassiker der Hausapotheke für wunde Haut.

Im August leuchten Ringelblumen sonnengelb und orange in den Gärten und auf den Balkonen. Ein Kranz glänzender Zungenblüten umgibt den Korb der Röhrenblüten. Apotheken führen nur Zungenblüten, die weniger Allergene als die Kelche und Röhrenblüten enthalten. Da aber in diesen Blütenteilen mehr ätherische Öle und hautpflegendes Allantoin enthalten sind, verwende ich die ganzen Blütenköpfe. Im Monat November lesen Sie mehr über die hautpflegenden Eigenschaften von Ringelblumen und finden Rezepte mit Ringelblumenöl und -tinktur (Seite 134 und 139).

ZUBEREITUNG 1 Handvoll frische Ringelblumenblüten unterhalb der Kelche abknipsen und mit dem geöffneten Blütenkranz nach unten auf ein Tuch legen. Einige Stunden im Schatten antrocknen lassen, damit nicht zu viel Feuchtigkeit in das Öl gelangt. Locker in ein dunkles Glas füllen und mit Jojobaöl übergießen, bis alle Blüten bedeckt sind. Rühren, damit Luftblasen entweichen. Ein Tuch darüberlegen und festbinden. Mehrmals täglich rühren. 6 Tage lang warm und dunkel stehen lassen. Danach filtern, in Braunglasflaschen füllen, verschließen und dunkel und vor Wärme geschützt lagern. Auszüge mit Jojobaöl halten etwa 1 Jahr.

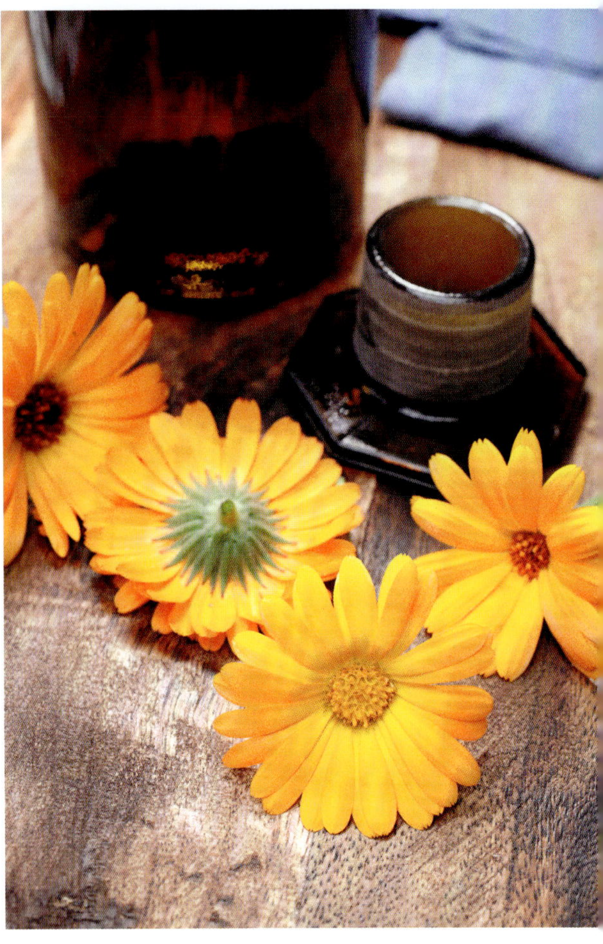

Ringelblumen ergeben ein hautschmeichelndes Öl.

RINGELBLUMENTINKTUR

Die Ringelblume heißt auch „Arnika des Gartens". In Salben unterstützt sie die Wundheilung.

ZUBEREITUNG 20 g frische Ringelblumenblüten in ein Glas geben und mit 50 ml 38%igem Obstschnaps übergießen. Glas verschließen und 6 Tage dunkel aufstellen. Immer wieder schütteln. Danach filtern und die Tinktur in eine Braunglasflasche füllen. Dunkel und vor Wärme geschützt hält sich die Tinktur etwa 1 Jahr.

RUMÄNISCHE KRÄUTERSALBE

Bienenprodukte bilden einen festen Bestandteil der rumänischen Volksmedizin. Ich verwende die Salbe nach der Gartenarbeit zur Pflege der Hände, bei rauen, rissigen Füßen und sogar zur Lippenpflege.

Schritt 1 Kräuter-Wachs-Auszug:

Zuerst wird ein Kräutersud zubereitet und darin Bienenwachs gelöst. Ätherische Öle sowie weitere Wirkstoffe aus den Pflanzen werden zunächst im Sud und dann von dem Wachs aufgenommen.

ZUTATEN 2 Handvoll einer Mischung (alles frisch) von Ringelblumenblüten und Rosenblütenblättern, Johanniskraut (Knospen, Blüten und grüne Samenkapseln), Schafgarbe (Kraut und Blüten), 30 g Bienenwachs

ZUBEREITUNG Kräuter und Blüten in ein Baumwollnetz geben und in ein hohes Becherglas mit etwa 10 cm Durchmesser hängen. 500 ml Wasser aufkochen, über die Kräuter gießen. 10 Minuten ziehen lassen. Netz entfernen. Wachs auf den heißen Sud geben, schmelzen lassen, nicht mehr aufkochen, nicht umrühren. Auf dem Sud auskühlen lassen. Mit einem Löffel ein Loch in die ausgekühlte Wachsplatte bohren und den Kräutersud abgießen. Das Bienenwachs für die Salbe verwenden.

Schritt 2 Kräutersalbe:

ZUTATEN 30 g Honig, 20 ml Propolistinktur, 60 ml Walnussöl, 35 ml Johanniskrautöl (Seite 80), 35 ml Ringelblumenöl (Seite 102), 30 g Bienenwachs (vom in Schritt 1 hergestellten Kräuter-Wachs-Auszug)

ZUBEREITUNG Am Vortag Honig in ein kleines Glas geben, Propolistinktur darübergießen. Nur mit einem Küchenvlies abdecken, damit der Alkohol weitgehend verdunsten kann.

Öle und Bienenwachs in einem Glas im Wasserbad schmelzen, unter Rühren auf 50 Grad abkühlen lassen. Honig mit Propolistinktur zugeben. Rühren, bis die Salbe cremig wird. In sterile Tiegel füllen, mit einem Tuch abdecken (so vermeiden Sie Kondenswasser auf der Salbe) und auskühlen lassen. Kühl und dunkel gelagert hält sich die Salbe etwa 1 Jahr. Die Salbe zieht am besten ein, wenn man sie in feuchte Haut einmassiert.

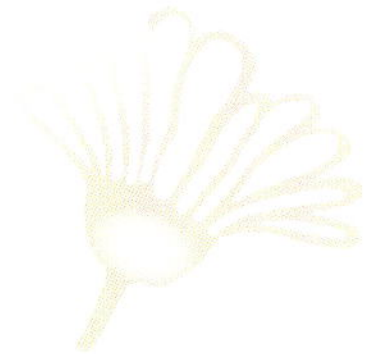

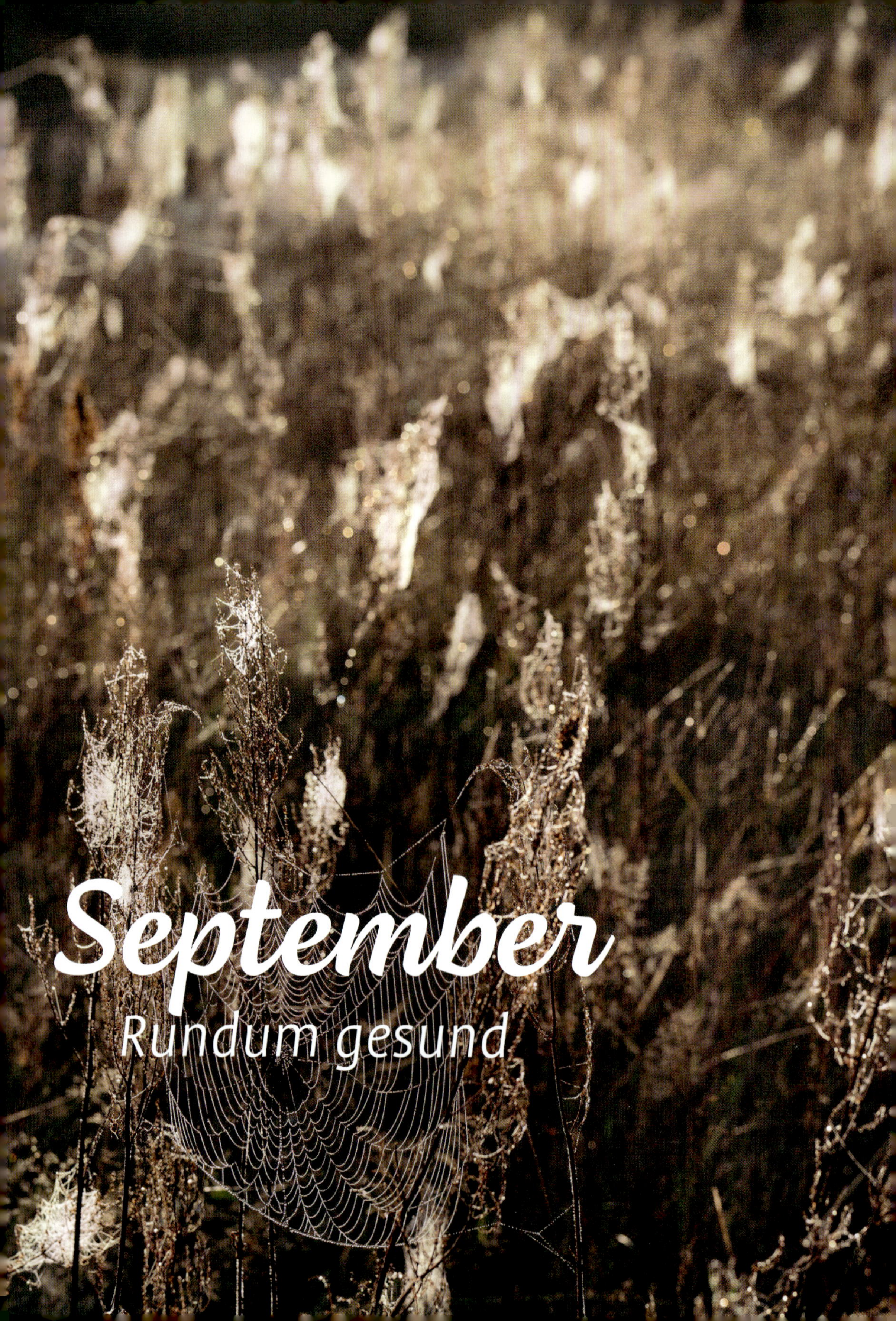

September

Rundum gesund

Im Nebel ruhet noch die Welt.
Noch träumen Wald und Wiesen.
Bald siehst du, wenn der Schleier fällt,
den blauen Himmel unverstellt,
herbstkräftig die gedämpfte Welt
in warmem Golde fließen.

Eduard Mörike

Bunte Pflanzenkraft für Menschen und Bienen

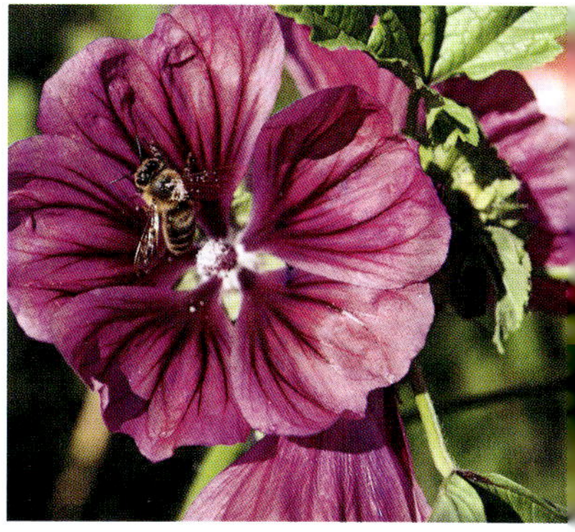

Mit Pollen bedeckt taucht diese Sammlerin aus der Blüte der Mauretanischen Malve auf.

Erinnern Sie sich, wie Sie als Kind Rosskastanien und Eicheln gesammelt haben? Beide Früchte weisen als phänologische Zeiger auf den Beginn des Vollherbstes hin. Am 23. September folgt zur Tag-und-Nacht-Gleiche der kalendarische Herbstanfang. Während im Frühling Krokusse erblühen, die Vögel aus dem Süden zurückkehren und ihr Gesang schon frühmorgens erklingt, erscheinen im Herbst die lila Blüten der Herbstzeitlosen und die Schwalben ziehen fort in den Süden. Eine Zeit lang üben die Stare noch in großen Schwärmen ihre Flugmanöver, bis auch sie sich verabschieden. Es wird still am Himmel und der Abschied vom Sommer erfüllt das Herz mit Wehmut.

Aber der Herbst versüßt den Abschied. In Gärten und Hecken reifen Kultur- und Wildfrüchte. Im September entdecken wir die Lebenskraft der bunten Farben in Obst und Gemüse und erfahren, welches Potenzial sekundäre Pflanzenstoffe für die menschliche Gesundheit haben. Auch die Bienen brauchen im Spätsommer und Herbst die bunte Pflanzenkraft von Blütenpollen, damit sie gesunde Fettkörper bilden und Reserven für den Winter anlegen können.

Von den Nährstoffen der Pflanzen schlagen wir einen Bogen zum Nährenden im Leben. In der ersten Lebenshälfte konzentrieren wir uns auf die großen, nährenden Dinge: Familie, Freundschaften, Liebe, Schule und Ausbildung, Arbeit und Karriere. Im Herbst des Lebens entdecken wir manchmal, dass Früchte, die wir mit viel Energie kultiviert haben, zwar groß und verlockend aussehen, aber fad schmecken. Position, Geld und manche Besitztümer erscheinen nicht mehr erstrebenswert. Vielleicht gibt es auch im Leben Momente, Begegnungen und Erlebnisse, die in sehr kleinen Mengen wie Medizin wirken und dem Leben Aroma, Geschmack und Farbe schenken.

BUNT IS(S)T GESUND

Stillleben alter Meister zeigen die große Vielfalt früherer Obst- und Gemüsesorten. Fast vergessene Sorten sind ein Schatz, weil sie wertvolle Eigenschaften wie Resistenzen gegen Schädlinge, Anpassungsmöglichkeiten an klimatische Veränderungen und positive Eigenschaften für die Gesundheit besitzen. Obst und Gemüse enthalten vor allem Nährstoffe wie Stärke, verschiedene Zuckerarten, Eiweiß und Fett, außerdem Mineralstoffe und Vitamine. Weitere Stoffe kommen in geringen Mengen vor und schenken Farbe, Aroma, Duft und Geschmack.

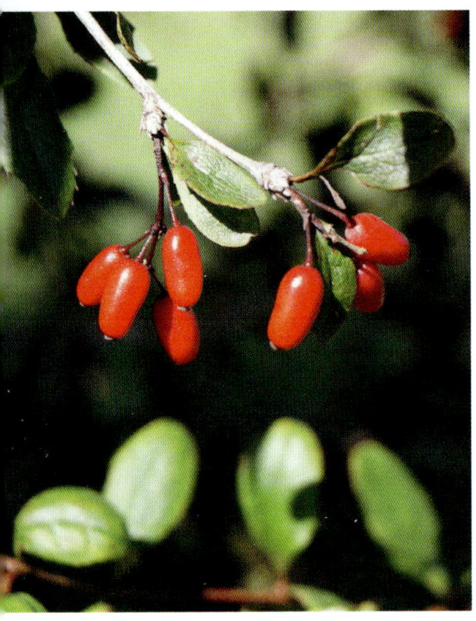

Die Berberitze wird auch Sauerdorn genannt. Ihre Früchte schmecken leicht sauer.

Lange wusste man nichts über die Bedeutung dieser Stoffe und nahm an, sie seien für die menschliche Ernährung nicht so wichtig wie die essenziellen Nährstoffe. Folglich nannte man sie sekundäre Pflanzenstoffe. Inzwischen weiß man mehr. In kleinen Mengen schützen sie die Pflanze gegen starke Sonneneinstrahlung, freie Radikale, gegen Bakterien, Viren, Pilze und Fraßfeinde. Auch für Menschen sind sie wichtig, und es deutet viel darauf hin, dass sekundäre Pflanzenstoffe das Immunsystem stärken, vor Herz-Kreislauf-Erkrankungen und Stoffwechselerkrankungen schützen und sogar vorbeugend gegen einige Krebsarten wirken. Ihre beste Wirkung erzielen sekundäre Pflanzenstoffe in ihrer Matrix, also in der Pflanze. Für die Ernährung bedeutet das: Die Gesamtheit und das Zusammenwirken aller Stoffe, die in einer Pflanze enthalten sind, erhöhen die Verdaulichkeit, die Aufnahme und die Wirkung der einzelnen Stoffe. In isolierter Form als Nahrungsergänzungsmittel können Vitamine, Mineralien und Enzyme auch schaden.

Zu den sekundären Pflanzenstoffen zählen die Flavonoide. Eine Untergruppe der Flavonoide sind Stoffe, die Früchte oder Gemüse dunkelrot, blau oder violett färben. Sie heißen Anthozyane. Ihnen werden besonders gesundheitsfördernde Wirkungen zugeschrieben. So sollen sie das Immunsystem beeinflussen, entzündungshemmende, antioxidative und keimhemmende Eigenschaften haben und ähnlich wie Kurkuma mögliche Entzündungen im Darm lindern. Bunte Früchte sind also Früchte für ein gesundes Leben! Ein Grund mehr, den Reichtum des Herbstes zu genießen.

Von August bis in den Oktober hinein schenkt uns die Natur Wildfrüchte wie Brombeeren, Holunderfrüchte, Felsenbirnen, Kornelkirschen, Hagebutten, Berberitzen, Schlehen und Sanddornfrüchte. Bevor wir sie sammeln, gehen wir zu den Bienenvölkern und staunen darüber, dass Winterbienen länger leben als ihre sommerlichen Geschwister. Hochwertige bunte Pollen mit Eiweiß, Fett – und mit Flavonoiden und Carotinoiden vieler verschiedener Blüten, beides sekundäre Pflanzenstoffe – sichern ihr langes Leben.

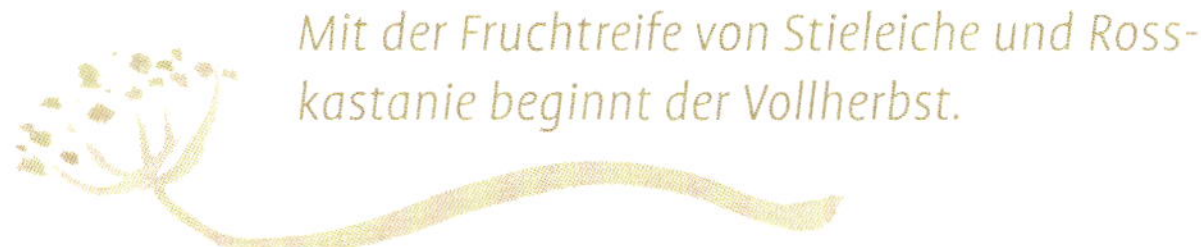

Mit der Fruchtreife von Stieleiche und Rosskastanie beginnt der Vollherbst.

LANGLEBIGE WINTERBIENEN

Ab Ende August schlüpfen Arbeiterinnen, die sich in Körperbau und Lebensdauer deutlich von ihren Sommerschwestern unterscheiden. Die sogenannten Winterbienen sind kleiner als Sommerbienen und leben nach dem Schlupf nicht nur sechs Wochen, sondern bis zu sieben Monate. Außerdem haben sie einen größeren Fettkörper als Sommerbienen. Dieses Organ ist der Speicherort für Nährstoffe und funktioniert ähnlich wie die Leber und das Fettgewebe der Säugtiere. Neben Kohlenhydraten werden darin Fette und Eiweiße gespeichert. Der Fettkörper von Winterbienen ist besonders groß, damit sie im Frühjahr noch vor den ersten Blüten über Nährstoffe zur Produktion von Futtersaft für die wachsende Brut verfügen.

BUNTE POLLEN FÜR EIN LANGES BIENENLEBEN

Ein bunter Pollenkranz über der Brut zeigt, dass die Bienen in der Umgebung reichhaltige und hochwertige Nahrung zur Ausbildung ihres Fettkörpers finden. Es ist erwiesen, dass sowohl der Nährwert als auch die Vielfalt von Pollen einen direkten Einfluss auf die Gesundheit und Lebensdauer von Bienen haben. Wenn Bienen in einer ausgeräumten Landschaft nur minderwertige Pollen, wie beispielsweise von Mais, finden, sterben sie eher. Spätblühende Pflanzen wie Malven, Fetthennen oder Astern schmücken nicht nur den herbstlichen Garten, sondern nähren auch Wild- und Honigbienen.

BUNTE WILDFRÜCHTE

Regionales Bio-Obst und -Gemüse der Saison liefern uns Menschen alle lebenswichtigen Vitamine und Nährstoffe. Sie sind reich an sekundären Pflanzenstoffen. Trauben, Heidelbeeren und Rotkohl enthalten besonders viele Anthozyane. Zusätzlich ergänzen kleine Mengen Wildfrüchte die Herbstküche. Beim Sammeln von Wildfrüchten halten wir Maß und nehmen von jedem Strauch nur wenige. Vögel und Kleintiere brauchen die Früchte, damit sie den Winter überleben. Aber Naschen unterwegs ist immer erlaubt.

Hagebutten

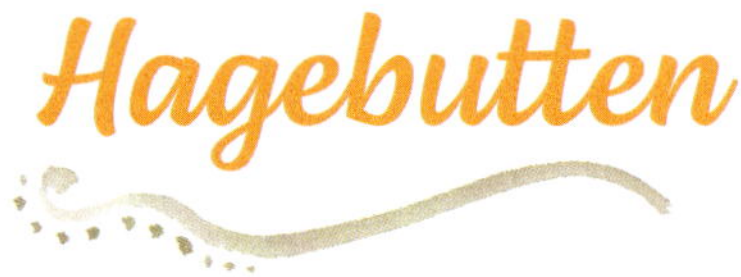

Die leuchtend roten Scheinfrüchte von Rosen heißen Hagebutten. Einige Gartenrosen, vor allem dicht gefüllte Züchtungen, sind steril und bilden keine Früchte aus. Besonders reich an Vitamin C sind die Hagebutten der einfachen Heckenrosen, die auch Hundsrosen (*Rosa canina*) genannt werden. 100 Gramm Früchte enthalten je nach Sorte und Lage bis zu 500 Milligramm Vitamin C und zusätzlich wertvolle Inhaltsstoffe wie Flavone, Rutin, Vitamine E, A und B1.

Die reifen Früchte werden ab September geerntet und zu Mus verarbeitet oder für Tee getrocknet (Seite 112). Je kürzer die Garzeit, umso mehr Vitamin C bleibt erhalten. Deshalb lohnt es sich, kleine Mengen frisch zu pürieren, in Eiswürfelformen einzufrieren und die gefrorenen Würfel bei Bedarf in Tiefkühlbehälter umzufüllen und so platzsparend aufzubewahren. Beim schonenden Trocknen der Hagebuttenschalen (also die Fruchthülle ohne Kerne, mehr dazu siehe unten) bleiben bis zu 50 % des Vitamin C erhalten, und auch in Teezubereitungen verringert sich dieser Gehalt nur noch wenig.

Traditionell werden Hagebuttenschalen zur Vorbeugung und Behandlung von Erkältungskrankheiten und grippalen Infekten, zur Steigerung der Abwehrkräfte sowie bei Gallenbeschwerden und Beschwerden im Bereich der ableitenden Harnwege verwendet. Diese Wirkungen wurden bis jetzt noch nicht durch Forschungen belegt. Die Naturheilkunde setzt jedoch seit einigen Jahren standardisiertes Hagebuttenpulver zur Linderung von Gelenkbeschwerden bei Arthrose ein. Ganze Hagebutten und Hagebuttenschalen sind also keine Arzneimittel. Als Lebensmittel werden sie zur Geschmacksverbesserung von Früchteteeoder Arzneiteemischungen eingesetzt.

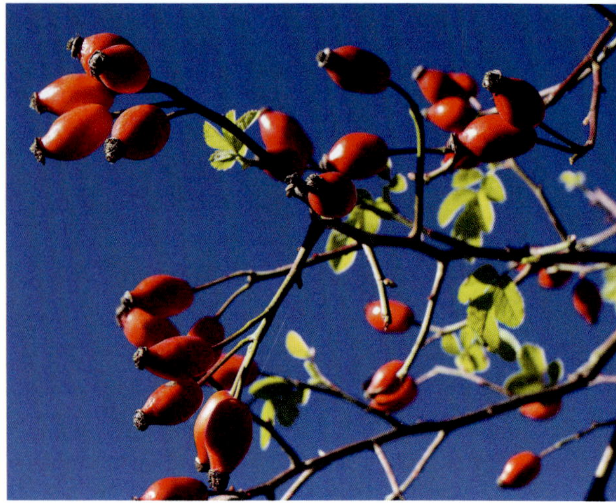

Wenn Bienen und andere Insekten im Frühjahr viele Blüten bestäuben, gibt es von Juli an reiche Ernte – hier von Hagebutten.

Die Kerne werden traditionell bei Beschwerden der ableitenden Harnwege, bei rheumatischen Beschwerden und Erkältungskrankheiten als Tee getrunken. Da diese Wirkungen nicht durch Studien belegt sind, sollten Hagebuttenkerne einfach in einem Genuss-Tee verwendet werden, ohne eine therapeutische Wirkung von ihnen zu erwarten; sie steuern ein feines Vanille-Aroma bei.

Hagebuttenschalen und -kerne gewinnen

Bei frischen Hagebutten schneidet man den Stiel und auf der anderen Seite den vertrockneten Kelch ab, halbiert die Früchte, kratzt Kerne und Härchen sorgfältig heraus und trocknet die Hälften schonend in einem Dörrapparat oder auf der Heizung. Die Kerne werden gewaschen und getrocknet. Hagebuttenkerne sind von feinen Härchen umhüllt, die auf der Haut und im Hals jucken; sorgfältiges Waschen entfernt sie.

Heidelbeeren und Brombeeren

Beim Naschen von Heidelbeeren (*Vaccinium myrtillus*), auch Blaubeeren genannt, und Brombeeren (*Rubus fruticosus*) färben sich Finger und Mund herrlich lilablau. Die Färbung ist ein Hinweis auf Anthozyane in den Beeren. Diese sekundären Pflanzenstoffe schützen die Zellen vor freien Radikalen. In Versuchen mit Ratten hatte Trauben-Heidelbeer-Saft einen positiven Effekt auf den Fettstoffwechsel. Deshalb vermuten die Forschenden, dass Lebensmittel mit Anthozyanen das Risiko bestimmter Stoffwechselerkrankungen verringern.

Frisch vom Strauch sind die Früchte reich an Vitamin C, B-Vitaminen, Vitamin E und vor allem Provitamin A, das der Körper zu Vitamin A umbauen kann. Vitamin A schützt die Augen und Schleimhäute. Außerdem enthalten die Früchte Mineralien wie Kalzium, Kalium und Magnesium. Natürlich kann man die Früchte zu Marmelade oder Saft verarbeiten, aber am leckersten sind sie immer noch sonnenwarm gepflückt.

Brombeeren und Blaubeeren halten sich tiefgekühlt sehr gut. Ich lege sie immer locker auf einem Blech aus, fülle sie gefroren in Tiefkühlbehälter und kann sie später portionsweise entnehmen.

Getrocknete Heidelbeeren werden traditionell als Tee bei unspezifischen Durchfällen zubereitet. Die Naturheilkunde empfiehlt für die Darreichung ein 10%iges Dekokt und eine Tagesdosis von 20–30 Gramm getrocknete Heidelbeeren. Ein Dekokt ist eine Zubereitung, bei der Pflanzenteile gekocht werden. Je nach Pflanze und verwendetem Pflanzenteil ist die Dauer unterschiedlich lang.

! HEIDELBEEREN VOR DEM VERZEHR WASCHEN?

Die Warnung vor Eiern des Fuchsbandwurms an Heidelbeeren aus dem Wald halten Forscher inzwischen für überholt. Wenn Sie in landwirtschaftlich genutzten Gebieten wohnen, werden die Eier theoretisch auch mit dem Staub vom Acker oder Heu in Ihren Garten geweht. Und schließlich finden Füchse auch in Städten neue Lebensräume. Sicherheitshalber können Sie Hände und Heidelbeeren nach dem Sammeln waschen, aber nur beim Kochen oder Backen sterben die Eier ab, das Einfrieren schadet ihnen nicht.

Heidelbeermuttersaft aus frischen Heidelbeeren (aus dem Bioladen oder Reformhaus) hilft traditionell zur Vorbeugung von Nachtblindheit. Präparate mit Anthozyanen aus frischen Heidelbeerfrüchten sind für diese Anwendung als traditionelles Arzneimittel registriert.

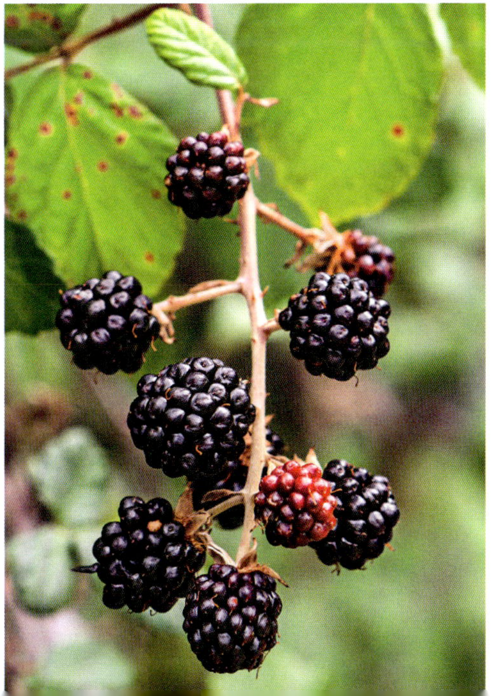

Brombeeren enthalten wertvolle Farbstoffe.

Holunder

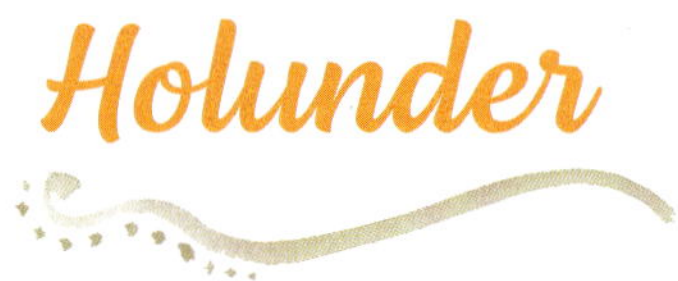

Ab August neigen sich schwarz glänzende Holunderfrüchte (*Sambucus nigra*) in schweren Dolden an den Zweigen. Die Früchte sind reich an Gerbstoffen, Kalium und Magnesium. Sie enthalten mit Vitamin C, vielen B-Vitaminen und sekundären Pflanzenstoffen wie Anthozyanen ein Komplettpaket zur Stärkung der Immunkräfte.

Rohe Holunderfrüchte enthalten das Blausäureglykosid Sambunigrin, das Brechreiz, Übelkeit und Durchfall verursacht. Beim Erhitzen über 80 Grad Celsius wird der Stoff abgebaut. Dabei geht zwar auch Vitamin C verloren, aber wertvolle Antioxidantien bleiben erhalten. Daher Holunderbeeren nur gekocht verwenden.

Die Volksmedizin empfiehlt Holunderfrüchte als Saft oder Suppe bei Erkältungen. Studien zeigen, dass Extrakte aus Holunderfrüchten die Dauer von Erkältungssymptomen verkürzen und in einem frühen Stadium das Andocken von Grippeviren hemmen können. Wärmend ist ein Tee aus Holunderblüten (Seite 78) mit einem Schuss Holundersaft, etwas Zitrone und Honig.

Kornelkirschen, Berberitzen und Schlehen

Die Früchte dieses Trios schmecken sehr sauer und enthalten so viele Gerbstoffe, dass sie den Mund zusammenziehen und ein pelziges Gefühl hinterlassen. Man sagt, sie wirken adstringierend. Als Zutat kann ihre Säure viele Gerichte geschmacklich bereichern. Alle drei enthalten Vitamin C und weitere Vitamine, Mineralien, Gerbstoffe, Säuren und Anthozyane.

Kornelkirschen (*Cornus mas*) decken im Herbst für mehr als 15 Vogelarten den Tisch. Aber nicht nur sie lieben die kirschroten, olivenförmigen Kornelkirschen, sie sind auch in der Küche eine Delikatesse. Erntezeit für die Früchte, die auch Dirndl oder Kornellen genannt werden, ist Ende September. In der Vollreife sind sie dunkelrot, weich und sie lösen sich leicht vom Stiel. Ich liebe den sauren Geschmack der rohen Früchte und nasche sie einzeln bei Spaziergängen vom Strauch.

Berberitzen (*Berberis vulgaris*), auch Sauerdorn genannt, sind selten in freier Natur zu finden. Inzwischen werden sie wieder öfter in Gärten gepflanzt und nützen Insekten, Vögeln und Menschen.

Im Mai erscheinen duftende gelbe Blüten, ab August reifen längliche orangerote Früchte, die auch im Winter stehen bleiben und Vögel ernähren. Die Blattdornen des Strauches schützen die Vögel gut vor Räubern. Im Iran würzt man mit den getrockneten Beeren Reisgerichte und Couscous. Inzwischen kann man getrocknete Berberitzen für Müslis auch bei uns kaufen und spart sich so die Mühe des Entsteinens vor dem Kochen. Die säuerlichen Berberitzen kann man wie Kornelkirschen roh naschen. Aber Achtung: Mit Ausnahme der roten Beeren enthalten alle anderen Teile der Berberitze Alkaloide und sind giftig.

Auch die Früchte der Schlehen (*Prunus spinosa*) kann man roh verzehren, aber sie enthalten so viele Gerbstoffe, dass man freiwillig kaum mehr als zwei oder drei Früchte vom Strauch nascht. Sie wirken stark adstringierend und erzeugen im Mund ein pelziges, raues Gefühl. Immer wieder liest man den Tipp, Schlehen einzufrieren, um Gerbstoffe abzubauen. Aber der Frost hat keinen Einfluss auf Gerbstoffe. Diese werden erst mit der Zeit abgebaut. Besser ist, so spät wie möglich zu ernten. Wer den starkwüchsigen Strauch im Garten hat, kann auch Zweige mit Früchten abschneiden und zur Reife im Keller lagern.

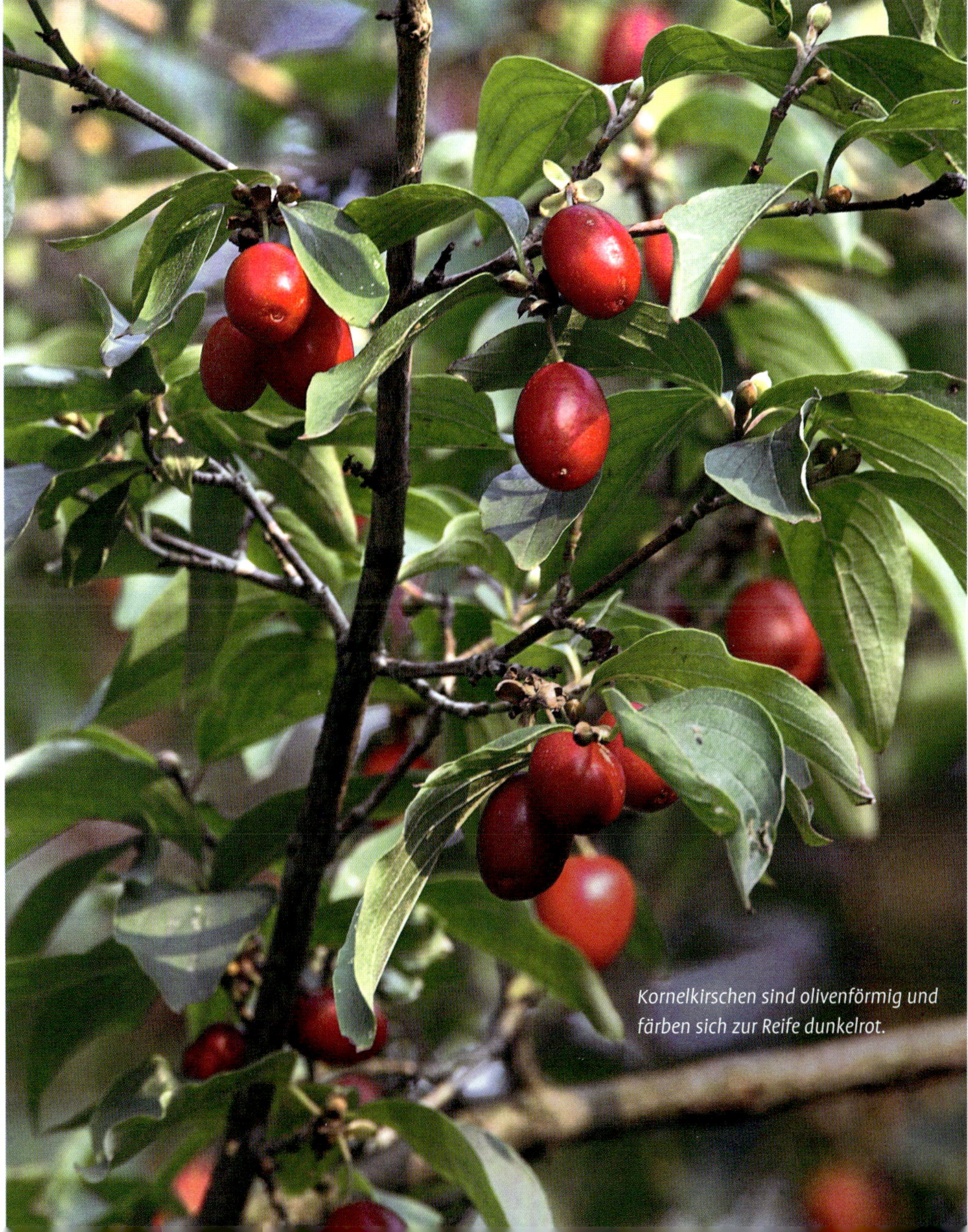

Kornelkirschen sind olivenförmig und färben sich zur Reife dunkelrot.

Rezepte und Tipps im September

HAGEBUTTENMUS

Reines Hagebuttenmus – ohne Zusatz anderer Früchte – ist eine Delikatesse.

ZUBEREITUNG Für das Mus werden die Hagebutten nicht geputzt, weil die Härchen nach dem Kochen und Passieren nicht mehr stören. Ich schneide nur die vertrockneten Kelche ab und ritze die Früchte ein. Hagebutten und Apfelsaft zu gleichen Gewichtsanteilen in einen Topf geben und bei niedriger Temperatur weich kochen. Hagebutten quetschen und durch ein feines Sieb streichen. Den Trester mit Essig ansetzen (folgendes Rezept). Das Mus in Eiswürfelformen füllen und einfrieren. Aufgetaut können Sie es mit Honig und Zitronensaft verfeinern und pur, in Joghurt oder Dressings verwenden.

HAGEBUTTENESSIG

Hagebutten-Trester, also der Pressrückstand der Muszubereitung, veredelt feinen Balsamico-Essig.

ZUBEREITUNG Nach der Zubereitung von Hagebuttenmus (vorheriges Rezept) bleibt im Sieb Trester mit Kernen, Schalen- und Fruchtanteilen zurück. Den Trester in ein Glas mit großer Öffnung geben und 500 ml weißen Balsamico-Essig und 1 EL Honig zugeben. 1 Woche ziehen lassen, dabei täglich schütteln. Danach den Essig durch ein Sieb und anschließend durch einen Kaffeefilter gießen, in Flaschen füllen und dunkel aufbewahren.

HAGEBUTTENTEE

Hagebutten enthalten so viel Vitamin C, dass es auch im Tee noch reichlich enthalten ist.

ZUBEREITUNG VARIANTE 1 1 EL getrocknete Hagebuttenschalen mit einer Tasse Wasser aufkochen und 30 Minuten ziehen lassen.

ZUBEREITUNG VARIANTE 2 1 EL getrocknete Hagebuttenschalen mit Wasser kalt ansetzen, über Nacht ziehen lassen und am Morgen kurz aufkochen.

KERNLESTEE (HAGEBUTTENKERNTEE)

Der Tee aus den Kernen der Hagebutten hat einen feinen Vanillegeschmack.

ZUBEREITUNG Pro Tasse 1 TL gewaschene und getrocknete Kerne mit Wasser aufkochen und 30 Minuten köcheln lassen, bis sie nach Vanille duften.

Variante Erkältungstee

Bei Erkältungen mit Schmerzen kombiniere ich gerne Hagebuttentee mit Hagebuttenkernen, gieße den Tee nach dem Köcheln über 1 TL Mädesüßblüten (Seite 77) und lasse ihn 7 Minuten ziehen. Nach dem Filtern süße ich leicht mit Honig.

Hagebutten vorbereiten für Mus und Essig

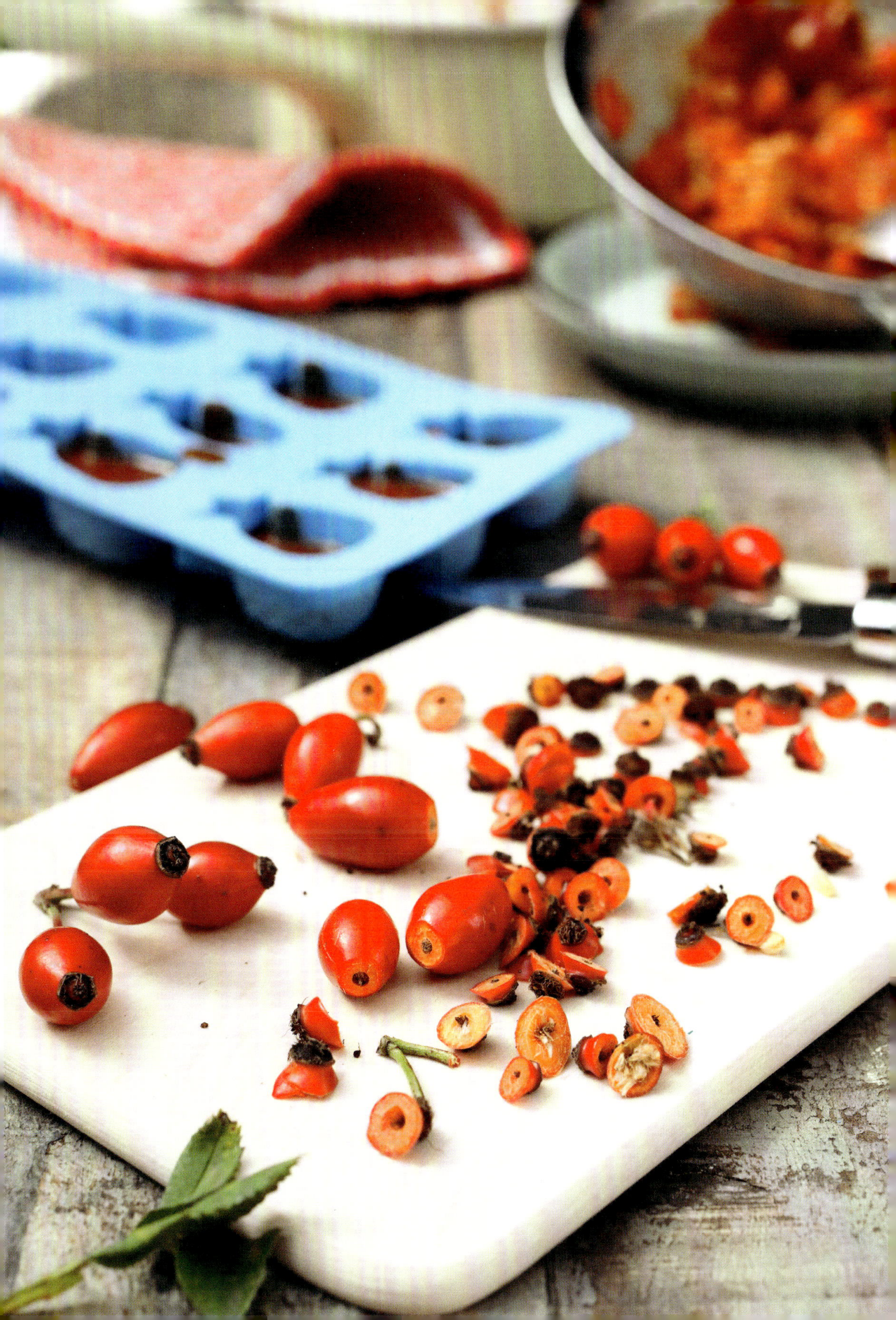

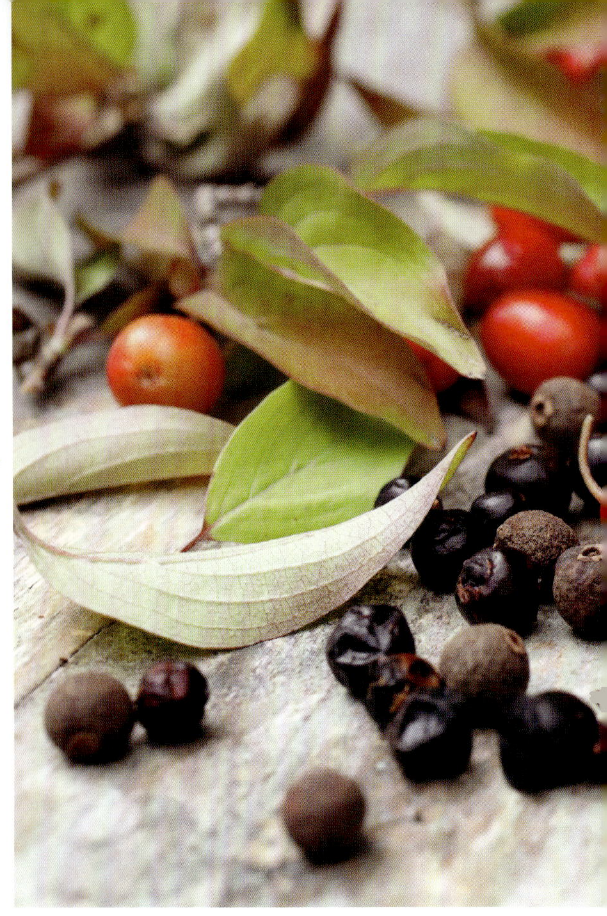

Allgäuer Dirndl – Kornelkirschen werden mit Gewürzen wie Wacholderbeeren und Piment in Essiglake eingelegt.

HEIDELBEERTEE

Der Tee aus getrockneten Beeren ist bei richtiger Zubereitung ein Hausmittel gegen Durchfall.

ZUBEREITUNG Pro Tasse 1 TL (2–3 g) getrocknete Heidelbeeren mörsern, in 150 ml kochendes Wasser geben, 10 Minuten köcheln, abseihen und schluckweise trinken.

HOLUNDERSAFT

Holundersaft ist die Basis für einen gesunden Früchtepunsch ohne Alkohol.

ZUBEREITUNG 3 kg Beeren mit einer Gabel von den Stängeln streifen und mit Dampf entsaften. Auf Wunsch 1 Tasse Saft für das Holundermus fürs nächste Rezept beiseitestellen. Den restlichen Saft heiß in sterilisierte Flaschen füllen, verschließen und 30 Minuten bei 85 Grad im Wasserbad pasteurisieren.

Den Trester auf Wunsch wie im folgenden Rezept zu Mus verarbeiten.

HOLUNDERMUS ALS BROTAUFSTRICH

Auch in diesem Rezept werden Reste zu einer Delikatesse verarbeitet.

ZUBEREITUNG Trester vom Entsaften des Holunders durch ein feines Sieb streichen, zum so gewonnenen Mus etwas Holundersaft hinzugeben und abwiegen. Der Menge entsprechend Gelierzucker zugeben und nach Rezept des Geliermittel-Herstellers verarbeiten.

ALLGÄUER DIRNDL

Kornelkirschen und Schlehen können süßsauer oder in Salzlake als falsche Oliven eingelegt werden. Beide können Sie gegeneinander austauschen.

ZUTATEN 500 g Kornelkirschen (alternativ Schlehenfrüchte), 5 fein gewürfelte Knoblauchzehen, 3 Lorbeerblätter, 6 Nelken, Wacholderbeeren, Pimentkörner, Pfeffer, 250 ml Apfelessig, 150 g Honig

ZUBEREITUNG Kornelkirschen in eine Schüssel geben. Knoblauch, Gewürze, Essig und Honig kurz aufkochen, über die Früchte geben, abdecken, 24 Stunden stehen lassen. Durch ein Sieb geben, Früchte und Gewürze in kochend heiß ausgespülte Twist-off-Gläser füllen. Sud aufkochen, in die Gläser zu den Früchten geben und sofort verschließen. Nach dem Abkühlen prüfen, ob die Deckel luftdicht schließen.

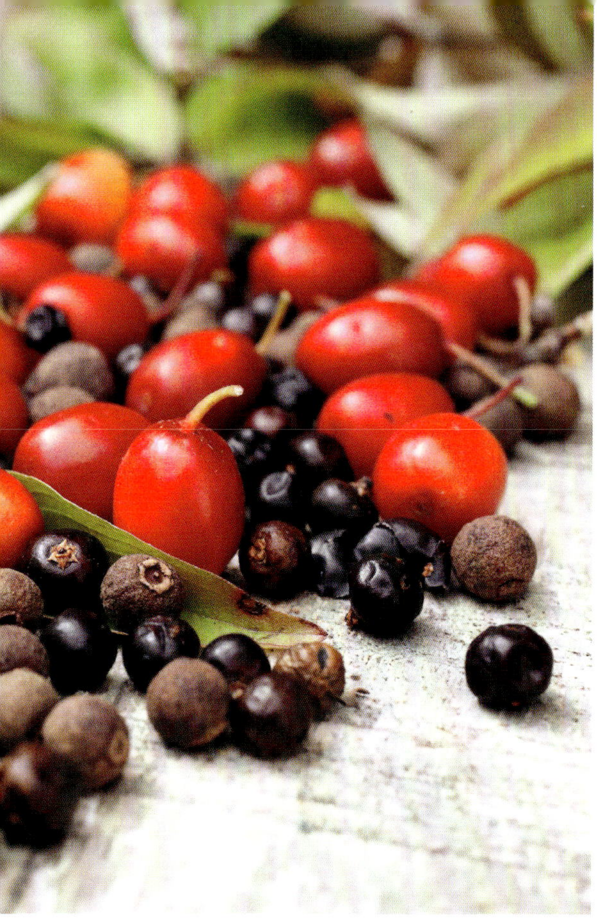

EIFELOLIVEN

In diesem Rezept werden Schlehen oder Kornelkirschen wie Oliven in Salzlake konserviert.

ZUTATEN 500 g Schlehenfrüchte (alternativ Kornelkirschen), 3 Zweige frischer Dost, 2 kleine Chilis, 200 g Salz, 3 Lorbeerblätter, 12 Nelken

ZUBEREITUNG Schlehenfrüchte verlesen, Stiele und Blätter entfernen, nur unbeschädigte Früchte verwenden. In sterile Gläser füllen. Dostblätter von den Stielen rebeln, Chilis schneiden. 1 l Wasser mit Salz und Gewürzen aufkochen und noch heiß über die Früchte gießen. 6–8 Wochen ziehen lassen. Nach dem Öffnen im Kühlschrank aufbewahren.

TAGLIATELLE MIT PILZEN UND HAGEBUTTEN

Pilze entwickeln beim Schmoren einen herzhaften Umami-Geschmack.

ZUTATEN FÜR 4 PERSONEN: 400 g gemischte Pilze, 2 EL Olivenöl, 75 g Butter, 1 Knoblauchzehe, 1 TL Honig, 50 g geputzte und in Achtel geschnittene Hagebutten (von Kernen und Härchen befreit), 500 g Tagliatelle, 2 EL gehackte glatte Petersilie, Salz, Pfeffer

ZUBEREITUNG Pilze putzen, in Scheiben schneiden. Olivenöl mit 50 g Butter in einer Pfanne erhitzen, Knoblauchzehe dazugeben, anschwitzen. Pilze dazugeben, kurz bei hoher Temperatur schwenken, dann mit Deckel 20 Minuten bei niedriger Temperatur köcheln. In einer zweiten Pfanne die restliche Butter schmelzen, mit Honig aufschäumen und die Hagebutten darin glasieren.

Tagliatelle in reichlich Salzwasser bissfest kochen. Kurz vor Ende der Garzeit ½ Tasse Nudelwasser beiseitestellen. Tagliatelle abgießen, zusammen mit Petersilie zu den Pilzen geben und mit Salz und Pfeffer abschmecken. Einige Minuten sautieren, eventuell mit etwas Nudelwasser binden. Auf Tellern anrichten und die Hagebutten darübergeben.

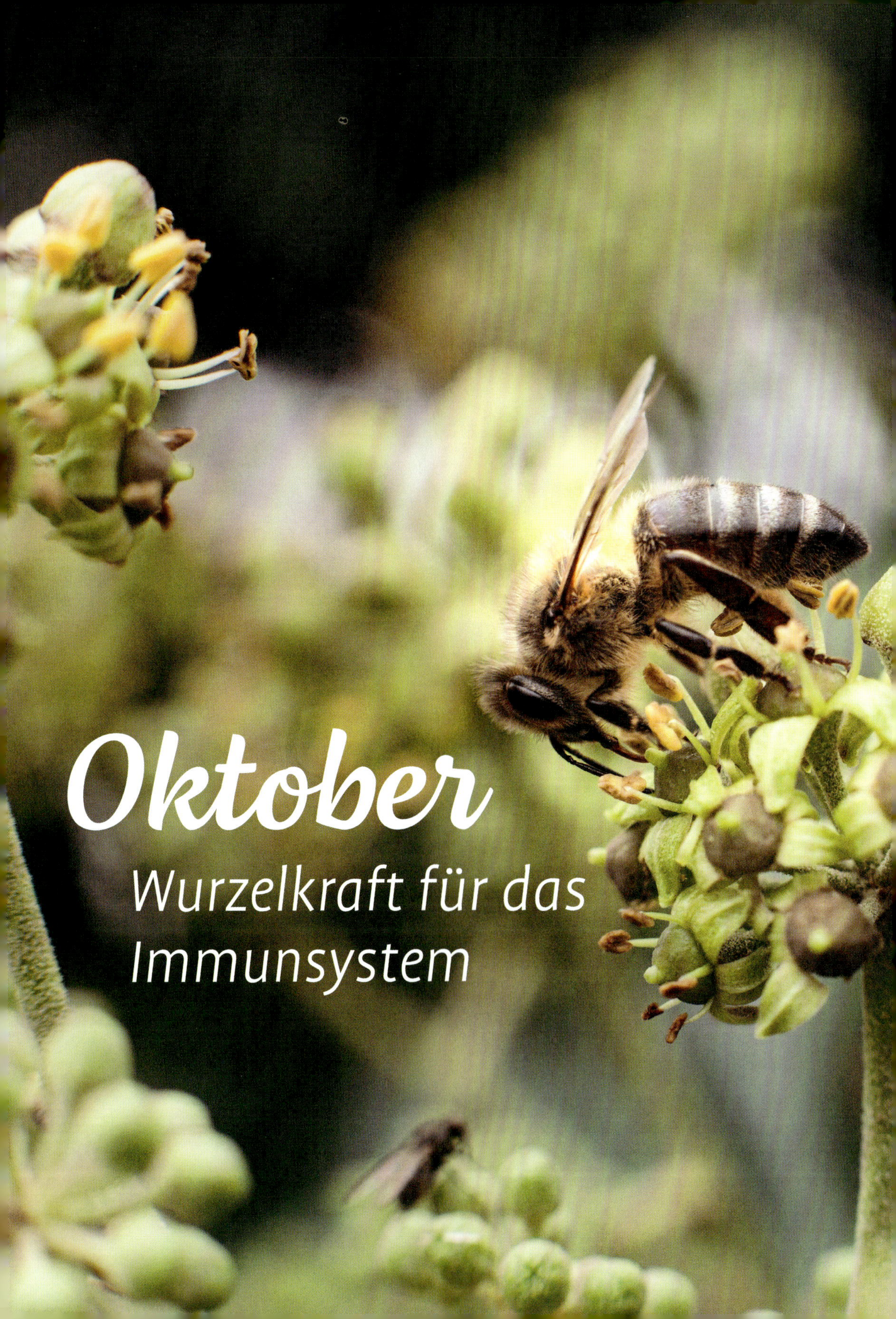

Oktober

Wurzelkraft für das Immunsystem

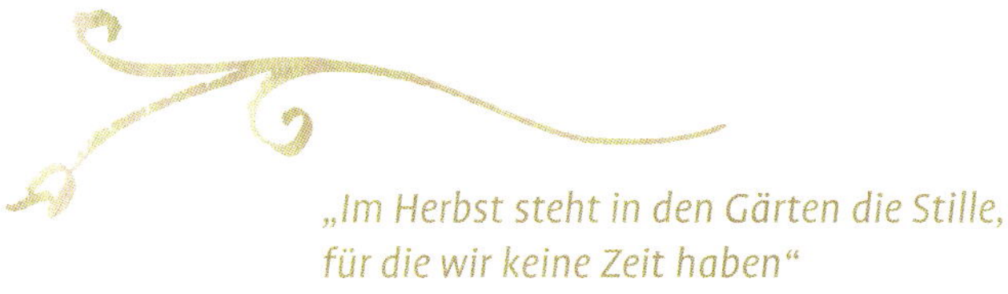

„Im Herbst steht in den Gärten die Stille, für die wir keine Zeit haben“

Victor Auburtin

Darmflora aufbauen, Immunsystem stärken

In der milden Oktobersonne fliegen die Sammlerinnen gemächlicher. Die große Arbeit des Sommers ist getan, die Vorratstöpfe der Bienen sind gefüllt. Das Volk hat zwischen 15 und 20 Kilogramm Futter für den Winter und pflegt deutlich weniger Brut. Die letzte Tracht bildet blühender Efeu. Dort tummeln sich neben Honigbienen auch Wildbienen, Wespen, Hornissen und Schmetterlinge. Im Garten ist die Fetthenne ein Insektenmagnet.

Auch für uns Menschen ist ein Großteil der Arbeit getan, jetzt geht es ans Ernten. Im Oktober ernten wir nicht nur bunte Früchte, sondern auch starke Wurzeln. Mit den kälter werdenden Tagen ziehen Pflanzen ihre Energien in Stamm und Wurzeln zurück, und in den Blättern werden die bunten Farbstoffe sichtbar, die vor Sonneneinstrahlung und schädigenden Mikroben geschützt haben. Zeichen für den Beginn des Spätherbstes ist die Blattfärbung von Stieleichen und Lärchen.

Mit der Blattfärbung von Stieleiche und dem Blattfall der Vogelbeere beginnt der Spätherbst.

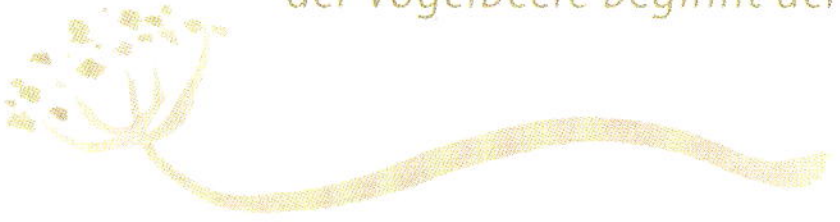

Vor dem ersten Frost werden nun Karotten, Rote Bete, weitere Wurzelgemüse und verschiedene Kohlarten geerntet. In ihnen begegnen uns die bunten Pflanzenkräfte Flavonoide und Carotinoide noch einmal in ihrer köstlichsten Form (Seite 106). Zusätzlich enthalten Kohlarten und Rettiche scharfe Stoffe, die den Darm und das Immunsystem vor dem Winter stärken.

GESUND HALTBAR MACHEN: EINLEGEN

Frische Lebensmittel halten sich dauerhaft nur, wenn das Wachstum unerwünschter Mikroorganismen sicher verhindert wird. Einlegen in Salzlake oder Essig sind Methoden, die schon vor dem Einkochen bekannt waren.

Wenn die Bäume rot und orange in den letzten warmen Oktober-Sonnenstrahlen leuchten, ist es Zeit, an die eigenen Wurzeln zu denken und in tiefen Zügen Energie für den Winter zu schöpfen. Was nährt meine Wurzeln und woraus schöpfe ich Lebenskraft? In welchem Beziehungsgeflecht wachsen meine Wurzeln? Zu welchen Zeiten im Leben ziehe ich Energie in die Wurzeln zurück?

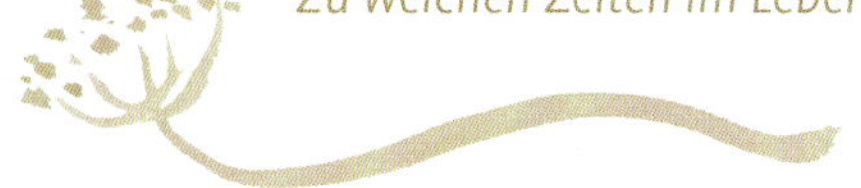

Essig allein muss sehr hoch konzentriert sein, damit frisches Obst oder Gemüse sicher konserviert wird. Der Säuregehalt wäre dann für den Verzehr viel zu hoch. Deshalb wird zum Konservieren eine Lösung aus Essig, Wasser und Zucker oder Honig gekocht und möglichst heiß über das Gemüse gegossen. Noch sicherer ist es, das Gemüse sehr kurz mitzukochen, in Gläser zu füllen und dann erst den kochenden Sud darüberzugeben. Zwei bekannte und derzeit im Trend liegende Methoden des Einlegens mithilfe von Honig sind Oxymel und Fire Cider.

OXYMEL

Oxymel heißt übersetzt Sauerhonig. In der Antike wurde der Trank aus Honig und Essig als stärkende Medizin verordnet; üblich war eine Zubereitung aus drei Teilen Honig und einem Teil Essig. Bei einer hohen Honigkonzentration, beispielsweise im eben genannten 3:1-Verhältnis aus der Antike, muss Oxymel nicht erhitzt werden. Bei einem höheren Wasseranteil wird er in der Regel gekocht.

Oxymel wirkt tonisierend, regt die Verdauung an und gleicht als isotonisches Getränk beim Sport Mineralverluste aus.

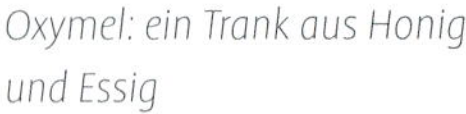

Oxymel: ein Trank aus Honig und Essig

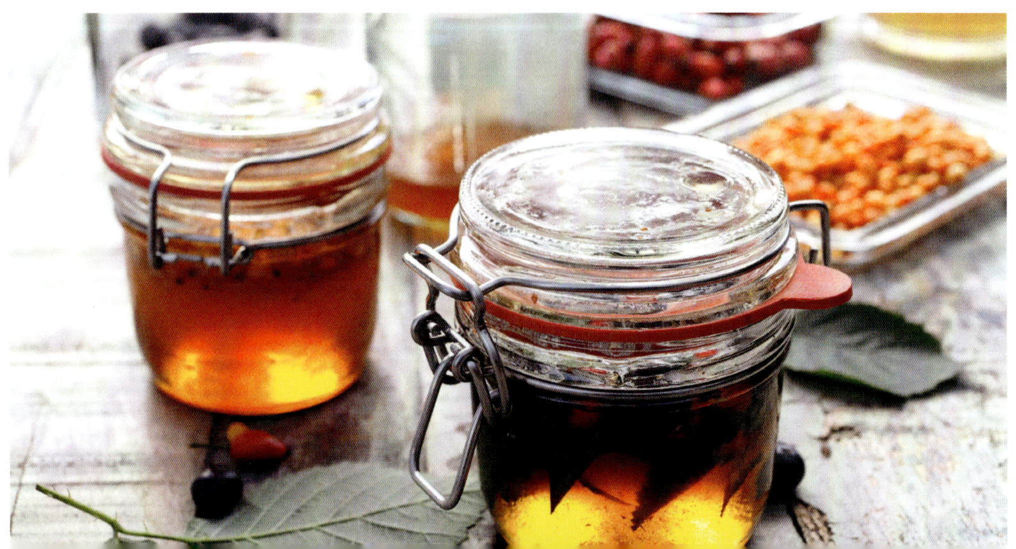

LEBENDIGE MILCHSÄUREBAKTERIEN FÜR EINE STARKE DARMFLORA

Das Fermentieren ist in vielen Kulturen und in vielen Varianten zur Haltbarmachung bekannt. Das erste Bier wurde wahrscheinlich durch Zufall vor 6000 Jahren in Mesopotamien vergoren. Neben Hefen sind auch Pilze (zum Beispiel für Kefir) und Milchsäurebakterien Helfer beim Fermentieren von Lebensmitteln. Milchsäurebakterien verwandeln Milch in Joghurt und Kohl in Sauerkraut. Es heißt, dass sie wichtig für die Gesundheit sind. Wie ist das zu verstehen?

Auf der Haut, auf Schleimhäuten und im Darm jedes Menschen gibt es eine Vielzahl von Bakterien, Pilzen und Viren. Sie alle zusammen bilden das Mikrobiom, das für jeden Menschen einzigartig ist. Unter den Mikroben gibt es Helfer, neutrale und schädigende Vertreter. Im Darm unterstützen die Helfer die Verdauung, produzieren Vitamine und stimulieren das Immunsystem. Je vielfältiger und stärker die Helfer aufgestellt sind, umso besser können sie zur Gesundheit beitragen. Im Darm kommen natürlicherweise Stämme von nützlichen Milchsäurebakterien vor. Zusätzlich nehmen wir diese Helferlein auf, wenn wir Joghurt, Kimchi oder Sauerkraut essen, die nicht pasteurisiert wurden.

Je mehr Zusammenhänge zwischen der Zusammensetzung des Mikrobioms und der Gesundheit bzw. dem Risiko für bestimmte Krankheiten entdeckt werden, umso stärker wächst das Interesse der Forschung an fermentierten Lebensmitteln wie Joghurt, Kefir, Kombucha, Miso, Sauerkraut und Kimchi. Studien lassen darauf schließen, dass der regelmäßige Verzehr fermentierter Nahrung die Vielfalt der Helfer im Mikrobiom erhöht. Das Spannende ist, dass die Fermentationsprodukte in der Regel hochwertiger und gesundheitsfördernder sind als die Ausgangsprodukte. Rettich und Kohl sind vitamin- und mineralstoffreich und enthalten scharf schmeckende Senföle. Ihre Inhaltsstoffe regen die Verdauung an und wirken antimikrobiell. Beim Kochen gehen Senföle und Vitamin C verloren, doch roh sind beide nicht für jeden bekömmlich. Die Lösung heißt: fermentieren. Milchsäurebakterien schließen schwer verdauliche Zellwände auf und verwandeln Kohl in ein wertvolles Lebensmittel. Rohes Sauerkraut enthält mehr Vitamin C als Weißkohl und punktet mit Milchsäurebakterien, die eine gesunde Darmflora nähren.

! NICHT ANWENDEN

- Oxymel und Fire Cider sind nicht für Menschen mit einem schwachen Magen oder Erkrankungen der Speiseröhre und des Magens geeignet. Nicht auf nüchternen Magen und nicht direkt vor dem Schlaf einnehmen, um Reizungen zu vermeiden. Bei Gallensteinen nur nach ärztlicher Anweisung einnehmen.

PERGA, DAS SAUERKRAUT DER BIENEN

Honigbienen können mit vielen tausend Individuen überwintern, weil sie Honig und Pollen einlagern und konservieren. Frisch gesammelte Pollen enthalten bis zu 30 % Wasser und

Perga gewinnen

Früher pickten Imker das Bienenbrot mit einer kleinen Stanze Zelle für Zelle aus alten Waben. Schneller geht es, gefrorene Waben zu schreddern. Das eiskalte Wachs zerspringt und kann ausgesiebt werden. Übrig bleibt Perga, das gereinigt und luft- oder gefriergetrocknet in den Handel kommt. Der Aufwand für die Herstellung und die Kontrollen auf Rückstände ist so hoch, dass nur wenige Imkereien in Deutschland Perga anbieten.

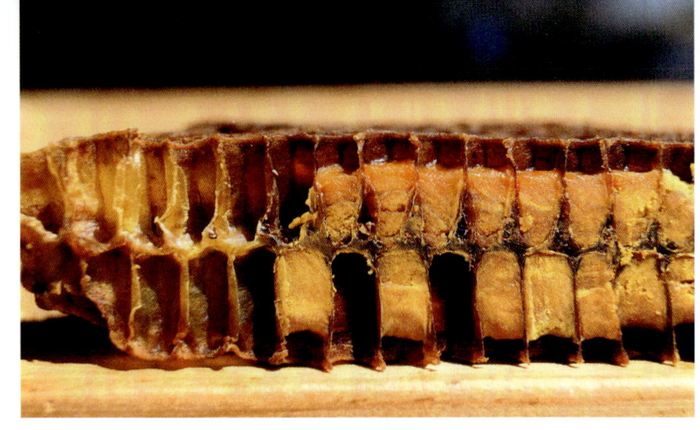

Perga im Querschnitt einer Wabe. Deutlich ist zu sehen, wie die Bienen Schicht um Schicht eingestampft haben.

verderben schnell durch Schimmel oder andere Mikroorganismen. Honigbienen machen Pollen haltbar, indem sie ihn mit Honig, Enzymen und antibiotisch wirkenden Stoffen mischen, in leere Zellen stampfen und mit einer dünnen Schicht Wachs und Propolis versiegeln.

Unter dem luftdichten Verschluss vergären Milchsäurebakterien die Masse und erhöhen die Haltbarkeit. Die fermentierten Pollenpakete nennt man Bienenbrot oder Perga. Mit der Menge aus einer Zelle ernähren Ammenbienen bis zu zwei Larven.

Perga kann als Nahrungsergänzungsmittel ähnlich wie Pollen zur Stärkung verwendet werden. Nach der Fermentation enthält Perga etwas weniger Kohlenhydrate als Pollen und die Hülle der Pollenkörner ist besser verdaulich.

Pollen und Perga als Abbild der Umwelt

Pollen und Perga aus Gebieten mit intensivem Obstanbau sind fast immer mit Pestiziden belastet. Auch andere Rückstände wie Schwermetalle, giftige Pflanzenstoffe, zum Beispiel Pyrrolizidin-Alkaloide (PAs), oder Schimmel können darin enthalten sein. Achten Sie beim Einkauf auf Bio-Zertifizierung und den Nachweis einer Rückstandsanalyse.

PFLANZEN ALS NAHRUNG, MEDIZIN UND RÄUCHERWERK

Menschen haben früh gelernt, Wurzeln, Knollen und Rhizome als Nahrung, Kosmetik, Medizin und Räucherwerk zu nutzen. Karotten, Pastinaken, Rettiche und Rote Bete bleiben nach der Ernte viele Wochen frisch, wenn sie kühl und feucht in Sand gebettet werden. Das ist in modernen Wohnungen kaum möglich. Man kann sie jedoch wie gesagt wie Sauerkraut fermentieren.

Die Kulturformen der Wurzelgemüse Karotte, Rote Bete und Sellerie enthalten weniger Bitterstoffe als ihre wilden Verwandten. Deshalb sind Löwenzahn, Wegwarte und Co. eine Bereicherung des Speiseplans, da sie noch ihre ursprünglichen Bitterstoffe in sich tragen.

Die Schwefelverbindungen in Knoblauch und Zwiebeln riechen zwar intensiv, aber gerade diese Stoffe wirken antibiotisch und leicht antiviral. Traditionelle Bäcker legen beim ersten Ansatz von Sauerteig Zwiebelscheiben auf den Vorteig aus Roggenmehl und Wasser, um das Wachstum unerwünschter Bakterien zu hemmen.

Die Wurzeln von Alant, Eibisch und Engelwurz werden nach der Ernte sorgfältig gereinigt und frisch oder getrocknet als Gewürz, in Kosmetika oder Räucherwerk verarbeitet. So bringen diese Sommerpflanzen Licht in den Winter.

Ingwer

Ingwer (*Zingiber officinale*) ist scharf, aromatisch-bitter und entfaltet frisch geschnitten zitronige Noten. Das Rhizom enthält einen Balsam aus verschiedenen ätherischen Ölen, Scharfstoffen, Bitterstoffen, Enzymen, Fetten, Zucker und Schleimen. Seine Scharfstoffe reizen die Wärmerezeptoren der Mundschleimhaut. In der Folge weiten sich die Gefäße, der Körper schwitzt und das Immunsystem wird angeregt. Eine heiße Suppe oder eine heiße Zitrone mit Ingwer und Honig sind bewährt bei Erkältungskrankheiten, Frösteln, Husten und Halsschmerzen. In der richtigen Dosierung wirkt Ingwer besänftigend auf den Magen und lindert Reiseübelkeit. Ein Zuviel kann jedoch das Gegenteil bewirken.

Sogar während und nach einer Chemotherapie mindert er Brechreiz. Ich selbst habe gute Erfahrungen damit gemacht, kleine Stückchen Ingwer frisch abzuschneiden und mit 1 TL Honig zu kauen.

Kurkuma

Kurkuma (*Curcuma longa*) verleiht Reis und Milch eine goldgelbe Farbe und ist Grundbestandteil aller Curry-Mischungen. Frisch aufgeschnitten duftet das Rhizom herb erdig-aromatisch. Kurkuma enthält ätherische Öle, Scharf- und Bitterstoffe, Vitamine, Mineralien, Carotinoide und weitere sekundäre Pflanzenstoffe. Sie fördert die Gallensaftproduktion und wirkt entblähend und verdauungsfördernd. Außerdem soll sie antioxidative und entzündungshemmende Eigenschaften haben. Am besten kann der Körper den Inhaltsstoff Kurkumin in der Kombination mit Pfeffer aufnehmen.

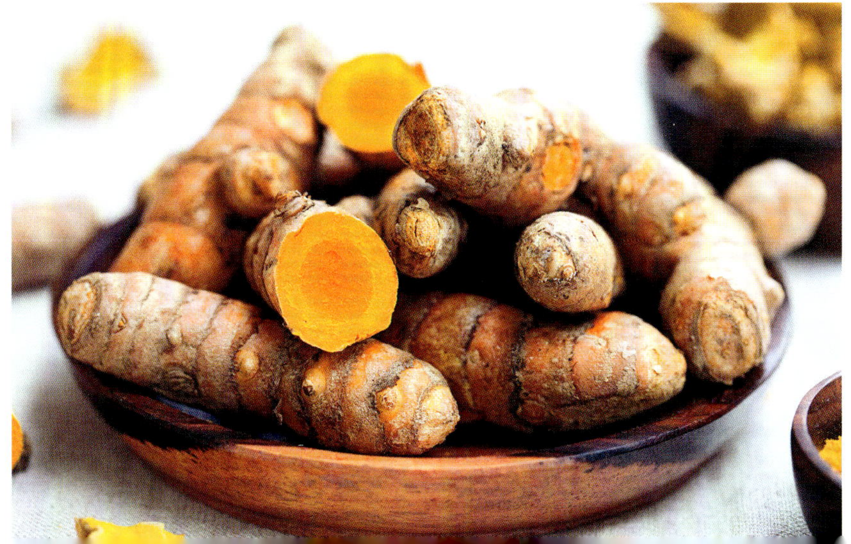

Kurkuma steckt voller wertvoller Inhaltsstoffe.

Schwarzer Rettich

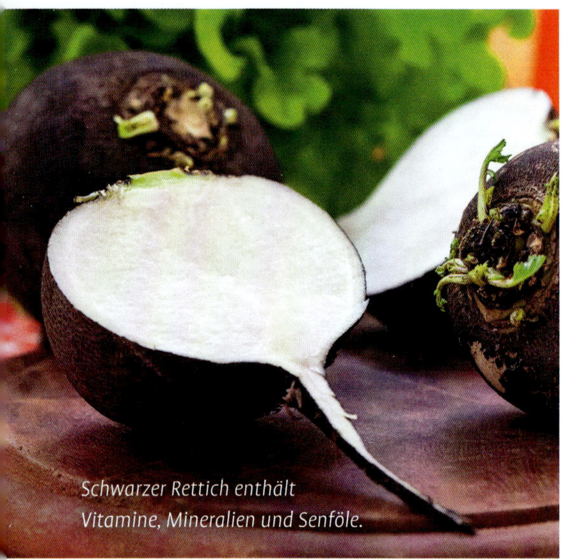

Schwarzer Rettich enthält Vitamine, Mineralien und Senföle.

Schwarzer Rettich (*Raphanus sativus*) gehört wie Kohl zur Familie der Kreuzblütengewächse und hat eine harte, schwarze Schale. Das feste, weiße Rübenfleisch ist etwas schärfer als das seiner weißen Verwandten.

Die Volksmedizin empfiehlt bei Husten, mehrmals täglich einen Teelöffel Rettichsirup einzunehmen. Den Sirup gewinnt man, indem man den Blattansatz eines runden Rettichs kegelförmig ausschneidet, mit einer Stricknadel einen Kanal bis zur Wurzelspitze sticht, den Rettich auf ein Glas stellt und in den Kegel Honig einfüllt. Der Honig zieht Saft aus dem Rettich und tropft in das Glas darunter.

Tipp

Ich schneide anfangs einen kleinen Kegel aus. Wenn die erste Schicht Honig durchgetropft ist, schneide ich nach und fülle noch einmal Honig ein.

Zwiebel

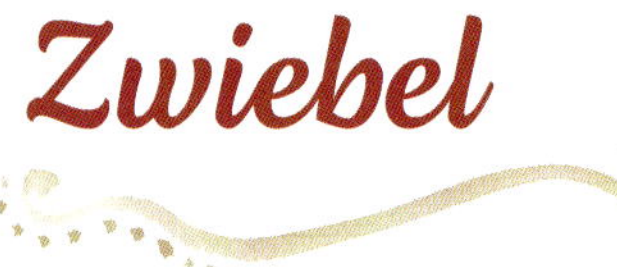

Die Zwiebel *(Allium cepa)* hat unsere Wertschätzung verdient. Bisher sind nur ihr Einsatz bei Appetitlosigkeit und zur Vorbeugung altersbedingter Gefäßveränderungen wissenschaftlich untersucht und anerkannt.

In der Erfahrungsmedizin wird Zwiebelsirup bei Husten und Bronchitis eingesetzt. Die einfachste Zubereitung eines Sirups ist, eine Zwiebel zu hacken, in ein Schraubglas zu füllen, zwei Esslöffel Honig darüberzugeben und das Glas zu verschließen. Sobald der Honig Zwiebelsaft gezogen hat, kann man den Sirup teelöffelweise einnehmen. Andere Anwendungen bei Erkältungskrankheiten sind Zwiebelwickel aus leicht angewärmten Zwiebelringen. Wie oft haben Zwiebelsäckchen auf den Ohren meine Kinder vor einer ernsthaften Ohrenentzündung bewahrt!

In Wintersuppen sind sie ein unverzichtbarer Bestandteil zur Stärkung der Immunkraft. Vermutet wird, dass die in Zwiebeln enthaltenen Thiosulfinate antiasthmatische Eigenschaften haben. Das passt zum Rat der Erfahrungsmedizin, auf Wespen- und Bienenstiche eine aufgeschnittene Zwiebel zu pressen. Nach Stichen von Mücken, Wespen und Bienen wird im Körper Histamin freigesetzt. Falls Sie gerade kein Gel mit antihistaminischer Wirkung zur Hand haben, könnten Sie auch eine aufgeschnittene Zwiebel auf den Stich pressen. Ebenso wie Bärlauch werden Zwiebeln auch zur Darmsanierung eingesetzt.

Rezepte und Tipps im Oktober

KARAMELLISIERTE LÖWENZAHNWURZEL

Löwenzahnwurzeln enthalten im Herbst weniger Bitterstoffe und mehr Inulin als im Frühjahr. Inulin ist ein Mehrfachzucker, der nützliche Bakterien im Dickdarm fördert.

ALS BEILAGE FÜR 2 PERSONEN: 3–4 Löwenzahnwurzeln, 1 EL Zitronensaft, 1 EL Weißwein, je 1 TL Butter und Honig

ZUBEREITUNG Wurzeln unter Wasser bürsten und mit dem Messer abschaben. In 3 cm lange Stücke schneiden. 500 ml Wasser mit Zitronensaft und Weißwein zum Kochen bringen, Wurzeln darin 5 Minuten blanchieren, abschrecken und abtropfen lassen. Butter in einer Pfanne erhitzen, Honig dazugeben und kurz aufschäumen lassen, nicht bräunen. Löwenzahnwurzeln darin karamellisieren. Gut geeignet als Beilage zu Gemüse.

VIER-RÄUBER-ESSIG ALS OXYMEL

Das Rezept ist auch unter den Namen „Essig der vier Diebe“ oder „Pestessig“ überliefert.

Die Geschichte der Räuber ist in vielen Varianten bekannt. Als im 17. Jahrhundert in Europa die Pest wütete, plünderten in Südfrankreich vier Räuber leerstehende Häuser und – je nach Erzählung – auch die Toten aus. Sie wurden gefasst und zum Tode verurteilt. Doch der Richter bot ihnen einen Handel an: Straffreiheit gegen das Rezept, das sie gegen Pest schützte. Die Räuber gingen auf den Handel ein, und ihr Essigrezept ist in ebenso vielen Varianten überliefert wie ihre Geschichte. Grundzutaten sind immer mediterrane Pflanzen mit stark antibiotisch wirkenden ätherischen Ölen. Ich setze meinen Vier-Räuber-Essig als Oxymel an.

ZUTATEN 500 ml Apfelessig, 500 g Honig, 5 frische Kapuzinerkresseblüten, 5 frische Salbeiblätter, 5 Zweige frischer Thymian, 1 Spitze frisches Herzgespann, 5 Gewürznelken, 1 TL zerstoßene Engelwurzwurzel, 10 weiche Hagebutten

ZUBEREITUNG Essig und Honig mischen, Kräuter verlesen, schneiden oder zupfen, Hagebutten einritzen und alles in die Honig-Essig-Mischung geben. Verschließen, dunkel und kühl 10 Tage lang stehen lassen, dabei immer wieder schütteln. Sieben und den Sirup in dunkle Flaschen füllen. Kühl gelagert 1 Jahr haltbar. Zur Stärkung dreimal täglich 1 EL in Wasser oder Tee trinken.

Für eine saubere Küche

Der Sauerkrautsaft wirkt als Starter für die Fermentation. Beim Fermentieren entstehen Gase, die aus einem Bügelglas entweichen können. Da mit den Gasen auch etwas Flüssigkeit austreten kann, stellt man das Glas auf einen Teller. Twist-off-Gläser sind für den Druck nicht geeignet.

FIRE CIDER

Eine nordamerikanische Variante des Oxymel heißt Fire Cider und gilt dort als Immunbooster.

ZUTATEN FÜR EIN GROSSES 1,5-LITER-BÜGELGLAS: 1 Bio-Zitrone, 1 Bio-Orange, 1 kleine Chili, 1 Zwiebel, 3–4 Knoblauchzehen, 1–2 EL frisch geriebener Meerrettich, 2–3 EL frisch geriebener Ingwer, 1–2 EL frisch geriebene Kurkumawurzel (alternativ 1–2 TL Pulver), je 5 frische Kapuzinerkresseblätter und -blüten, 5 frische Ringelblumenblüten, 5 Zweige frischer Thymian, 2 Zweige frisches Basilikum,1 Zweig frischer Rosmarin, 10 Pfefferkörner, 750 ml Apfelessig (nicht pasteurisiert)
Nach 4 Wochen: 350 g flüssiger Lindenblütenhonig oder ein anderer Blütenhonig

ZUBEREITUNG Bügelglas sterilisieren. Zitrone und Orange heiß waschen, abtrocknen und mit der Schale in Spalten schneiden. Chili in feine Ringe schneiden, Zwiebeln würfeln, Knoblauch hacken. Alle Zutaten ins Glas schichten und mit Apfelessig aufgießen.

Verschlossen 4 Wochen an einem dunklen, kühlen Ort stehen lassen, nicht im Kühlschrank. Täglich schütteln. Danach durch ein Sieb gießen und ausdrücken. Den Honig kurz im Wasserbad auf 40 Grad erwärmen und in die Flüssigkeit rühren, bis er gelöst ist.

Dunkle Bügelflaschen (zum Beispiel Bierflaschen) in kochendem Wasser sterilisieren. Fire Cider in die heißen Flaschen füllen. Dunkel und kühl gelagert hält er sich ein halbes Jahr. Nach Anbruch im Kühlschrank aufbewahren. Täglich 3–4 EL in Wasser trinken oder zum Dressing geben.

FERMENTIERTER KNOBLAUCH IN GOLDEN HONEY

Beim Fermentieren in Honig und Kurkuma entfaltet der Knoblauch völlig neue Aromen.

Das Zwiebelgewächs Knoblauch (*Allium sativum*) enthält ebenso wie Küchenzwiebeln und Bärlauch Alliin, das beim Zerkleinern zu Allicin umgewandelt wird. So entsteht der typische Knoblauchgeruch. Allicin und seine Abbauprodukte wirken antibiotisch und so fand Knoblauch seinen Platz in der Küchenapotheke.

ZUTATEN FÜR EIN 350-ML-BÜGELGLAS: 200 g flüssiger Honig, 1 EL Kurkuma-Pulver, etwas geriebener Pfeffer, 2 EL nicht pasteurisierter Sauerkrautsaft, 2 Knoblauchknollen

ZUBEREITUNG Honig mit Kurkuma, Pfeffer und Sauerkrautsaft verrühren. Knoblauchzehen aus der Knolle lösen, schälen, längs halbieren, in das Glas legen. Honigmischung darübergießen. Der Knoblauch sollte bedeckt sein, aber das Glas sollte nur zu zwei Drittel gefüllt werden. Rühren, damit Luftblasen aufsteigen. Ein Gärglasgewicht (auch Fermentiergitter, im Handel als Zubehör zum Einkochen und Fermentieren erhältlich) auflegen, damit der Knoblauch mit Honig bedeckt bleibt. Bei Zimmertemperatur dunkel für 6–8 Wochen ziehen lassen. Den fermentierten Knoblauch zu Dressings oder Marinaden geben oder kleine Stückchen auf Brot essen.

Fermentierter Knoblauch mit Kurkuma

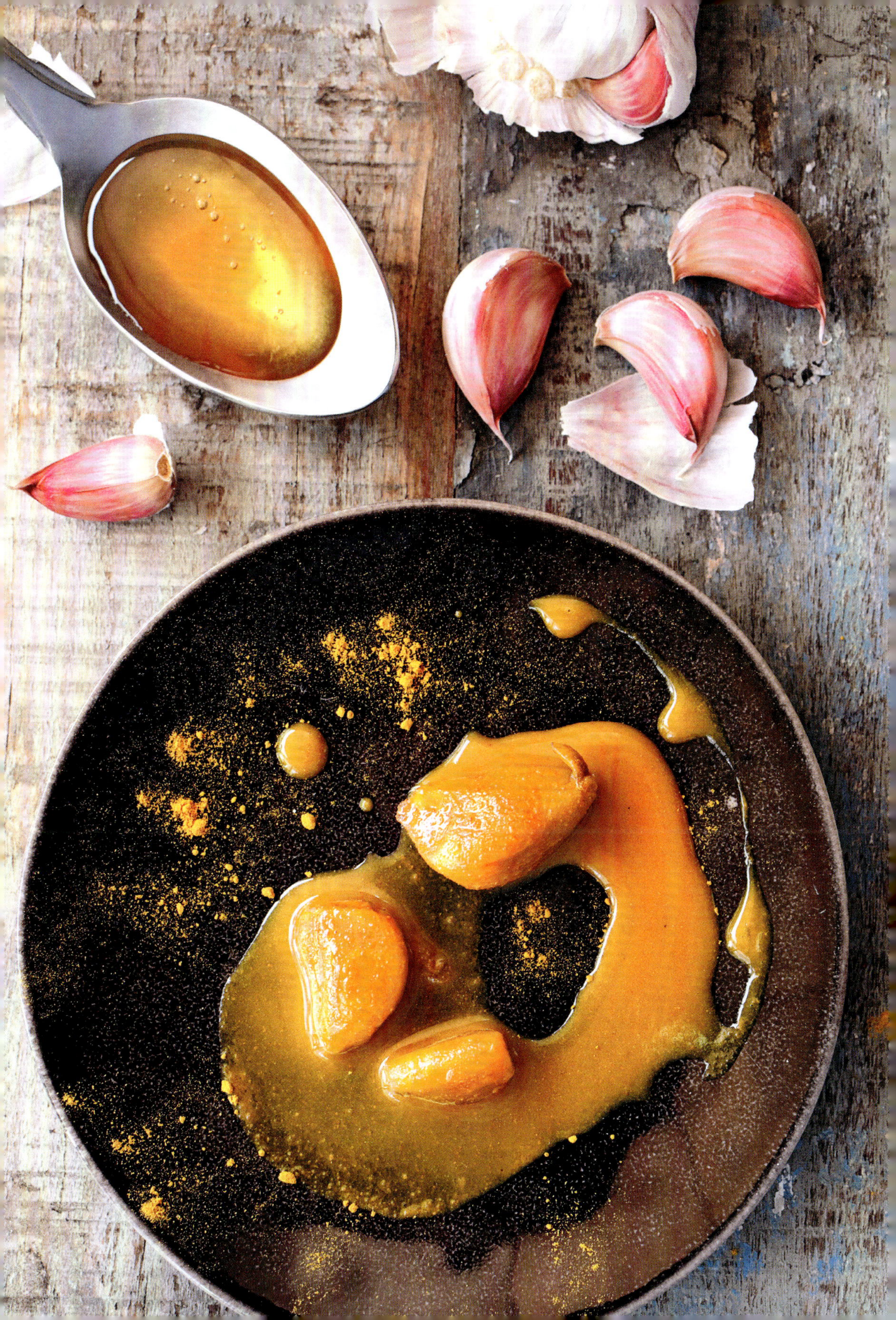

Allgäuer Kimchi mit regionalen Zutaten ist milder als das koreanische Nationalgericht.

GRUNDREZEPT SAUERKRAUT

Milchsauer fermentiertes Gemüse ist gesund und gut für das Klima. Es hält sich monatelang.

ZUTATEN 1 Weißkohl, 20 g Salz pro Kilogramm Kohl, 4 Lorbeerblätter, 10 Nelken, 10 Wacholderbeeren, 1 EL Kümmel

ZUBEREITUNG Äußere Kohlblätter entfernen, Kohl vierteln und Strünke herausschneiden. 2 Blätter aufbewahren. Den restlichen Kohl sehr fein schneiden oder hobeln. Mit Salz in einer Schüssel kräftig kneten oder stampfen, bis Flüssigkeit austritt. Kohl und Gewürze schichtweise in ein Bügelglas geben und feststampfen. Das Glas höchstens zu drei Viertel füllen. Oben ein Kohlblatt auflegen und mit Gärglasgewichten (im Handel als Zubehör zum Einkochen und Fermentieren erhältlich) so beschweren, dass es von der Salzlake bedeckt ist. Dunkel bei Zimmertemperatur 2 Wochen fermentieren.

Nicht nur Weißkohl, sondern auch Rettich, Karotten oder Rote Bete können wie Sauerkraut milchsauer fermentiert werden. Pro 1 kg Gemüse 20 g Salz zugeben. Meine Favoriten sind: Weißkohl mit Kurkuma, Sternanis und Ingwer; Rotkohl mit Äpfeln, Nelken, Zimt und abgeriebener Orangenschale; weißer Rettich mit Pfeffer; Karotten mit Kardamom.

ALLGÄUER KIMCHI

Koreanisches Kimchi ist sehr scharf. Die Allgäuer Variante mit heimischen Zutaten ist milder.

Das koreanische Nationalgericht Kimchi ist ein raffiniert fermentiertes Gemüse, das zu allen Mahlzeiten gereicht wird. Die folgende Variante ist milder als das Original und enthält keine Fischsoße.

ZUTATEN FÜR ZWEI 750-ML-BÜGELGLÄSER: 1 Spitzkohl, ca. 300 g weißer Rettich, 20 g Salz, 2–3 Knoblauchzehen, 1 Bund Frühlingszwiebeln, 40 g frische Hagebutten (alternativ 20 g getrocknete), ½ TL Chiliflocken, 50 g getrocknete Birnen, 10 frische Kapuzinerkresseblüten

ZUBEREITUNG Die äußeren Kohlblätter entfernen. Ein Blatt zur Seite legen. Restlichen Kohl und Rettich fein hobeln und mit Salz stampfen, bis Flüssigkeit austritt. Knoblauch hacken, Frühlingszwiebeln in Ringe schneiden, Hagebutten putzen (vertrocknete Kelche abschneiden, Kerne entfernen) und vierteln, Birnen fein schneiden. Mit Chiliflocken mischen, in Bügelgläser schichten, dabei die Blüten der Kapuzinerkresse zwischen die Schichten legen und fest andrücken. Mit dem beiseitegelegten Kohlblatt abdecken und mit Gärglasgewichten (im Handel als Zubehör zum Einkochen und Fermentieren erhältlich) beschweren, damit das Kohlblatt von der Lake bedeckt ist. Zum oberen Rand müssen 3–4 cm Platz bleiben. Verschließen und 2 Wochen bei Zimmertemperatur dunkel stehen lassen. Danach kühl aufbewahren und in kleinen Portionen roh zur Brotzeit essen.

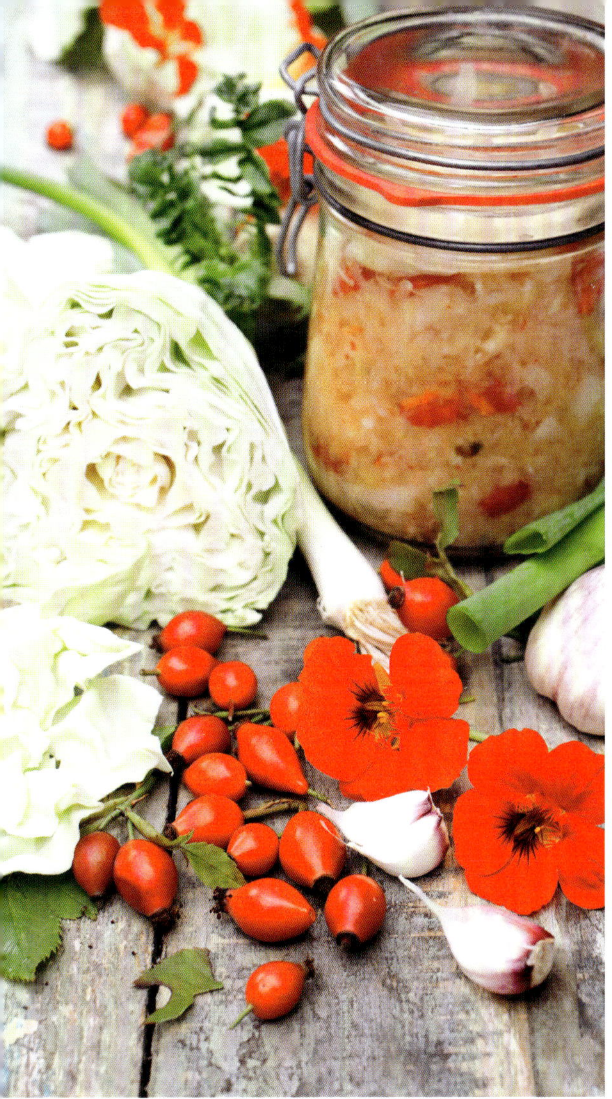

BUNTE KRAUTKRAPFEN

Das Arme-Leute-Essen früherer Zeiten ist heute eine Spezialität der Schwäbischen Küche.

FÜR 2 PERSONEN, ZUTATEN FÜR DEN NUDELTEIG: 300 g Spätzle- oder Nudelmehl, 3 Eier, ½ TL Salz

ZUTATEN FÜR DIE FÜLLUNG: 3 halbe Zwiebeln, Butter, je 250 g milchsaure Gemüse von Karotte, Sauerkraut und Rotkohl, etwas Gemüsebrühe

ZUBEREITUNG Einen Nudelteig aus Mehl, Eiern und Salz bereiten, bei Bedarf 1 EL Wasser zugeben. Ruhen lassen.

In der Zwischenzeit Zwiebeln getrennt würfeln, auf drei Töpfe mit Butter aufteilen und andünsten. Milchsaure Karotten, Sauerkraut und Rotkohl getrennt in die Töpfe geben, wenig Gemüsebrühe zugießen und kurz weiterdünsten. Nudelteig dünn als Rechteck ausrollen und auf ein bemehltes Küchentuch legen. Das Gemüse in breiten Streifen quer zur Aufrollrichtung darauf verteilen. Die Teigplatte mit dem Gemüse aufrollen. Die Rolle in ca. 3 cm breite Scheiben schneiden.

Butter in einer Pfanne erhitzen, die Nudelschnecken darin anbraten, etwas Brühe aufgießen, Deckel auflegen und dünsten. Der Nudelteig muss gar sein und die Krautkrapfen goldbraun glänzen.

ESSIG MIT BLÜTEN DER KAPUZINERKRESSE

Die letzten Blüten des Herbstes schenken dem Essig eine feine Färbung und eine milde Schärfe.

Im Oktober kann der Frost die Blütenpracht im Garten und auf dem Balkon in einer Nacht beenden. Höchste Zeit also, Kapuzinerkresse-Blüten zu ernten und in Essig anzusetzen.

ZUBEREITUNG Schon 10 Blüten färben 500 ml weißen Balsamico-Essig intensiv rot. Nach 5 Tagen kann man die Blüten entnehmen oder auch im Essig lassen. Der Essig gewinnt eine angenehme Schärfe.

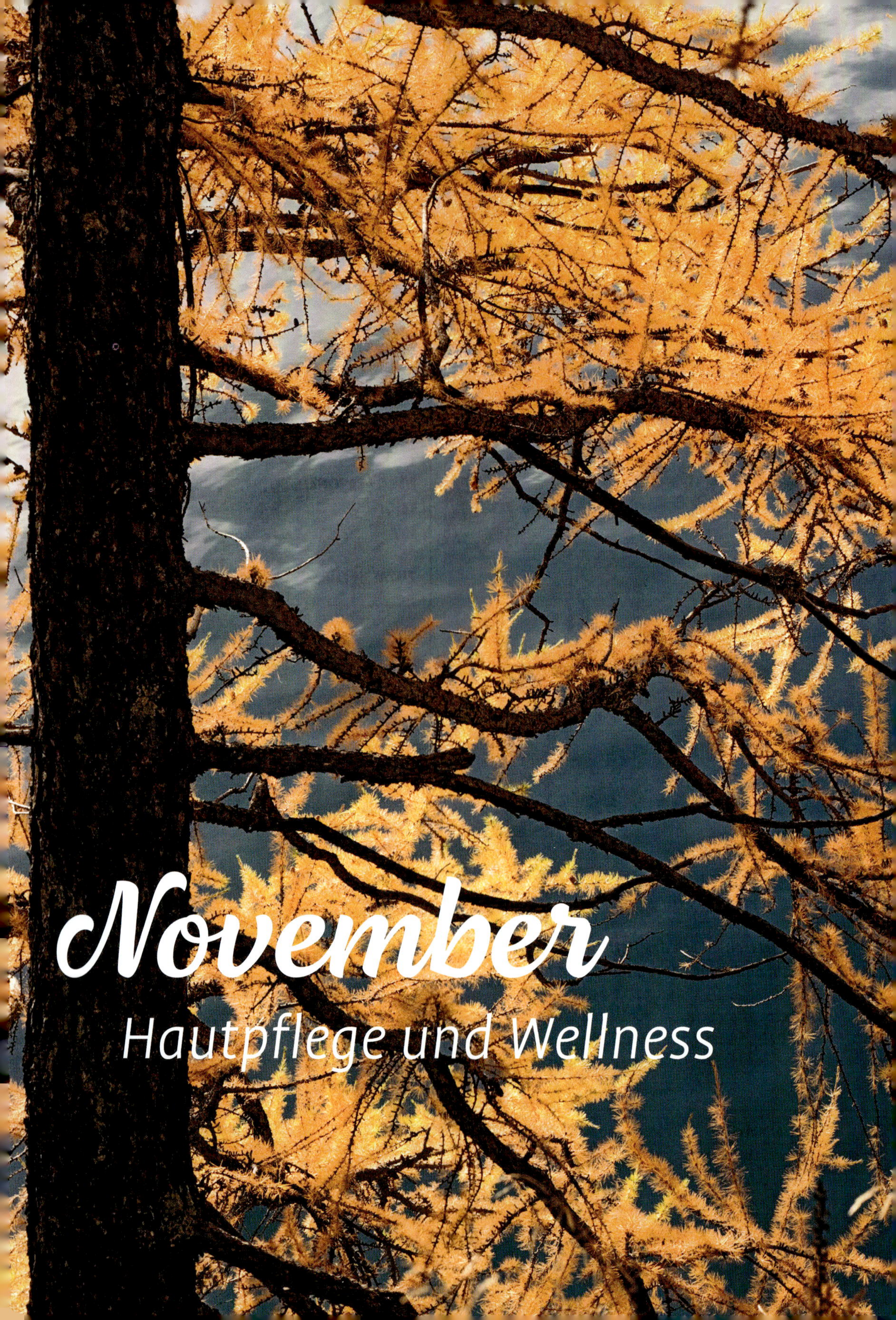
November
Hautpflege und Wellness

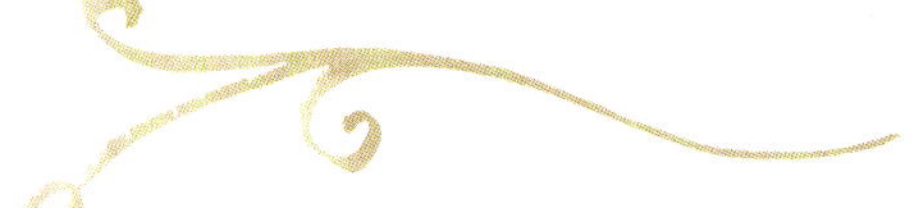

„Wenn die Seele etwas spürt, was für sie und ihren Leib ungünstig ist, zieht sie das Herz, die Leber und die Gefäße zusammen. So bildet sich in der Herzgegend gleichsam ein Nebel und hüllt das Herz in Dunkel, und so wird der Mensch traurig."

Hildegard von Bingen

Den Novemberblues genießen

Auch wenn viele Menschen den dunklen, feuchten November nicht mögen, gehen wir hinaus in den Wald und in den Garten, um den kühlen Charme von Nebel und blasser Novembersonne zu genießen. Im Wald riecht es nach feuchtem Laub, und die Bäume stehen vom Nebel weichgezeichnet grau im Dunst. In der schwachen Sonne nascht hier und da noch ein Admiral an vergessenem Obst, bevor er sich still und leise in den Süden verabschiedet.

Spätestens nach den ersten Frostnächten lösen sich die letzten Blätter und trudeln an windstillen Tagen zu Boden. Während es draußen kalt und ungemütlich wird, können wir drinnen den Novemberblues genießen. Das Licht und der Duft einer Bienenwachskerze, Wohlfühlpflege für die Haut, ein warmes Getränk mit Honig, ein Buch oder Musik und dazu eine Kuscheldecke schaffen eine gemütliche, heimelige Atmosphäre.

SCHÜTZENDE HÜLLEN AUS WACHS

Mit dem Blattfall von Lärche und Stieleiche beginnt der Winter und die Laubbäume stehen kahl und grau. Nur Fichte, Tanne und Co. behalten ihre Blätter und widerstehen dem Frost. Ihre Nadeln sind deutlich härter als Laubblätter. Zusätzlich schützt sie eine wachsartige Schicht vor Verdunstung. Auch die Knospen, Blätter, Blüten und Früchte anderer Pflanzen sind von Wachs überzogen. So glänzen Zwetschgen erst, wenn das Wachs abgerieben wird.

Mit Fetten oder einem Gemisch aus Öl und Wachs schützen Tiere ihr Gefieder oder Fell gegen Nässe und Kälte. Wind- und Wettersalben enthalten neben Bienenwachs oft Wollwachs, auch Lanolin genannt, das aus der Wolle von Schafen gewonnen wird.

Talg aus körpereigenen Drüsen bildet den natürlichen Schutzmantel menschlicher Haut und hält sie feucht und geschmeidig. Bei kühlen Temperaturen produzieren die Drüsen weniger Talg und die Haut ist nicht mehr ausreichend geschützt. Warme

Erste Fröste und spätere Winterkälte machen der Fichte nichts aus. Ihre Nadeln sind durch eine Wachsschicht geschützt.

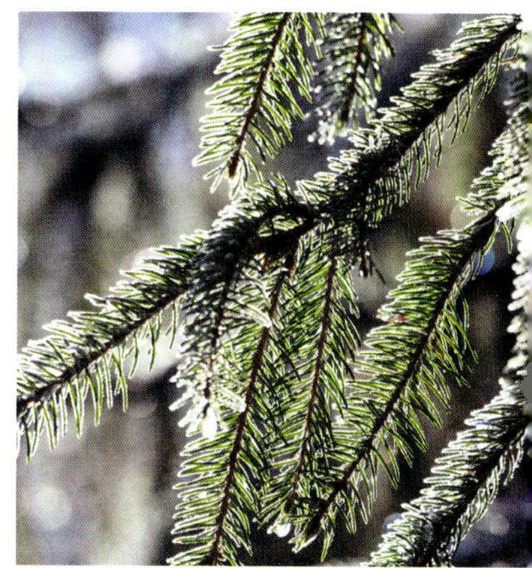

Heizungsluft, kalter Wind und Frost trocknen sie aus. Schnell bilden sich schmerzhafte Risse. Hautpflegeprodukte mit Bienenwachs bilden einen schützenden und nährenden Film. Zugleich ist Bienenwachs ein hervorragender Wärmespeicher. Wärmende und krampflösende Wachswickel bei Husten, Halsschmerzen, Menstruationsbeschwerden, Verspannungen und Muskelschmerzen zählen zu den bewährten Hausmitteln.

NATURWUNDER BIENENWACHS

Bienenwachs ist eines der Wunder des Honigbienenvolks. Im Alter von 12 Tagen reifen im Hinterleib von Jungbienen vier paarige Wachsdrüsen. Daraus schwitzen sie eine Flüssigkeit, die an der Luft zu weißen Plättchen erstarrt. Baubienen übernehmen diese mit ihren Mundwerkzeugen, kneten sie durch, reichern sie mit Speichel an und formen in der Wabe kleine Röhren. Heizerinnen schlüpfen hinein und erwärmen das Material, bis es unter der mechanischen Spannung zu sechseckigen Zellen verschmilzt.

In 1 Gramm Bienenwachs stecken etwa 1250 Wachsplättchen. Auch ältere Bienen können ihre Wachsdrüsen wieder aktivieren. Deshalb kann ein Schwarm in einer leeren Beute in kürzester Zeit acht bis zehn Waben mit insgesamt bis zu 600 Gramm Wachs ausbauen und verbraucht für diese Leistung 4–5 Kilogramm Honig.

Frisch ausgeschwitztes Bienenwachs ist zuerst weiß. Erst durch fettlösliche Farbstoffe in Honig und Pollen, wie zum Beispiel das wertvolle Carotin, sowie durch Propolis nimmt es eine

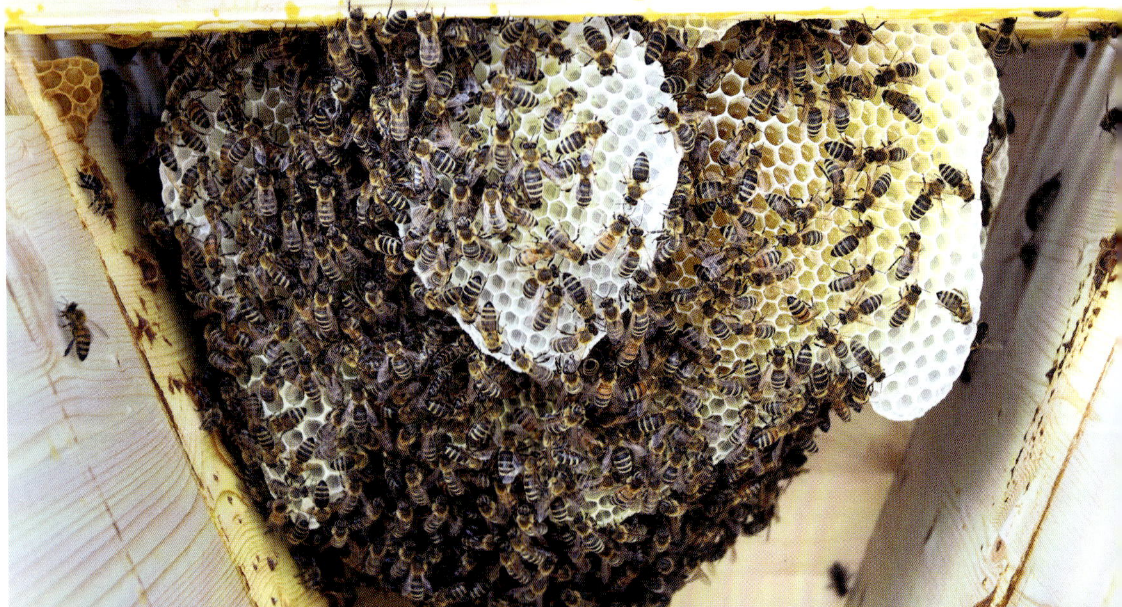

Diese Waben haben die Bienen frei gebaut. Das Wachs ist noch hell. Wenn Pollen eingelagert wird, färbt es sich gelb-orange.

Mit dem Nadelfall der Lärche und dem Blattfall der Stieleiche beginnt nach dem phänologischen Kalender der Winter.

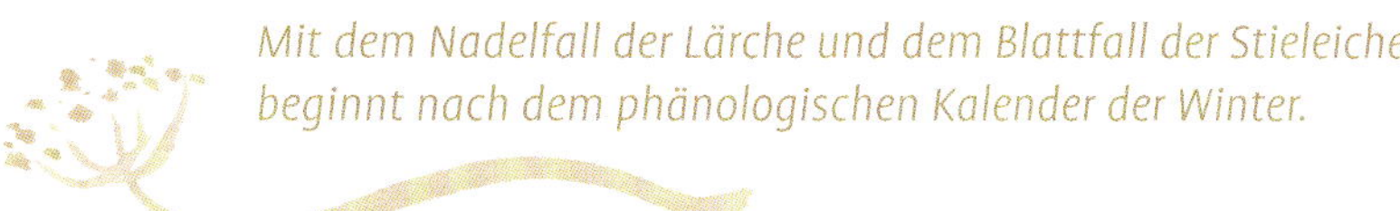

goldgelbe Farbe an. Bienenwachs enthält mehr als 300 Inhaltsstoffe, die ihm einen unvergleichlichen Duft und hautpflegende Eigenschaften verleihen.

Obwohl Bienenwachs schon seit der Antike in Kosmetika und medizinischen Salben verwendet wird, gibt es bis jetzt wenige Studien zu seinen therapeutischen Eigenschaften. Sie zeigen, dass Wachs wie Honig antimikrobielle Eigenschaften hat und gegen bestimmte Bakterienstämme sowie gegen Pilze wirkt. In der Kombination mit Olivenöl und Honig scheint sich die Wirkung von Wachs zu verstärken. Diese Erkenntnisse machen deutlich, dass seit der Antike überlieferte Rezepte zur Haut- und Wundheilung heute noch Berechtigung haben.

BIENENWACHS IN KOSMETIKA

Bienenwachs sorgt in Kosmetika für die Festigkeit des Produkts und hält die Haut feucht und geschmeidig. Weil Pollen und Propolis Allergien auslösen können, wird das gelbe Wachs, Cera Flava genannt, gereinigt. Dabei verliert es nicht nur die Farbe und die allergieauslösenden Stoffe, sondern auch seinen Honigduft. Das gereinigte, weiße Wachs heißt Cera Alba. Für meine Cremes verwende ich nur das natürliche, weiße Wachs von den Zelldeckeln der Honigwaben. Es duftet wunderbar nach Honig.

Durch Zugabe von wenig Öl, wie beispielsweise Jojobaöl, und Lanolin wird Bienenwachs weicher und man kann es bei Zimmertemperatur kneten (Anleitung Seite 139). Dabei legt sich ein schützender Film über die Haut.

Zahlreiche Hotels haben Bienenwachsauflagen in ihrem Wellnessangebot. Die Wachstücher wirken nicht nur wohltuend bei Verspannung und Erkältung, sondern verwöhnen auch an einem Wellnesstag zu Hause. Vor der Anwendung können duftende Körperöle in die Haut einmassiert werden. Zu Hause ist es am schönsten, wenn ein Partner oder eine Partnerin die Auflage anlegt und den Körper zudeckt. Die Fürsorge schenkt dann zusätzlich das Gefühl der Geborgenheit. Umhüllt von Honigduft und Wärme entspannen sich die Muskeln, und falls Sie einschlafen, kann die Auflage über Nacht auf dem Körper bleiben. Sie erhalten Bienenwachsauflagen in Apotheken, Bioläden oder Drogeriemärkten. Eine Anleitung zum Selbermachen und zur richtigen Anwendung finden Sie auf Seite 136.

Bienenwachs kaufen

Neben Flavonoiden kann Wachs auch schädliche fettlösliche Stoffe aus der Umwelt aufnehmen. Achten Sie beim Kauf von Wachs für Kosmetik deshalb auf Rückstandsanalysen und kaufen Sie möglichst Bio-Qualität. Im Fachhandel für selbstgerührte Cremes und Salben gibt es Bienenwachspastillen als kosmetischer Rohstoff. Sie sind praktisch, weil man die benötigte Menge gut abwiegen kann.

Imker und Imkerinnen dürfen das weiße Entdeckelungswachs und ganze Honigwaben nur als Lebensmittel zum Kauen verkaufen oder verschenken. Goldgelbes Wachs aus älteren Waben wird zur Möbelpflege oder zum Basteln verwendet.

Honig, Honey, Mel oder Mel-Extract

Zur Überprüfung der Art und Menge der in Kosmetika verwendeten Inhaltsstoffe lohnt es sich, die Angaben unter die Lupe zu nehmen. Hilfreich sind Apps, die den Barcode scannen. Die Inhaltsstoffe, deren Anteil mehr als 1 % beträgt, sind nach Gewichtsanteil sortiert. Der höchste Anteil steht an erster Stelle, der kleinste Anteil an letzter Stelle. Der Inhaltsstoff Honig, englisch Honey, wird nach internationalen Richtlinien als „mel" aufgeführt. Steht in der Liste „mel extract", wurde Honigextrakt verwendet. Honigextrakt ist ein wässriger oder propylenglykolhaltiger Auszug aus Honig, der in Kosmetika als Feuchtigkeitsspender für die Haut eingesetzt wird.

HONIG FÜR DIE HAUT

Ein Bad aus Milch und Honig gilt seit Kleopatra als Inbegriff luxuriöser Hautpflege. Honig schenkt der Haut Feuchtigkeit und macht sie zart und geschmeidig. Viele Kosmetika und Haut- oder Haarpflegeprodukte werben mit Honig als pflegendem Zusatz. In meine Cremes gebe ich bis zu 10 % Honig, in Salben sogar bis zu 15 %. Beim Einmassieren in feuchte Haut verschwindet das leicht klebrige Gefühl und die Haut wird glatt und geschmeidig.

FÜR SPÜLHÄNDE

Als erste Hilfe bei stark strapazierten Spülhänden kann man Honig pur auftragen und Einmalhandschuhe darüberziehen. Mit den Handschuhen kann man in der Einwirkzeit lesen, spazieren gehen oder auch schlafen. Nach 1–2 Stunden ist der Honig fast völlig eingezogen und die Hautoberfläche ist feucht und samtig weich.

DETOX-HONIGMASSAGEN

Einige Wellness-Oasen bieten Honigmassagen an. Zur Behandlung wird Honig aufgetragen und Haut und Untergewebe werden mit einer speziellen Zupf- und Ziehtechnik bearbeitet. Dabei lösen sich Verklebungen der Unterhaut und der Faszien, und die Durchblutung wird kräftig angeregt. Dies soll entgiftend wirken. Nach der Massage ist der Honig eingezogen. Abschließend wird die Haut mit feuchtwarmen Handtüchern gereinigt. Eine Ruhephase rundet die Behandlung ab.

SAUNAHONIG

Immer mehr Wellness-Einrichtungen erlauben auch Peelings mit Saunahonig aus dem Drogeriemarkt oder bieten eigenen Saunahonig an, der pur oder mit Kräuterzusätzen verwendet wird. Wichtig ist, dass der Körper gut geschwitzt hat und die Hautporen geöffnet sind. Auf der feuchtwarmen Haut verteilt sich der Honig leicht und zieht gut ein. Nach einer Ruhephase werden die Reste unter der Dusche nur mit klarem Wasser abgespült. Eine weitere Hautpflege ist nach der Honigkur meist nicht notwendig. Wo die Anwendung von Saunahonig erlaubt ist, sollten Bänke und Holzboden zum Schutz vor Honigtropfen abgedeckt werden.

Auch ohne Sauna können Sie mit dem Honig Ihre Haut pflegen. Die Haut muss durch eine Dusche bereits gut vorgewärmt und nass sein. Dann reiben Sie den Saunahonig ein, lassen ihn kurz einziehen und duschen die Haut ab. Sie brauchen vorher kein Duschgel und nach dem Abspülen kein weiteres Körperpflegemittel. Ein Rezept für Saunahonig mit Rosenblütenblättern finden Sie auf Seite 138.

PFLANZEN ZUR HAUTPFLEGE

Bienenwachs und fette Pflanzenöle bilden die Basis vieler Kosmetika und Hautpflegeprodukte. Die Öle nehmen fettlösliche Wirkstoffe auf und geben sie an die Haut weiter. Schon die alten Hochkulturen in Mesopotamien und Ägypten kannten Heilöle mit Pflanzenauszügen. Zur sanften Hautpflege mit Pflanzenauszügen in Öl eignen sich ganz besonders die Blüten von Ringelblumen und Rosen. Zusätzlich nährt das Öl der orangefarbenen Früchte des Sanddorns stark strapazierte Haut.

Saunahonig ist eine besonders aromatische Mischung aus Honig und Kräutern.

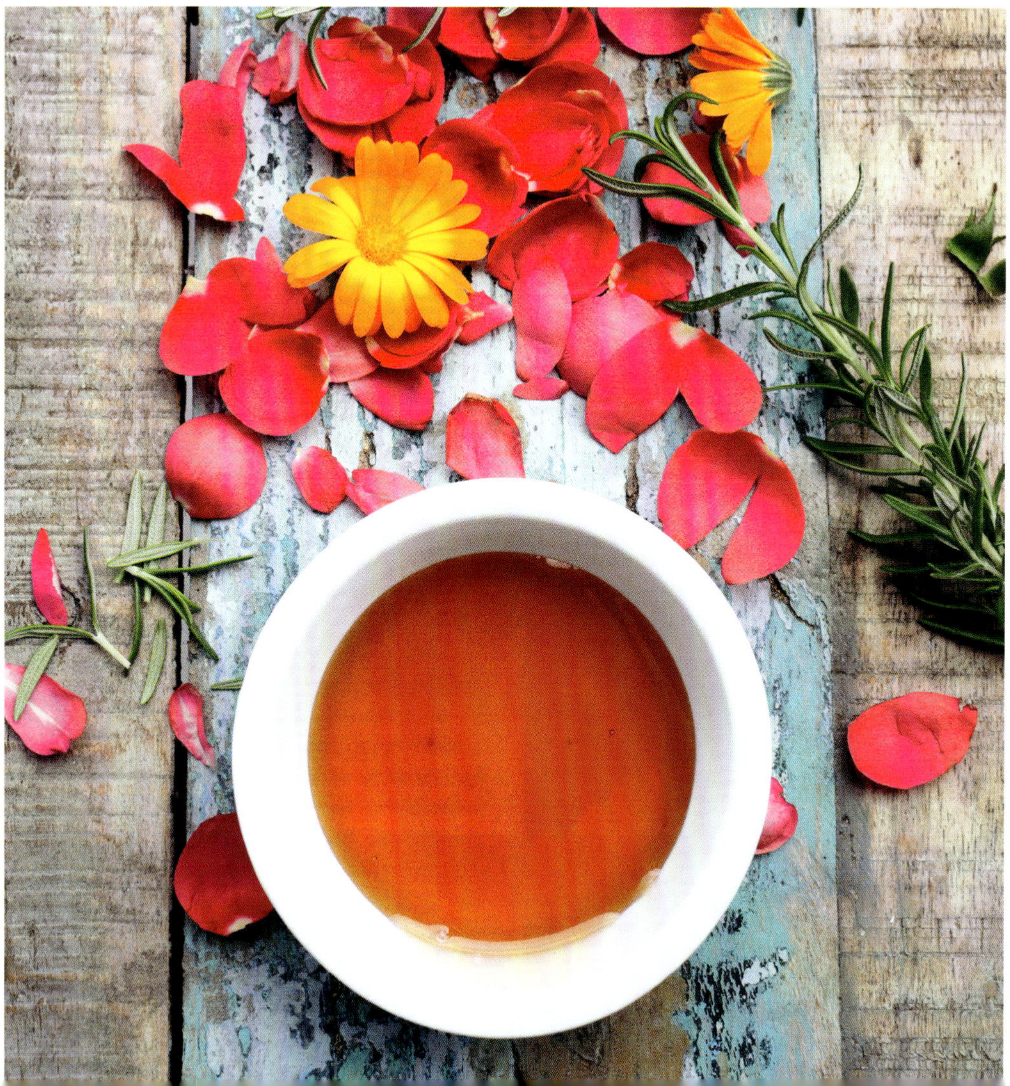

Ringelblume

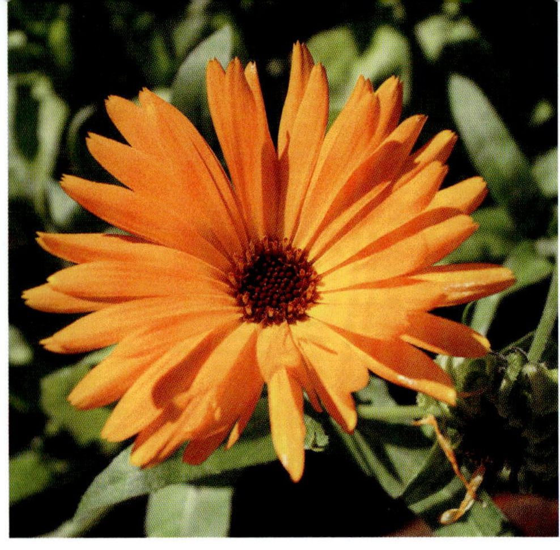

Ringelblume, der Klassiker unter den Hautpflanzen.

Wie eine Sonnenbraut öffnet die Ringelblume (*Calendula officinalis*) mit der Sonne ihre Blütenköpfe und schließt sie bei Sonnenuntergang. Die einjährige Pflanze keimt gut im Balkonkasten oder Garten. So ist es leicht, Blüten für den eigenen Bedarf zu ernten. Die Blüten duften nur schwach, aber bei der geringsten Berührung der grünen Pflanzenteile steigt ein frischer, leicht an Karottengrün erinnernder Duft auf. Die Ringelblume als große Wundheilerin sollte in keiner Kräuterapotheke fehlen.

Ringelblumenblüten enthalten Triterpensaponine, Flavonoide, Carotinoide, Cumarine, Schleimstoffe, Allantoin, ätherisches Öl und Bitterstoffe. Zubereitungen wirken entzündungshemmend, wundheilungsfördernd, lymphabflussfördernd und zellschützend. Vor der Anwendung auf Kontaktallergien prüfen.

Ringelblumenöl und -salbe pflegen wunde und gereizte Haut. Als Tee und Tinktur wird Ringelblume für Spülungen bei Reizungen der Mundschleimhaut verwendet, in Hausteemischungen leuchten die Blüten als Schmuck und runden den Tee geschmacklich ab.

Rose

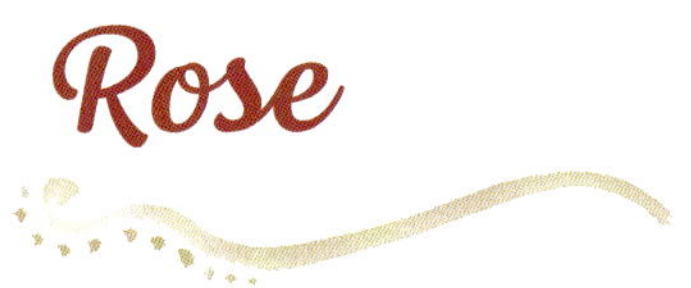

Die Rose (hier die Arten *Rosa gallica* und *R. damascena*), Königin der Blumen, enthält wunderbar duftende und hautpflegende ätherische Öle. Das ätherische Rosenöl aus den Blütenblättern enthält bis zu 400 verschiedene Komponenten. Es findet in der Aromatherapie und als pflegender und konservierender Duftstoff in Kosmetika Verwendung. Außerdem enthalten die Rosenblütenblätter Gerbstoffe. Diese wirken zusammenziehend, entzündungshemmend, keimwidrig und wundheilungsfördernd.

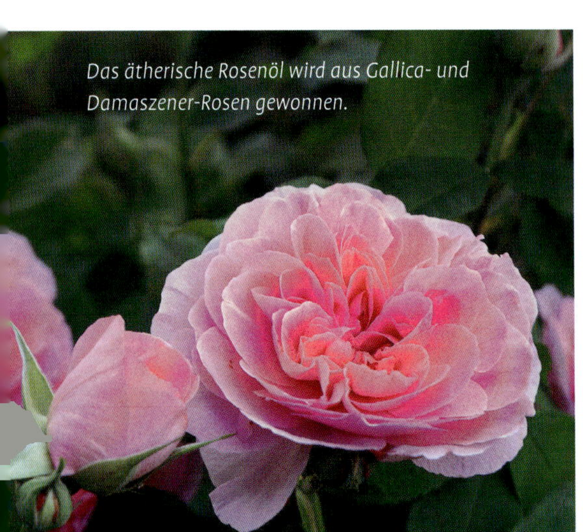

Das ätherische Rosenöl wird aus Gallica- und Damaszener-Rosen gewonnen.

In Teemischungen harmonieren Rosenblütenblätter mit Frauenmantelkraut, Himbeer- und Brombeerblättern. Ein Tee aus Rosenblüten wird bei leichten Entzündungen im Bereich der Mund- und Rachenschleimhaut eingesetzt. Als Gesichtswasser reinigt Rosentee fettige oder unreine Haut. Als Pad-Auflage kühlt er geschwollene Augenlider.

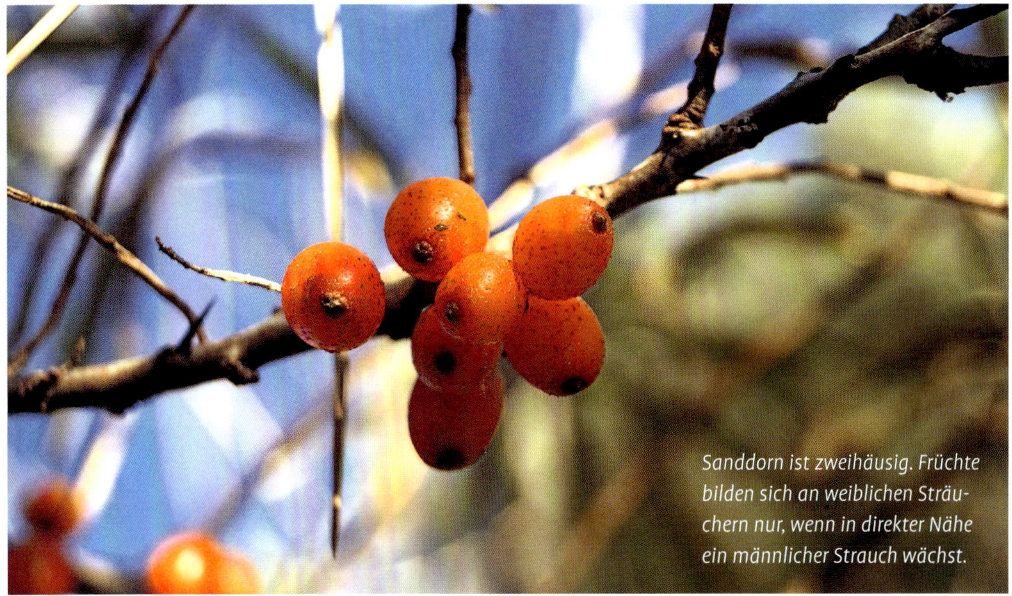

Sanddorn ist zweihäusig. Früchte bilden sich an weiblichen Sträuchern nur, wenn in direkter Nähe ein männlicher Strauch wächst.

Sanddorn

Verlockend orange leuchten die Früchte der weiblichen Sanddornsträucher (*Hippophae rhamnoides*) im Herbst, aber vor dem Genuss steht die Mühe des Sammelns. Die Zweige sind dornenbewehrt und die reifen, weichen Früchte lösen sich nur schwer. Doch die Mühe lohnt sich. Die herb-sauren Sanddornfrüchte enthalten viel Vitamin C und weitere Vitamine, Fruchtsäuren, wertvolle Öle, Mineralstoffe und Antioxidantien. Ernten darf man nur Früchte aus dem eigenen Garten. Wildsammlungen sind nicht erlaubt.

Sanddornfrüchte kann man nicht nur zu Mus und Saft verarbeiten, sondern auch wie Oliven auspressen und daraus Öle gewinnen. Aus Kernen wird Sanddornöl gepresst, aus dem Fruchtfleisch gewinnt man ein besonders wertvolles, fein duftendes Öl: das Sanddornfruchtfleischöl. Das intensiv orange gefärbte Sanddornfruchtfleischöl, kurz SFF, ist so wertvoll, dass es meistens verdünnt verwendet wird. Sanddornfruchtfleischöl enthält ungesättigte Fettsäuren (Palmitinsäure, Palmitoleinsäure, Ölsäure, Linolsäure und Alpha-Linolensäure), Vitamine (Provitamin A, E, K), Flavonoide, Phytosterole und Carotinoide, die es orange färben. SFF ist in vielen Produkten zur Pflege alternder, trockener, auch sonnengeschädigter Haut enthalten. Wenn die Vaginalschleimhaut durch hormonelle Veränderungen in den Wechseljahren oder durch hormonhemmende Medikamente dünn und trocken wird, eignet sich eine Vaginalcreme mit Sanddornfruchtfleischöl zur Pflege.

Tipp

Die Flecken von SFF bleiben dauerhaft in der Kleidung. Deshalb zieht man am besten schwarze Wäsche darüber. Auch Zahnprothesen können die Farbe annehmen. Es ist besser, sie vor der Anwendung herauszunehmen.

Rezepte und Tipps im November

WÄRMENDER SANDDORNPUNSCH

Ein wärmender Punsch ist genau das Richtige nach einer Novemberwanderung.

ZUTATEN FÜR 2 TASSEN: 200 ml Weißwein, 250 ml Orangensaft, je 1 Streifen Orangen- und Zitronenschale, Stückchen Ingwerwurzel (etwa 1 cm), 1 Stückchen Zimtstange, 4 Kardamomkapseln, 4 Nelken, 50 ml Sanddornsaft, 2 EL Honig

ZUBEREITUNG Weißwein, Orangensaft, Zitrusschalen, fein geschnittener Ingwer und Gewürze auf 70 Grad erwärmen, 15 Minuten ziehen lassen, durch ein Sieb gießen. Sanddornsaft und Honig unterrühren und heiß servieren.

SELBST GEMACHTE BIENENWACHS-AUFLAGE

Wachstücher für wohltuende und entspannenden Bienenwachsauflagen können Sie auch selbst herstellen und zu Hause anwenden.

ZUTATEN 20 g Bienenwachs für Kosmetik
Außerdem: Backblech, Zeitungen, Backpapier, Baumwolltuch (ca. 20 × 20 cm), Bügeleisen
Für die Anwendung: Moltontuch, Wolltuch, weiteres Tuch oder Bänder zum Fixieren

ZUBEREITUNG Das Backblech mit vier Lagen Zeitung auslegen, darüber eine Lage Backpapier und das Baumwolltuch legen. Bienenwachs im Wasserbad erwärmen und flüssig auf das Tuch träufeln oder dünn mit einem Pinsel auftragen. Man braucht nur ganz wenig Wachs, sonst schwimmt alles. Mit einer zweiten Lage Backpapier abdecken, zwei Lagen Zeitung darüberlegen und bügeln, damit sich das Wachs gut verteilt. Abkühlen lassen. Überschüssiges Wachs von den Rändern lösen und für den nächsten Durchgang aufheben. Die Auflage mit dem Fön anwärmen, direkt auf die Haut legen und sanft an die Körperform anpassen. Die zweite Schicht bildet ein Moltontuch, die dritte ein Wolltuch, das mit Bändern oder einem weiteren Tuch befestigt wird. Das Wachstuch kann mehrmals verwendet werden, aus hygienischen Gründen nimmt jede Person ihr eigenes Wachstuch.

Ein fruchtiger Sanddornpunsch sorgt für wohlige Wärme.

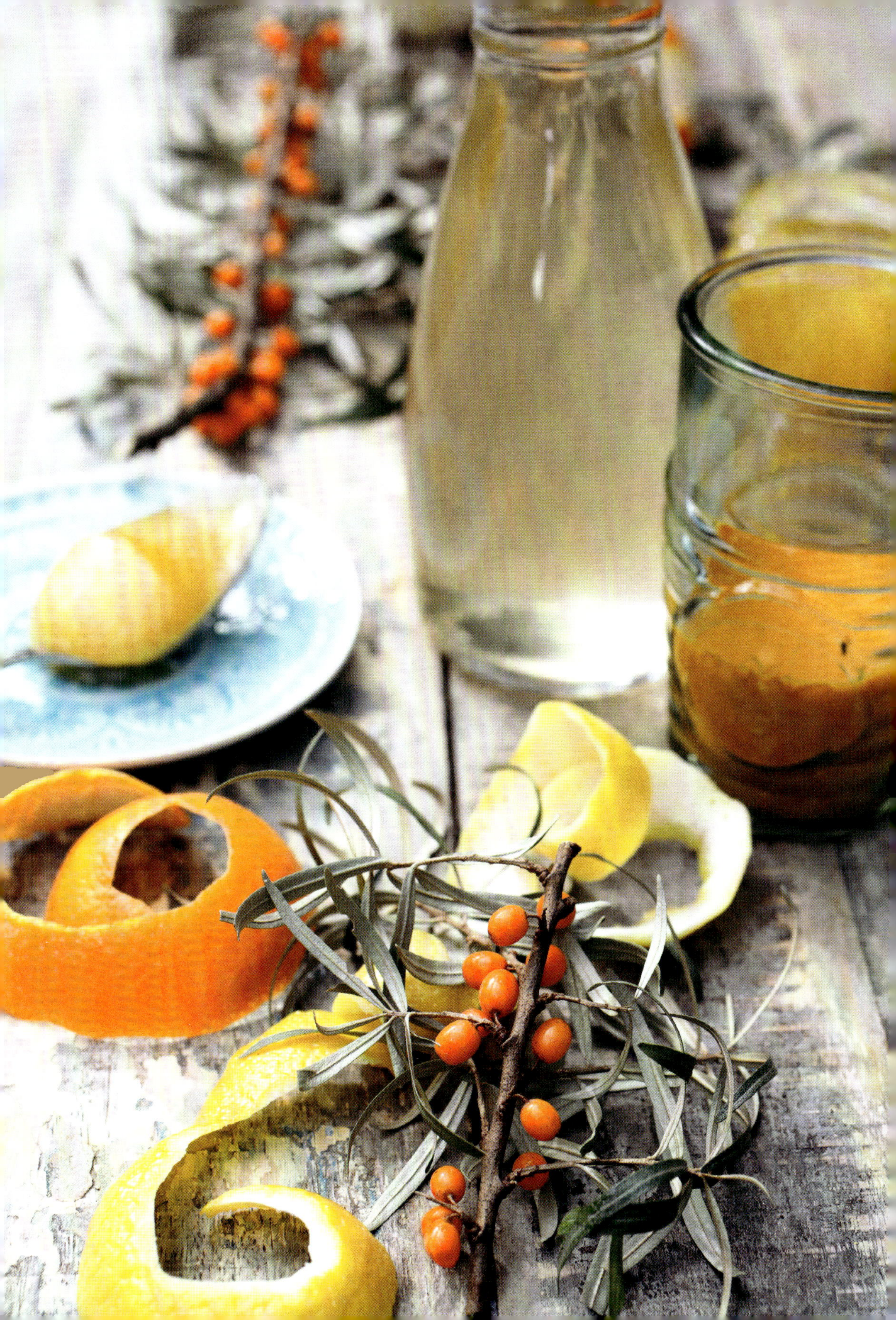

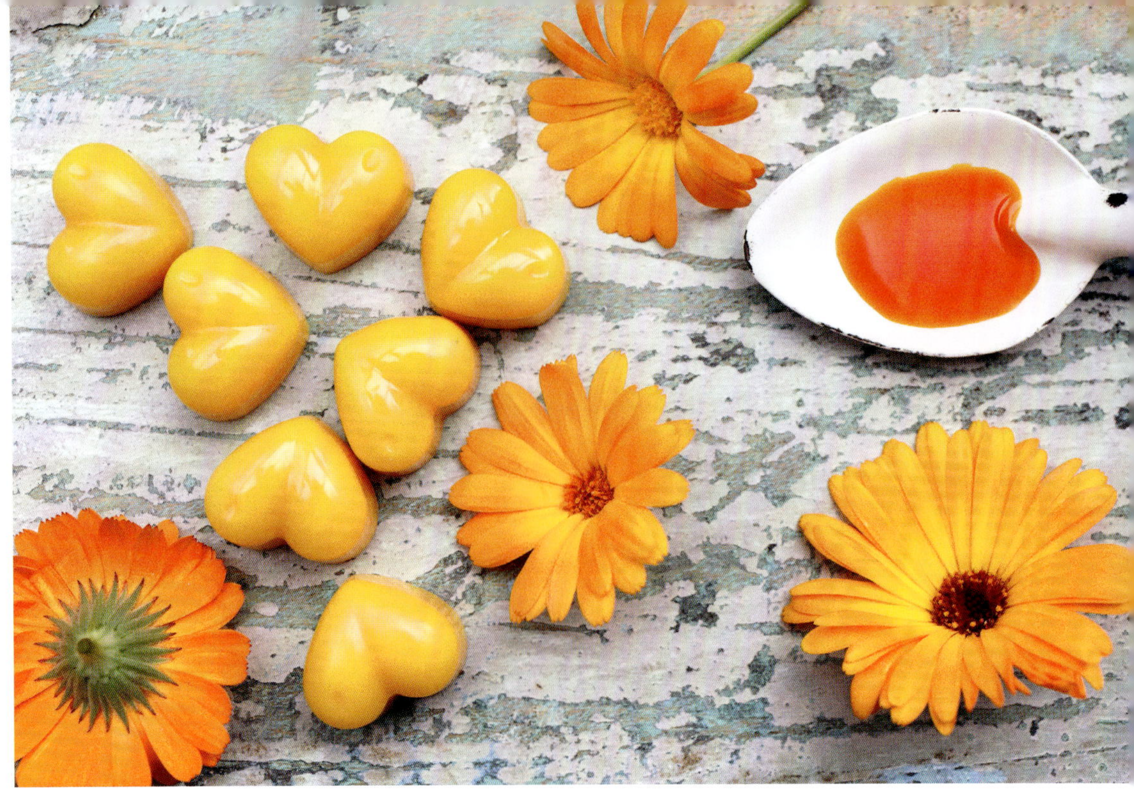

BRUSTWICKEL ZUM DURCHSCHNAUFEN

Einfach durchschnaufen, entspannen und den Novemberblues genießen – das geht auch zu Hause mit einer Brust-Wachsauflage.

ZUTATEN Aroma-Körperöl nach Wahl oder Brustbalsam für die Erkältungszeit, Bienenwachsauflage (gekauft oder nach vorherigem Rezept selbst gemacht)
Außerdem: enges T-Shirt, Wolltuch oder Schal, eventuell Wärmeflasche und Wolldecke

ZUBEREITUNG Die Brust mit dem Körperöl oder Brustbalsam einreiben. Bienenwachsauflage mit dem Fön anwärmen, auflegen und mit dem T-Shirt fixieren. Dann gemütlich hinlegen, Wolltuch auf die Brust legen, eventuell eine Wärmflasche (nicht wärmer als 45 Grad) als zusätzliche Wärmequelle auflegen. Den Körper mit einer Wolldecke umhüllen und ruhen, solange es angenehm ist.

SAUNAHONIG

Früher war er bei uns unbekannt, heute wird Saunahonig in vielen Gesundheitsresorts angeboten.

ZUTATEN 12,5 g fein gemahlene Rosenblütenblätter, 2,5 g Rosmarinpulver, 15 ml Ringelblumen- oder Spitzwegerichtinktur, 2 Tropfen ätherisches Zypressenöl, 3 Tropfen ätherisches Palmarosaöl, 120 g flüssiger Honig, 15–20 ml Rosmarintee

ZUBEREITUNG Rosenblütenblätter, Rosmarinpulver, Tinktur und ätherische Öle in den Honig einrühren und über Nacht quellen lassen. Die Konsistenz der Masse wird auch durch den Wassergehalt im Honig bestimmt. Je nach Sorte enthält Honig zwischen 16 und 20 % Wasser. Wenn die Masse nach dem Quellen zu fest ist, rührt man etwas Rosmarintee unter, bis die Paste zäh-cremig ist. In eine nachfüllbare Kosmetiktube füllen und in der Sauna oder nach der Dusche in die feuchte Haut einmassieren, danach nur sanft, ohne Duschgel oder ähnliche Produkte abduschen (mehr dazu auf Seite 132).

Pflegende Bienenwachsknete für die Hände

HANDPFLEGENDE BIENENWACHSKNETE

Pflegt und kräftigt die Hände und schult die Feinmotorik.

Reines Bienenwachs hat einen Schmelzpunkt von 65 Grad und ist bei Zimmertemperatur zu hart zum Kneten. Durch Zugabe von Jojobaöl wird es weicher. Das Sanddornfruchtfleischöl und das ätherische Rosenöl in der Knete verwöhnen die Hände zusätzlich.

ZUTATEN 100 g Bienenwachs, ½ TL Lanolin Anhydrid, 1 TL Auszug von Ringelblumenblüten in Jojobaöl (Rezeptur Seite 102), 2 Tropfen Sanddornfruchtfleischöl (SFF), 3 Tropfen ätherisches Rosen- oder Rosengeranienöl

ZUBEREITUNG Bienenwachs mit Lanolin im Wasserbad schmelzen. Auf 40 Grad abkühlen lassen. Ringelblumenauszug in Jojobaöl, Sanddornfruchtfleischöl und ätherisches Öl zugeben. In Pralinenformen aus Silikon füllen und abkühlen lassen.

Beim Kneten nimmt die Haut nährende Substanzen auf und gibt Verunreinigungen an das Wachs ab. Nach etwa zehn Anwendungen kann man die Knete als Ring um einen Teelicht-Docht formen und in einer Teelichtform abbrennen.

ROSE-RINGELBLUME-HANDCREME

In dieser Handcreme pflegen Granatapfelkernöl, Ringelblumenöl und -tinktur, Honig, Wachs und Rosenhydrolat die Hände samtweich.

ZUTATEN 6 g Bienenwachs, 15 g Lanolin, 20 ml Ringelblumenöl (Seite 102), 30 ml Granatapfelkernöl, 2 ml (40 Tropfen) Sanddornfruchtfleischöl (SFF), 6 g Kakaobutter, 40 ml Rosenhydrolat, 12 ml Ringelblumentinktur (Seite 102), 15 g Blütenhonig, je 5 Tropfen ätherische Öle von Lavendel, Rose und Rosengeranie

ZUBEREITUNG Wachs und Lanolin im Wasserbad schmelzen, Ringelblumenöl, Granatapfelkernöl, Sanddornfruchtfleischöl und Kakaobutter zugeben. In einem zweiten Glas im Wasserbad Hydrolat, Tinktur und Honig erwärmen. Wenn die Mischungen in beiden Gläsern die gleiche Temperatur haben, die Ölmischung mit einem Milchschäumer aufschlagen und tropfenweise die wässrige Mischung mit dem Hydrolat und die ätherischen Öle dazugeben. Rühren, bis eine cremige Konsistenz erreicht ist. Die Creme in desinfizierte Tiegel füllen, mit einem Küchenvlies abdecken, damit sich kein Kondenswasser bildet. Nach dem Abkühlen verschließen. Dunkel und kühl gelagert hält sich die Creme etwa 2 Monate.

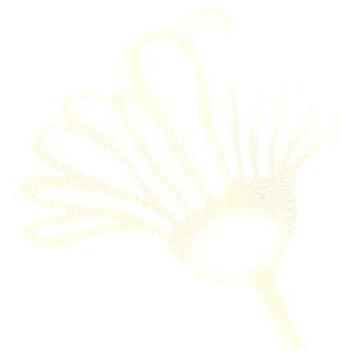

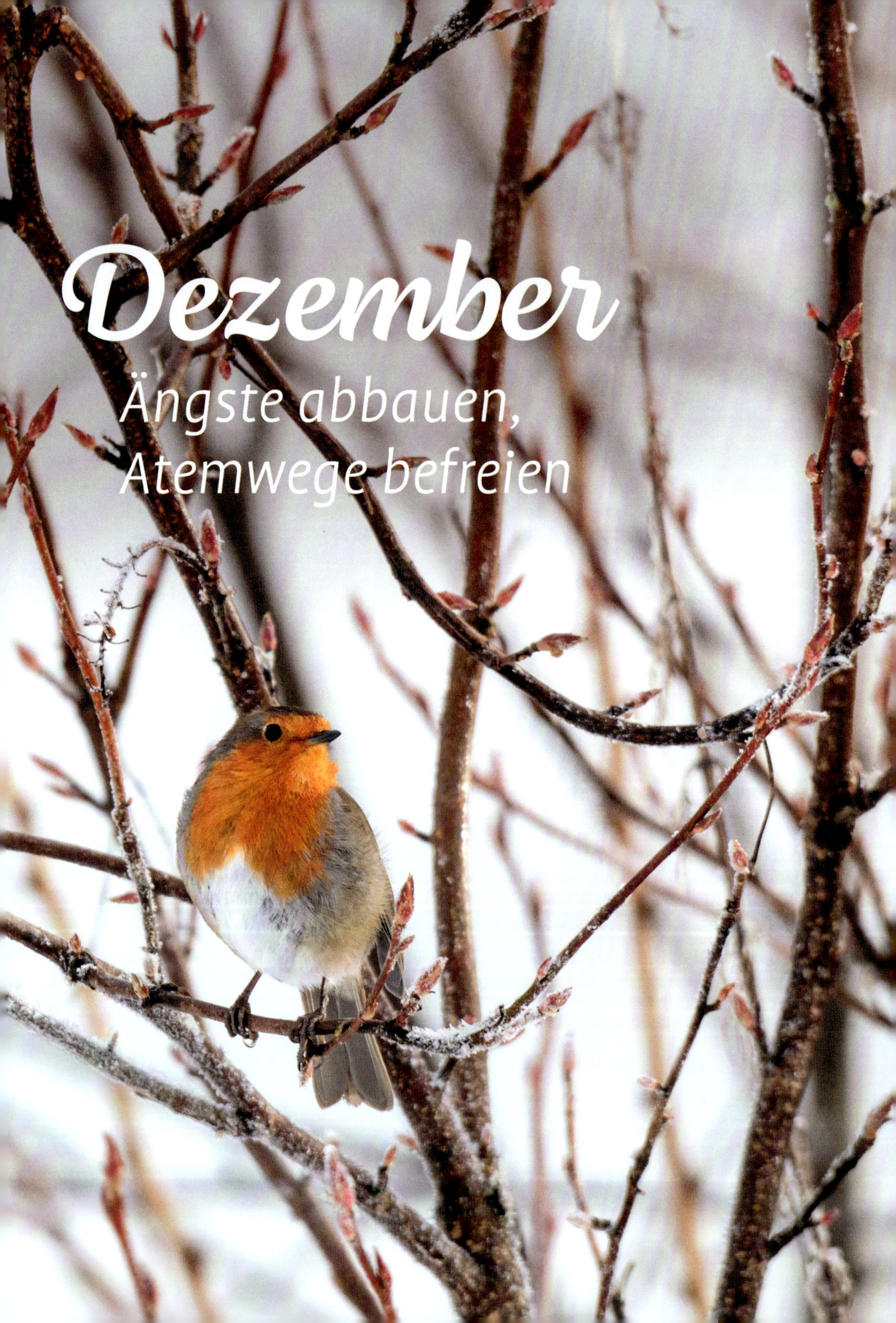

Dezember

Ängste abbauen, Atemwege befreien

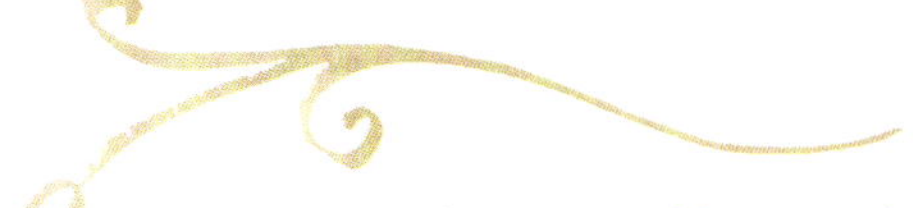

„Eine Kerze abbrennen lassen und sich wirklich einmal die Zeit dazu nehmen, gar nichts weiter zu tun als dieses."

Unbekannt

Ruhe und Düfte gegen den Alb auf der Brust

Während die Natur im Dezember ruht, schauen wir auf die Keime für das kommende Jahr und vertrauen mit ihnen auf das Leben. Zu Hause schaffen wir mit Kerzenlicht und Düften eine Atmosphäre der Geborgenheit, in der wir zur Ruhe finden. Doch das ist manchmal nicht so leicht, wenn sich in der dunklen Jahreszeit verstärkt Ängste und Sorgen in unser Gemüt schleichen.

Im Mittelalter galten böse Geister und „Pesthauch" als Ursache vieler Krankheiten. Wenn man mit Druck auf der Brust erwachte, dann hatte dort wohl ein Alb gehockt. Ein Nachtalb oder Nachtmahr ist nach alter Vorstellung ein Wesen, das Menschen in der Nacht quält. Es hockt auf ihrer Brust und drückt die Luft ab, bis sie angsterfüllt erwachen. Druck und Enge auf oder in der Brust lösen auch im Wachzustand Ängste aus. Ängste oder Gefühle der Beklemmung sind menschliche Grunderfahrungen. Schwere Krankheiten, Verluste, gesellschaftliche Veränderungen und Krisen machen deutlich, dass der einzelne Mensch Wesentliches nicht kontrollieren kann.

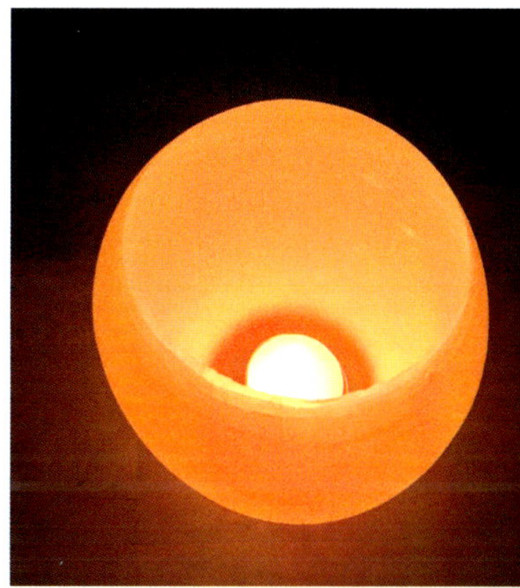

Ein Windlicht aus Bienenwachs spendet ein warmes, heimeliges Licht.

Die Medizin des Mittelalters behandelte Ängste, Enge der Brust und Atembeschwerden gleichermaßen mit Pflanzen wie Angstwurz (Alant) oder Brustwurz (Alant und Engelwurz). Die moderne Medizin differenziert und fragt, ob Beklemmung und Atemnot nur durch Stress und Verspannungen, durch eine leichte Erkältung oder durch andere Erkrankungen verursacht werden. Manchmal „klemmt" nur die Brustwirbelsäule nach langen Stunden am Laptop. Wenn aus ärztlicher Sicht nichts dagegenspricht – Druck oder Enge in der Brust können auf eine Erkrankung des Herzens, der Lunge oder anderer Organe hinweisen; bitte zuerst abklären lassen –, dann können kleine Kuren für Körper und Seele große Erleichterung verschaffen. Für leichtere Beschwerden gibt es vielfältige Linderungen. Eine Physiotherapie löst Verspannungen und stärkt Schultern, Brust, Bauch und Rücken. Yoga und ähnliche Übungen bringen Körper und Geist in Balance, Sport und Bewegung lösen Verspannungen und die Atmung vertieft sich spontan. Auch Singen kann befreiend wirken, und Spaziergänge im Wald senken den Stresslevel messbar.

WINTERRUHE ALS WEISHEIT DER NATUR

Im Winter stellen Bäume den Wassertransport ein, um Stamm und Äste gegen Frost zu schützen. Nur die Knospen sind gefährdet. In ihnen liegen die Anlagen für Zweige und Blätter des nächsten Jahres. Als Frostschutzmittel enthalten sie Zucker, gegen Insekten sind sie mit überlappenden Schuppen geschützt und eine Schicht aus Wachs und Harz schützt gegen Nässe, Bakterien und Pilze.

Wildtiere finden im Winter nur spärlich Nahrung und verbrauchen mehr Energie, als sie finden. Daher stehen sie still in der Deckung. Erstaunliche Parallelen zu Säugetieren zeigt auch das Bienenvolk, das wie jedes Wildtier mit seiner Energie haushalten muss. Im Winter legen Honigbienen eine Brutpause ein, rücken eng zusammen, bis sie eine Kugel aus vielen Tausend Bienen bilden, und halten im Inneren der Bienenkugel eine Wohlfühltemperatur von 21 Grad. Aber schon kurz nach der Wintersonnenwende am 21. Dezember legt die Königin wieder Eier. Infrarotbilder zeigen dann ein helles, warmes Herz mit Brut inmitten der Bienenkugel.

Bäume, Wildtiere und Bienen lehren uns die Weisheit der Natur für den Weg durch Dunkelheit und Kälte. Sie halten still, sparen Energie und hüten die Keime des neuen Lebens.

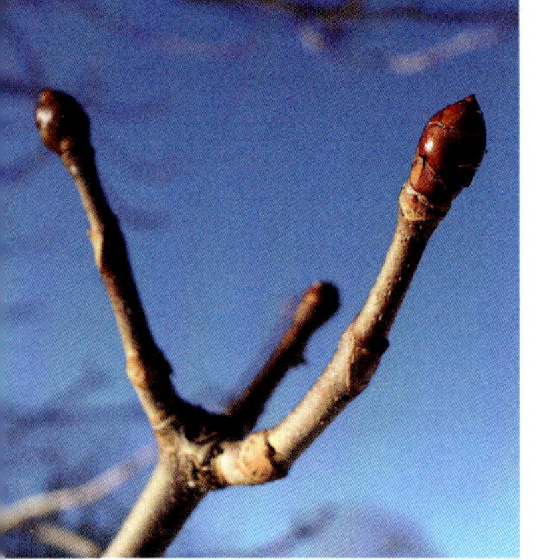

In der Wintersonne glänzt die Knospe einer Rosskastanie. Wachs und Harz schützen das Innere der Knospe.

DÜFTE FÜR KÖRPER UND SEELE

Düfte können auf seelischer und körperlicher Ebene Ängste und Verspannungen lösen. Die Riechzellen der Nasenschleimhaut sind direkt mit den Regionen des Gehirns verbunden, die Emotionen verarbeiten. Dort werden Düfte zusammen mit Emotionen abgespeichert. Wenn bestimmte Düfte im Gehirn mit Momenten der Geborgenheit verknüpft sind, dann entspannen sich bei ihrer Wahrnehmung Körper und Seele. Weihnachtliche Düfte wie Mandarine, Orange, Nelke, Zimt, Vanille und Honig hellen die Stimmung auf und beruhigen.

Ätherische Öle enthalten Pflanzenenergien in konzentrierter Form und sind mächtige Wirkstoffe. Fachkundig angewendet können sie Krankheiten lindern, Heilung fördern, die Keimbelastung in Räumen senken, unangenehme Gerüche überlagern und das Wohlbefinden von Kranken und Pflegenden deutlich steigern.

Ohne ausreichendes Fachwissen werden ätherische Öle für die Raumbeduftung vielfach zu hoch dosiert oder falsch ange-

Wer nicht glaubt, dass die Haut Wirkstoffe aufnehmen kann, der darf ein kleines Experiment durchführen. Halbieren Sie eine Knoblauchzehe, reiben Sie Ihre Fußsohlen damit ein und kurz darauf schmecken Sie Knoblauch im Mund!

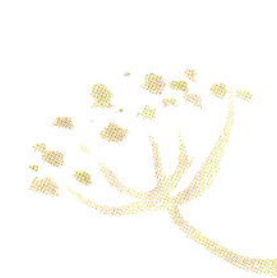

wendet. Brutzelnde Aromalampen sind genauso bedrückend wie ein Alb. Raumsprays mit hochwertigen ätherischen Ölen aus biologischem Anbau oder Aroma-Vernebler mit passenden Aromamischungen schaffen ein angenehmes Raumklima.

DAMPFBÄDER, SALBEN UND KÖRPERÖLE

Bei Erkältungen und hartnäckigem Husten lindern Dampfbäder mit Salz, Kräutertees oder Inhalationen mit Wirkstoffmischungen aus der Apotheke die Beschwerden. Diese enthalten oft ätherische Öle von Nadelbäumen, Thymian, Myrrhe, Myrte und weitere Essenzen.

Brustsalben und Körperöle mit Pflanzenauszügen oder ätherischen Ölen pflegen die Haut samtweich und umhüllen mit Duft. So schenken sie Entspannung bei Stress und sorgen bei Erkältungen für eine ruhigere Nacht. Die pflanzlichen Düfte und Wirkstoffe werden sowohl über die Haut als auch über die Atmung aufgenommen.

Nur wenige ätherische Öle sind für den Kontakt mit der Haut geeignet. Viele reizen die Atemwege und die Haut, können bei Sonne eine Dermatitis auslösen oder sogar eine Schwangerschaft gefährden. Auch für Säuglinge und Kleinkinder sind ätherische Öle nichts. Hochwertige Körperpflegeprodukte im Handel können Sie hingegen unbedenklich nach Ihren Vorlieben und passend zu Ihrem Hauttyp verwenden. Für selbst gerührte Salben und Cremes eignen sich unter anderen die ätherischen Öle, die in den Rezepten dieses Buches genannt werden.

PROPOLIS VERDAMPFEN: BIENENSTOCKLUFT FÜR ZUHAUSE

In der bienenabstinenten Winterzeit sehne ich mich oft nach der warmen, aromatischen Luft der Bienenstöcke. Flüchtige Bestandteile aus Propolis und Wachs sorgen für das typische Aroma der Bienenstockluft und können auch in der eigenen Wohnung ihren balsamischen Duft verbreiten. Die einfachste Lösung ist, eine sehr kleine Menge Propolis auf einem Kupferteller oder Sieb über einem Teelicht zu erwärmen. Zwischen 60 und 120 Grad lösen sich die flüchtigen Bestandteile aus dem

Harz. Bei höheren Temperaturen schmort Propolis und das feine Aroma geht verloren.

Besser zu steuern und sparsam im Verbrauch sind Geräte, die Propolis in einem kleinen Glaszylinder oder auf einer Glasschale mit Wasser verdampfen. Je nach Gerätetyp gibt es Aufsätze zum Inhalieren. Mikrosensoren kontrollieren die Temperatur, und bei Geräten mit Propolis in Zylindern reicht eine Füllung für 120 Stunden. Ich finde es wunderbar entspannend, vor dem Einschlafen eine Stunde lang den Propolis-Verdampfer einzuschalten.

PROPOLIS-VERDAMPFER BEI ATEMWEGS-ERKRANKUNGEN

Laut Produktinformation der Hersteller senken Propolis-Verdampfer die Anzahl der Keime in der Raumluft. Apitherapeuten und -therapeutinnen empfehlen auf Basis ihrer Erfahrung das Verdampfen von Propolis zur Linderung bei Atemwegserkrankungen. Die Wirksamkeit von Propolis gegen SARS-CoV-2 wurde bereits in vitro nachgewiesen. Ihr mögliches Potenzial gegen die Erkrankung COVID-19 wird noch erforscht. Auch die Kombination von Bienenprodukten mit Kräutern erscheint vielversprechend.

RÄUCHERGABEN ZUM JAHRESAUSKLANG

Räuchern ist ein Ritual, das zu allen Zeiten zu den unterschiedlichsten Anlässen vollzogen wurde: als Opfergabe an die Götter, zum Gebet, zur rituellen Reinigung von Menschen und Räumen, als Schutz vor „Pesthauch“ und zum Heilen. Im Alpenraum wurde in der Zeit der Raunächte vom 24. Dezember bis 5. Januar mehrmals geräuchert. Gehalten hat sich der Brauch, an Silvester mit der Räucherpfanne durch Haus und Stall zu gehen und um Gesundheit für Mensch und Vieh zu bitten.

Zum Räuchern eignen sich getrocknete heimische Kräuter, zum Beispiel aus dem Kräuterboschen, der im August gebunden wurde (Seite 96). Aber auch Fichten- oder Tannennadeln, Wacholderbeeren, Lavendel, Thymian, Rosmarin und Salbei sowie Wurzeln von Alant und Engelwurz, Fichtenharz und eine Kugel Propolis ergeben eine würzige Mischung. Wer die Rauchentwicklung in der Wohnung nicht mag, kann die Mischung in einer gusseisernen Pfanne erhitzen, bis sich feine Aromen entfalten. Traditionell wird ein Stück glühende Kohle aus dem Ofen in die Räucherpfanne gelegt. Ebenso können Sie eine Scheibe Räucherkohle (in Geschäften für Räucherware,

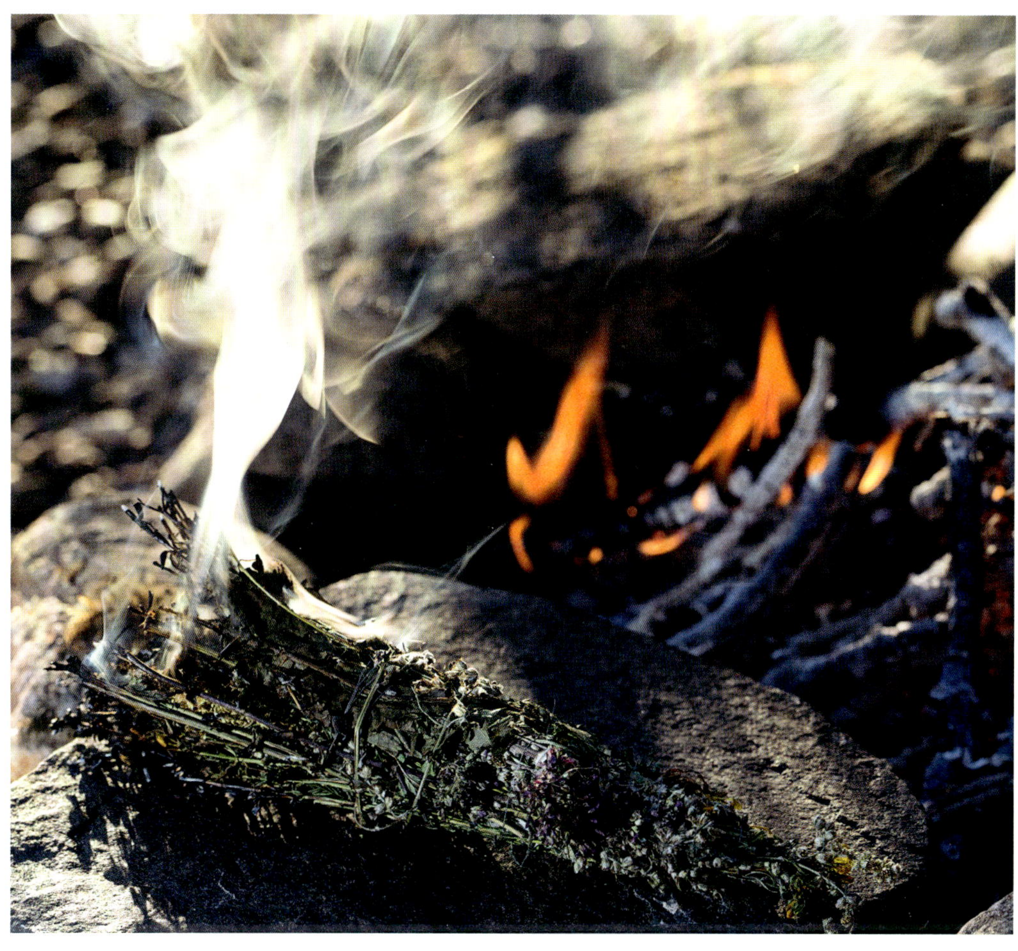

Rituelle Räucherungen gibt es in allen Kulturkreisen.

manchmal auch in Buchhandlungen) in einem Tontopf auf Sand entzünden. Wichtiger als das Gefäß ist die innere Haltung, mit der Sie Rauch, Gedanken und Wünsche aufsteigen lassen.

SONNENWURZELN IM DEZEMBER

Stauden sind mehrjährige krautige Pflanzen, deren oberirische Teile spätestens mit den ersten Frostnächten absterben. Unter der Erde haben die Pflanzen die Energie des Sommers in Wurzelstöcken, Knollen, Zwiebeln oder Rhizomen gespeichert; sie überwintern geschützt in der Erde. Einige Wurzeln enthalten als Schutz gegen Fraßfeinde ätherische Öle und sekundäre Pflanzenstoffe, die schon in der Antike von Menschen für die Gesundheit genutzt wurden.

Alant

Die sonnengelben Korbblüten des Alants (*Inula helenium*) überragen alle anderen Stauden im Bauerngarten und nähren viele Wochen lang Bienen und Schmetterlinge. Schnecken hingegen verschmähen die mehrjährige Pflanze, die von Jahr zu Jahr stattlicher wird. Namen wie Sonnenwurz, Weihrauchwurz, Brustwurz oder Darmwurz weisen auf frühere Verwendungen als Räucherwurzel sowie als Mittel bei Lungenkrankheiten und Darmbeschwerden hin.

Aber schon Hildegard von Bingen warnte davor, die Pflanze über längere Zeit einzunehmen. Wegen starker Nebenwirkungen wie Magenschmerzen, Erbrechen und Durchfall bei zu hoher Dosierung wird Alant heute nicht mehr als Arzneipflanze verwendet. Trotzdem verdient die robuste Sonnenpflanze einen Ehrenplatz im Bauerngarten.

Die frische Wurzel duftet erdig, frisch mit einem Hauch von Sellerie und Maiglöckchen. Beim Erhitzen entfaltet sich ein fruchtig-holziger Duft mit Noten, die an geröstete Maronen und Birnenschnitze erinnern. Das Aroma schenkt wohlige Entspannung und beruhigt bei Stress.

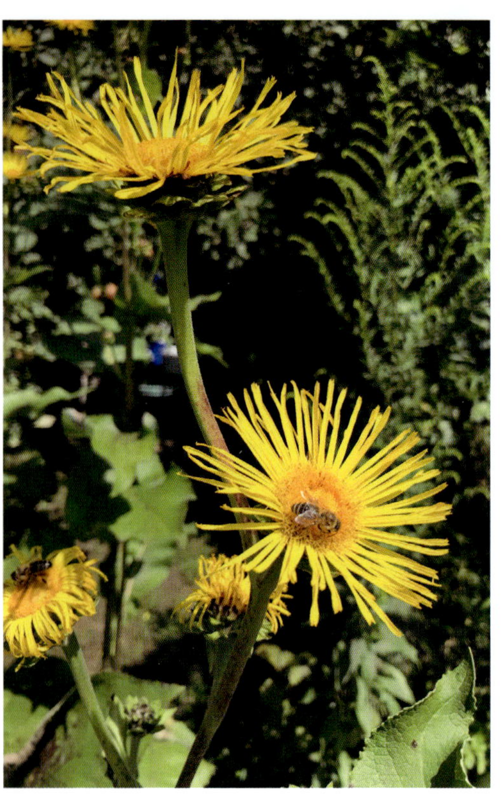

Alantblüten sehen aus wie kleine Sonnenblumen.

Echte Engelwurz

Es heißt, ein Erzengel habe einem Mönch die Heilkraft der Echten Engelwurz (*Angelica archangelica*) offenbart. Weitere Namen sind Angst- oder Brustwurz. Die Volksmedizin verwendete die Wurzel in Wein oder Honig bei Angstzuständen, Enge der Brust, bei Erkältungskrankheiten sowie zur Stärkung nach schwerer Krankheit.

Die Pflanze bildet im ersten Jahr eine Blattrosette. Im zweiten oder dritten Jahr wächst daraus ein bis zu 2 Meter hoher, gerillter, hohler Stängel, der sich aus bauchigen Blattscheiden verzweigt und große halbkugelige Dolden bildet. Da die Staude nach der Blüte abstirbt, wird die Wurzel vor der Blüte geerntet und frisch oder getrocknet als Tee, Tinktur, Ölauszug, Arzneiwein oder Magenlikör zubereitet. Die Wurzel der *Angelica* duftet nach Wald, feuchtem Laub, Pilzen und frisch geschnitten wie Stiele von Giersch. Sie enthält ätherische Öle, Bitterstoffe, Gerbstoffe, Harze, Pektin und Furanocumarine. Furanocumarine verursachen bei Sonneneinstrahlung auf der Haut Entzündungen, tragen Sie beim Ernten daher Handschuhe und nehmen Sie nach Anwendungen mit Engelwurz keine Sonnenbäder.

Die Naturheilkunde empfiehlt Engelwurz bei folgenden Beschwerden: Appetitlosigkeit, Völlegefühl, leichte Magen-Darm-Krämpfe und Blähungen. Als meine Kinder klein waren, gehörte Engelwurzsalbe für Schnupfennasen zu meiner Hausapotheke. Dünn auf die Nasenflügel und Stirn aufgetragen, wirkte die Salbe lösend und die Kleinen konnten besser schlafen. Da für einen Winter schon eine kleine Tube reicht, habe ich sie nicht selbst gerührt, sondern bewährte Präparate verwendet. Die Engelwurzsalbe im Rezeptteil (Seite 150) ist eine Salbe für Erwachsene. Auf Brust und Rücken aufgetragen entspannt sie in der Erkältungszeit, lässt tief durchatmen und schenkt Wärme und Geborgenheit.

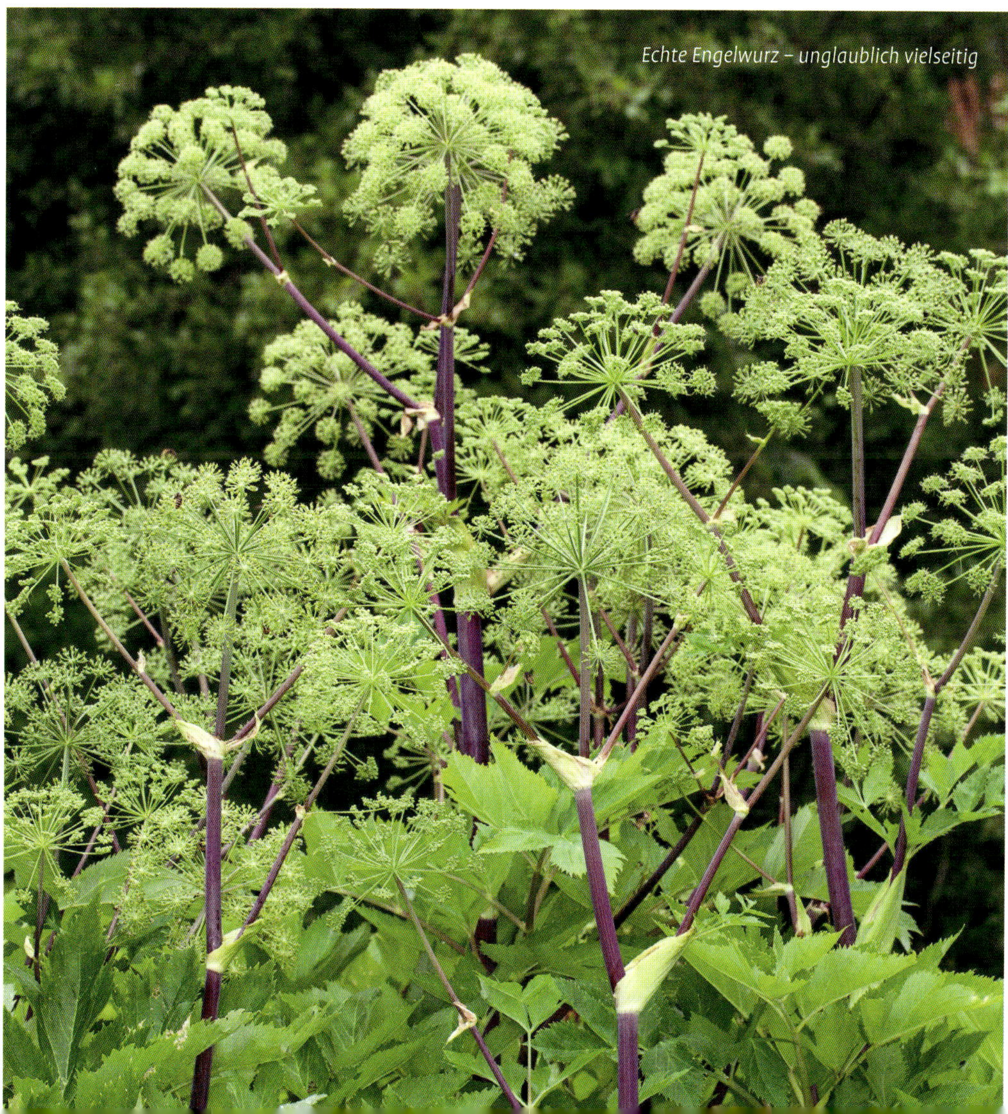

Echte Engelwurz – unglaublich vielseitig

Fichtenharz

Die Fichte (*Picea abies*) ist in feucht-kühlen Regionen zu Hause und fühlte sich bisher im Alpenraum und im Schwarzwald wohl. Zum Räuchern oder für eine Harzsalbe können Sie statt Fichtenharz ebenso Tannen- oder Kiefernharz und -nadeln nehmen.

Wenn die Rinde eines Nadelbaums verletzt wird, dann sondert der Baum als Schutz gegen Schädlinge Harze ab. Zuerst goldgelbe, ölige Harze, später eine festere Schicht. Fichtenharz ist ein Gemisch aus Harzsäuren, Lignanen, ätherischen Ölen, Terpenen, Wasser und weiteren Stoffen. Es hat keimtötende, antientzündliche und wundheilungsfördernde Eigenschaften. Schon früh nutzten Menschen Harz nicht nur als Werkstoff, sondern auch als Medizin. Sie kauten es wie Kaugummi, versetzten Wein mit Harz und rührten Wundsalben an. Als Waldweihrauch waren die Harze heimischer Nadelbäume ein günstiger Ersatz für echten Weihrauch.

! NICHT VERWECHSELN

Als einziger heimischer Nadelbaum sondert die Eibe kein Harz ab. Alle Teile der Eibe sind für Menschen und Haustiere giftig.

Merke: Die Fichte sticht, die Tanne (und Eibe) nicht. Tannennadeln haben an der Unterseite zwei weiße Streifen. Die Nadeln der Eibe sind an der Oberseite dunkelgrün, an der Unterseite hellgrün. Die Rinde von Tanne, Fichte und Kiefer ist schuppig, die Rinde der Eibe ist faserig.

Harz sammeln

Für das Sammeln von Baumharzen gelten die allgemeinen Sammelhinweise von Seite 7. Die Bäume dürfen zum Sammeln nicht geritzt oder verletzt werden. Dort, wo Fichten, Kiefern oder Tannen gefällt oder beschnitten wurden, finden Sie Harz an den Schnittstellen. Sammeln Sie am Wegrand und laufen Sie nicht durch den Wald, um Wildtiere nicht zu stören. Es gibt Empfehlungen, Harz in den Sommermonaten zu sammeln, weil es dann trockener ist. Ich finde es praktischer, bei Frost zu sammeln, wenn das Harz spröde ist. In jedem Fall muss das Sammelgut mindestens ein Jahr lang trocknen. Frisches Harz enthält noch Wasser und Terpene, die stechend riechen. Zum Sammeln braucht man ein altes Messer und etwas Backpapier zum Aufbewahren. Vorsichtig bricht man Harztropfen unterhalb der Wunde von der Rinde, ohne diese zu verletzen. Das Harz kann man ungereinigt für Räucherungen verwenden oder in Öl lösen, filtern und in einen wärmenden Balsam rühren.

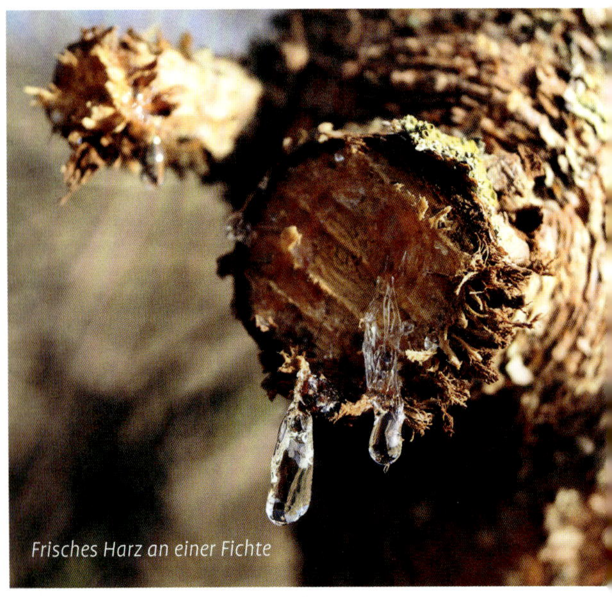

Frisches Harz an einer Fichte

Rezepte und Tipps im Dezember

ENGELWURZWEIN

Ältere und geschwächte Menschen haben oft wenig Appetit. Ein kleines Gläschen Engelwurzwein vor dem Essen weckt die Verdauungssäfte und regt den Appetit an.

ZUTATEN 8 Kardamomkapseln, 0,75 l Rotwein, 25 g getrocknete Engelwurzwurzel, 1 Zimtstange, 6 Nelken, 1 Msp. Muskatblüte, 3 Streifen Bio-Orangenschale, 3–5 EL Sommerblütenhonig

ZUBEREITUNG Kardamomkapseln im Mörser anstoßen. Rotwein, Gewürze, Orangenschale und Honig in einem Topf auf 50 Grad erwärmen. Herd ausschalten, abdecken und 24 Stunden ziehen lassen. Dann filtern und in eine Flasche füllen. Der Wein hält sich je nach Alkoholgehalt etwa 2 Wochen.

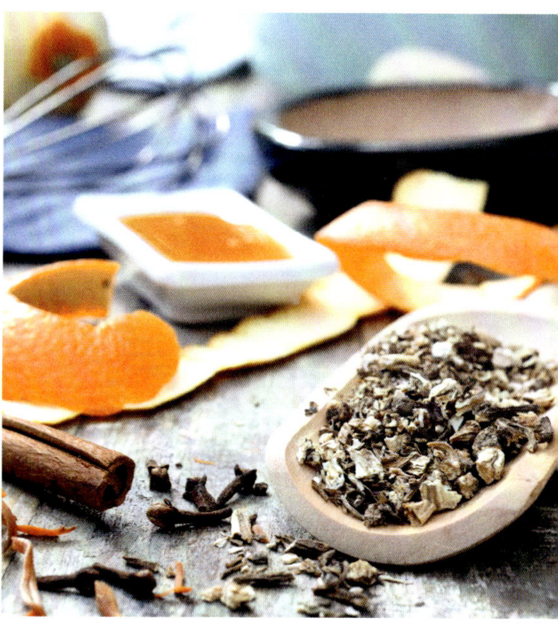

Engelwurzwein zur Stärkung wird mit köstlichen Gewürzen verfeinert.

HONIGBROWNIES

Locker-saftige Brownies mit feinster Schokolade, Butter und Honig.

ZUTATEN 250 g Butter, 250 g dunkle Schokolade, 5 Eier, 150 g Honig, 25 g Kakaopulver, je 1 Päckchen Vanillezucker und Backpulver, 200 g gemahlene Walnüsse, zusätzlich ca. 28 Walnusshälften zum Verzieren, 1 Prise Salz

ZUBEREITUNG 180 g Butter und 180 g Schokolade im Wasserbad schmelzen, glatt rühren und auf Handtemperatur abkühlen lassen. Eier schaumig rühren. Nach und nach Honig zugeben. Kakao, Vanillezucker und Backpulver mischen und in die Eimasse rühren. Nüsse und Honig-Schoko-Masse unterheben. Eine eckige Backform (ca. 18 × 27 cm) mit Backpapier auslegen, Teig einfüllen. Bei 160 Grad Umluft 30–35 Minuten backen. Aus der Form nehmen und auf ein Gitter stellen.

Für den Guss 70 g Butter und 70 g Schokolade im Wasserbad schmelzen und glatt rühren. Über den Kuchen geben, glatt streichen. Die Walnusshälften nochmal halbieren und im Abstand von 3 cm auf dem Kuchen platzieren. Nach dem Auskühlen in Würfel von etwa 3 × 3 cm Kantenlänge schneiden.

Variante Engelwurzsalbe

Falls Sie im Frühling und Sommer Auszüge aus frischen Blüten von Schlehe, Holunder oder Linden in Kokosöl angesetzt haben (Seite 57), können Sie diese für die Salbe verwenden. Ansonsten nehmen Sie nur Kokosöl.

HARZSALBE WINTERWALD

Auf Brust und Rücken aufgetragen entspannt die Harzsalbe die Atemwege, lässt tief durchatmen und schenkt erholsamen Schlaf.

ZUTATEN 110 ml Olivenöl, 15 g Fichten-, Kiefern- oder Tannenharz, 15 g getrocknete Fichtennadeln oder 30 g frische Nadeln, 10 g Bio-Bienenwachs, 15 Tropfen Propolistinktur

ZUBEREITUNG Zuerst aus Öl, Harz und Fichtennadeln einen Auszug nach der Anleitung von Seite 56 herstellen, 100 ml des Fichtenöls abmessen.

Ölauszug und Bienenwachs in ein Glasgefäß füllen, im Wasserbad auf 65 Grad erwärmen und Wachs schmelzen. Abkühlen lassen, bis sich erste Trübungen zeigen. Propolistinktur dazugeben, rühren, abkühlen lassen. Halbfeste Salbe in desinfizierte Tiegel geben. Gefäße zum Auskühlen mit einem Küchenvlies abdecken. So wird Kondenswasser unter dem Deckel vermieden. Es empfiehlt sich, kleinere Tiegel zu füllen und immer nur eine kleine Menge anzubrechen. Die anderen Tiegel halten sich kühl und dunkel gelagert bis zu 1 Jahr.

ENGELWURZSALBE

Ein wohltuender Balsam für die kalte Jahreszeit. Sanft und mild zur Haut.

ZUTATEN 5 g getrocknete oder 10 g frische Engelwurzwurzel, 100 ml Sesamöl, 30 ml Kokosöl, 10 g Bio-Bienenwachs, 10 g Lanolin Anhydrid, 10 g flüssiger Bio-Lindenblüten- oder -Sommerblütenhonig, 10 g Kakaobutter, 20 Tropfen Sanddornfruchtfleischöl (SFF) und je 6 Tropfen ätherisches Öl von Myrte und Lavendel

ZUBEREITUNG Zuerst einen Auszug aus Engelwurz und Sesamöl nach der Anleitung auf Seite 56 herstellen, 90 ml des Engelwurzöls abmessen. Engelwurz- und Kokosöl mit Bienenwachs und Lanolin in ein Glas geben. Im Wasserbad auf 65 Grad erwärmen, bis Wachs und Lanolin geschmolzen sind. Auf 50 Grad abkühlen lassen. Honig, Kakaobutter und Sanddornfruchtfleischöl unterrühren. Ätherische Öle zugeben und weiterrühren, bis die Salbe nur noch handwarm ist. In desinfizierte Tiegel füllen, mit einem Küchenvlies abdecken und ausschwitzen lassen. So vermeiden Sie Kondenswasser unter dem Deckel und erhöhen die Haltbarkeit. Nach dem Abkühlen verschließen.

Kühl und dunkel gelagert hält sich die Salbe bis zu 6 Monate. Geöffnete Gefäße innerhalb von 4 Wochen aufbrauchen.

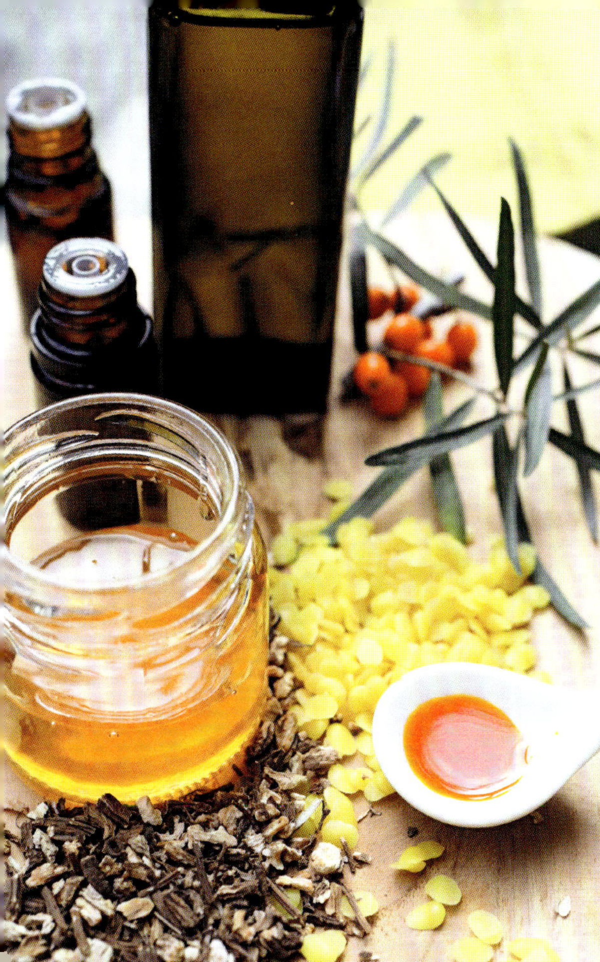

Engelwurzsalbe mit Auszügen von Angelica-Wurzel und duftenden Blüten.

DAMPFBAD MIT SALZ UND ÄTHERISCHEN ÖLEN

Ein Dampfbad mit Salz ist ein beliebtes Hausmittel, das trockene Schleimhäute befeuchtet..

Fertige Mischungen zum Inhalieren sind mir persönlich oft zu konzentriert. Da Salz ätherische Öle sehr gut aufnimmt, mische ich für meinen Gebrauch ätherische Öle mit Salz und verdünne sie auf diese Weise.

ZUBEREITUNG Salz in ein Glas mit 250 ml Fassungsvermögen füllen und je 3 Tropfen folgender ätherischer Öle dazugeben: Fichte oder Kiefer, Lavendel fein, Myrte, Salbei und Thymian Linalool. Nach dem Mischen das Salz 2 Wochen ziehen lassen, immer wieder schütteln. Für ein Dampfbad reichen ¼–½ TL auf 500 ml Wasser.

DAMPFBAD MIT KRÄUTERTEE

In der Erkältungszeit gehören Dampfbäder zu den erprobten Hausmitteln. Sie lösen Schleim, die Wärme entspannt und die anschließende Ruhe gibt dem Körper Zeit, sich zu erholen.

ZUTATEN FÜR 1 L TEE: Je 1 EL Thymian, Salbei, Fichtennadeln, Holunder- und Lindenblüten, je ½ TL Anis- und Fenchelsamen, im Mörser leicht angestoßen
Außerdem: Teekanne, Schüssel oder Topf, Untersetzer, großes Handtuch oder Decke

ZUBEREITUNG Kräuter in die Teekanne geben, mit 1 l heißem Wasser übergießen, abdecken, damit die ätherischen Öle sich nicht verflüchtigen. Nach 10 Minuten abseihen, Tee in die Schüssel gießen, Tropfen vom Deckel der Teekanne mit hineinschütteln und Schüssel auf einen rutschfesten Untersetzer auf den Tisch stellen. Dann darüber beugen und die Decke oder das Handtuch so über Kopf und Oberkörper legen, dass der Dampf darunterbleibt. Augen schließen und 10–15 Minuten entspannt ein- und ausatmen. Wichtig ist, danach zu ruhen und das Gesicht mit einem Tuch leicht zu bedecken, damit es nicht plötzlich abkühlt.

! NICHT VERWECHSELN

Weihnachtsbäume werden vor oder nach dem Schlagen oft mit einem Chemiecocktail behandelt. Nadeln von diesen Bäumen sind nicht für Tee oder Dampfbäder geeignet!

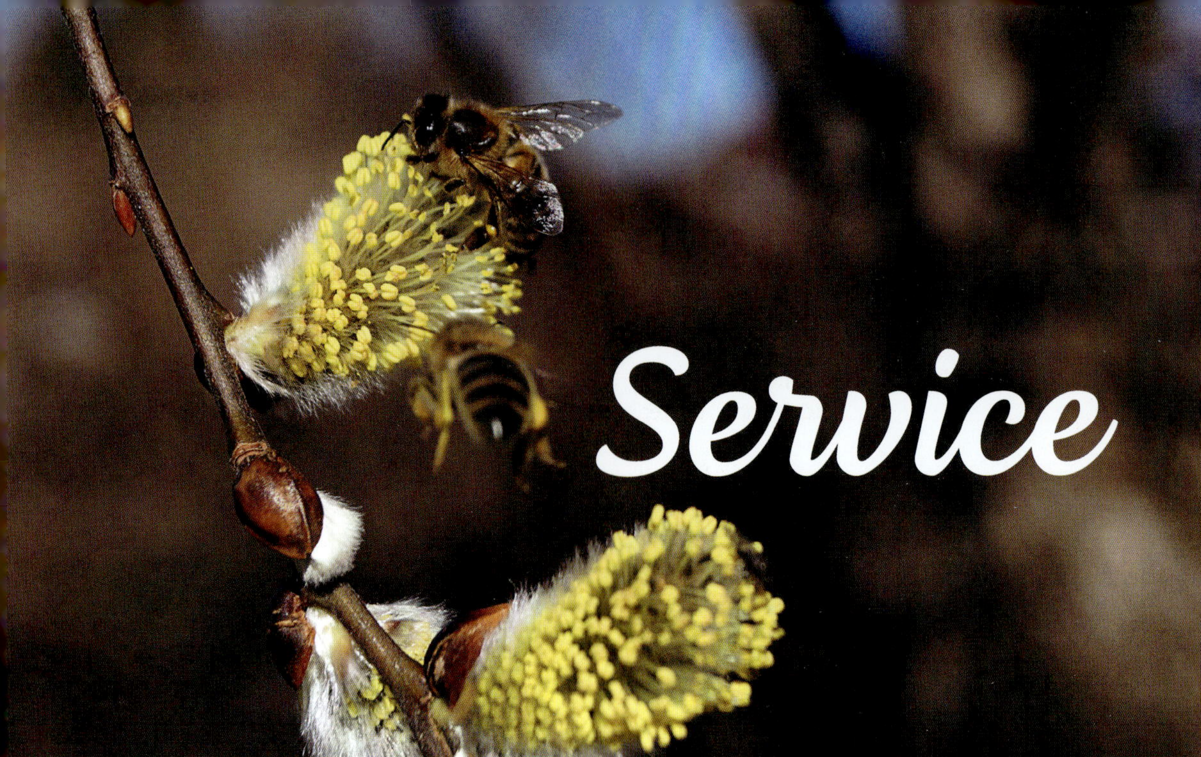

Fachbegriffe

ADSTRINGIEREND Zusammenziehend.

AMMENBIENE Pflegebiene für die Brut. Erzeugt in Kopfdrüsen Futtersaft.

ANTHOZYANE Zählen als Untergruppe der Flavonoide zu den sekundären Pflanzenstoffen. Sind wasserlöslich und färben Blüten, Früchte, Wurzeln und andere Pflanzenteile rot, blau oder violett.

ANTIBAKTERIELL Das Wachstum von Bakterien hemmend.

ANTIBIOTISCH Gegen Bakterien wirksam.

ANTIOXIDANTIEN Wirkstoffe gegen freie Radikale in Pflanzen oder Tieren.

ANTIOXIDATIV Gegen freie Radikale wirksam.

ANTIVIRAL Gegen Viren wirksam.

APITHERAPIE Therapie mit Bienenprodukten.

ARBEITERBIENE, ARBEITERIN Weibliches Bienenwesen, übernimmt je nach Lebensalter alle anfallenden Arbeiten im Volk: Putzen, Ammendienste, Wabenbau, Verteidigung, Sammeln.

ÄTHERISCHES ÖL Ölige, flüchtige Pflanzenextrakte, die meist durch Destillation gewonnen werden.

BEGATTUNG Bei Bienen Paarung der Königin mit den Drohnen.

BEUTE Bienenbehausung. In Deutschland gibt es viele verschiedene Beutenmodelle.

BIENENBROT, PERGA Von Bienen eingelagerter, mit Enzymen und Honig angereicherter Pollen.

BIENENGIFT Medizinisch Apitoxin. Gift der Honigbiene, Mischung aus Sekreten mit verschiedenen Eiweißen und weiteren Stoffen.

BIENEN-KITTHARZ siehe Propolis.

BIENENKÖNIGIN, WEISEL Einziges geschlechtsreifes weibliches Tier im Bienenvolk.

BIENENSTOCK Beute mit Bienen.

BIENENSTOCKLUFT Luft aus einem Bienenstock, die nach Honig, Wachs und Propolis duftet.

BIENENWACHS Von Bienen produziertes Wachs. Einzigartig aufgrund der Vielzahl seiner Inhaltsstoffe. Kann nicht künstlich produziert werden.

BLÜTENHONIG Vollständig oder überwiegend aus dem Nektar von Pflanzen stammender Honig.

BLÜTENPOLLEN Pollen von Blütenpflanzen, siehe Pollen.

BLÜTENSTAUB siehe Pollen.

BRUT Bienennachwuchs, je nach Entwicklungsstadium als Ei, Larve oder Puppe.

BRUTNEST Bereich auf den Waben, in dem Zellen mit Brut liegen.

CAROTINOIDE Gehören zu den sekundären Pflanzenstoffen. Farbstoffe Gelb, Orange, Rot. Vorkommen in Karotten, Tomaten, Paprika, grünem Gemüse (Spinat, Grünkohl), Grapefruit, Aprikosen, Melonen, Kürbis.

DROGE, PFLANZLICHE Definition nach europäischem Arzneibuch „Pflanzliche Drogen bestehen im Allgemeinen aus noch unverarbeiteten ganzen, zerkleinerten oder zerbrochenen Pflanzen, Pflanzenteilen, Algen, Pilzen oder Flechten und werden gewöhnlich in getrocknetem, manchmal auch in frischem Zustand verwendet.

DROHN Männliches Tier bei Bienen. Entwickelt sich aus einem unbefruchteten Ei.

ENZYME Komplexe Moleküle, meistens Proteine, die chemische Prozesse und Stoffwechselprozesse steuern und beschleunigen.

ESCOP siehe Seite 155

FERMENTATION Mikrobielle oder enzymatische Umwandlung organischer Stoffe, beispielsweise durch Hefen, Pilze oder Milchsäurebakterien zu Brotteig, Käse oder Joghurt.

FLAVONOIDE Zählen als Untergruppe der Phenole zur den sekundären Pflanzenstoffen. Sind in Obst und Gemüse oft in der Schale konzentriert.

FREIE RADIKALE Aggressive Moleküle in Zellen, die als Zwischenprodukte des Stoffwechsels entstehen. Ursachen sind vor allem Rauchen, Sonneneinstrahlung, Schadstoffe, Stress und Entzündungen im Körper.

GELÉE ROYALE Sekret aus den Kopfdrüsen der Ammenbienen, auch Weiselfuttersaft oder Königinnenfuttersaft genannt. Alle Bienenlarven bekommen in den ersten drei Larventagen Futtersekret als Futter. Königinnenlarven werden nur mit Gelée Royale gefüttert.

HMPC siehe Seite 155

HYDROLAT Pflanzliches Wasser, das als Nebenprodukt bei der Destillation ätherischer Öle anfällt. Enthält Aroma- und Wirkstoffe.

INCI „International Nomenclature Cosmetic Ingredients“ (Internationale Nomenklatur für kosmetische Inhaltsstoffe). EU-weit geltende Richtlinie zur Rohstoff-Bezeichnung in kosmetischen Produkten.

INDIKATION In der Medizin Grund für eine diagnostische oder therapeutische Maßnahme, siehe Seite 155.

IN VITRO Forschung und Untersuchung im Reagenzglas, außerhalb eines Organismus.

KOMMISSION E siehe Seite 155

KÖNIGIN siehe Bienenkönigin.

LARVE Entwicklungsstadium eines Insekts. Aus den Eiern schlüpfen Larven, die sich nach einer Zeit des Wachstums verpuppen.

LATWERGE 1. eingedicktes Fruchtmus, oft aus Pflaumen; 2. eingedickte Saft-Honig-Zubereitung; 3. breiig zubereitetes Arzneimittel.

MANUKA-HONIG Honig aus den Blüten der Südseemyrte (*Leptospermum scoparium*).

MONOGRAFIE siehe Seite 155

MUKOSITIS Schleimhautentzündung.

MULTIFLORALER HONIG Honig von vielen verschiedenen Blüten. Im Unterschied zu monofloralen Honigen, die hauptsächlich von einer Blütenart stammen.

NEKTAR Zuckerhaltige Flüssigkeit, die Pflanzen in Blüten, in Blattachseln oder an Blütenansätzen produzieren.

PESTIZID Pflanzenschutzmittel. Werden in der Landwirtschaft, in Kommunen oder in privaten Gärten gegen schädliche Pflanzen, Insekten oder Pilze eingesetzt.

POLLEN Träger des männlichen Erbgutes einer Pflanze. Die Pollenkörner haben je nach Herkunftspflanze eine charakteristische Form, Farbe und Größe zwischen 10 und 100 Mikrometer.

POLLENHÖSCHEN Von Bienen zu Paketen geformte Pollenkörner, die zum Transport an speziellen Bürsten der Hinterbeine hängen.

POLYPHENOLE Eine Gruppe der sekundären Pflanzeninhaltsstoffe. Zu ihnen gehören Flavonoide, Phenolcarbonsäuren, Tannine und weitere.

PROPOLIS Harzartige Masse, mit der Bienen Ritzen abdichten und Oberflächen gegen Krankheitserreger versiegeln. Hauptbestandteile sind Harze und Wachse von Nadelbäumen und von Blütenknospen von Laubbäumen und Sträuchern. Honigbienen reichern diese Substanzen mit eigenen Sekreten, Bienenwachs und teilweise auch Pollen an.

RADIKALE, FREIE siehe freie Radikale.

SOMMERBIENE Biene, die vom Ende des Winters bis etwa August geboren wird. Nach dem Schlupf lebt sie nur 6–7 Wochen.

STIFTE Die Eier der Bienenkönigin werden wegen ihrer länglichen Form auch Stifte genannt.

TRACHT Ernährungsgrundlage für ein Bienenvolk in Form von Nektar, Honigtau und Pollen in der Umgebung.

VERDECKELN Bienen verschließen reife Honigzellen zum Schutz gegen Feuchtigkeit und Krankheitserreger mit einem Wachsdeckel.

WABE Gebilde aus Wachs mit vielen Wachszellen, in denen sich Larven entwickeln oder Vorräte gelagert werden.

WEISEL Königin eines Bienenvolkes.

WEISELLOS Ein Volk, das seine Bienenkönigin beim Begattungsflug, durch Krankheit oder Alter verloren hat. Es ist ohne Königin dem Untergang geweiht.

WEISELZELLE Zelle, in der sich eine Larve zur Bienenkönigin entwickelt.

WINTERBIENE Biene, die ab August geboren wird und 6–7 Monate lebt. Sie ist kleiner als die Sommerbiene und hat einen größeren Fettkörper.

ZELLE Sechsseitiges Gebilde aus Wachs in einer Wabe mit einem Durchmesser von etwa 5,4 Millimetern.

Von der Erfahrungsmedizin zu wissenschaftlich anerkannten Heilverfahren

Als Erfahrungsmedizin werden Heilmethoden bezeichnet, die in verschiedenen Kulturkreisen auf Basis langjähriger Beobachtung von Patienten und ihrer Krankheitsverläufe entwickelt wurden.

In der **Phytotherapie** führte der Weg von der Erfahrungsmedizin zu wissenschaftlich gesicherten Erkenntnissen. Diese können in Leitlinien zur Behandlung von Krankheiten einfließen. Positive Monografien beschreiben Wirkungen und Anwendungen für Heilpflanzen. Sie geben eine Orientierung für die medizinische Behandlung. Standardisierte Präparate sichern wirksame Dosierungen.

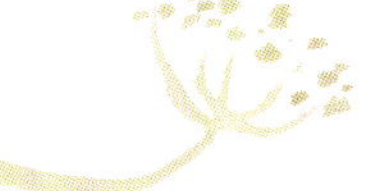

Was bedeuten Kommission E, HMPC, ESCOP, Monografie und Indikation?

Die **Kommission E** untersuchte zwischen 1978 und 1994 als Fachausschuss des damaligen Bundesgesundheitsamtes pflanzliche Arzneimittel, ihren Nutzen und ihr Risiko und verfasste Monografien zu den Pflanzen.

Die Beurteilung von Heilpflanzen erfolgt seit 1992 auf europäischer Ebene durch das HMPC oder die ESCOP.

HMPC ist die Abkürzung für Committee on Herbal Medicinal Products. Die Europäischen Arzneimittel-Agentur (EMA) hat das Komitee für pflanzliche Arzneimittel (HMPC) eingerichtet, das für die Zusammenstellung und Bewertung wissenschaftlicher Daten zu pflanzlichen Stoffen, Zubereitungen und Kombinationen zuständig ist. Das HMPC ist einer Behörde angegliedert.

ESCOP ist die Abkürzung für European Scientific Cooperative on Phytotherapy. Sie ist ein Dachverband europäischer Fachgesellschaften für Pflanzenheilkunde. Ein wissenschaftliches Komitee der ESCOP erstellt Monografien, die die medizinische Verwendung von pflanzlichen Arzneimitteln zusammenfassen. In die Veröffentlichung fließen Wissen und Erfahrung verschiedener medizinischer und pharmazeutischer Experten. Berücksichtigt wird die verfügbare wissenschaftliche Literatur.

Eine **Monografie** beschreibt eine Pflanze in Bezug auf ihre Inhaltsstoffe, Wirkungen, Anwendungsgebiete, Gegenanzeigen, Nebenwirkungen, Wechselwirkungen, Dosierung und Darreichungsform.

Eine **positive Bewertung** durch die Kommission E erhielten Pflanzen, die sich bei bestimmten Indikationen als wirksam erwiesen und zugleich in korrekter Dosierung nicht schädlich wirkten. **Negativ** bewertete die Kommission Pflanzen, die nicht wirksam erschienen, zu denen die Datenlage nicht ausreichte oder deren Einnahme mit einem hohen Risiko verbunden ist. Eine **Null-Monografie** bedeutete, dass weder Nutzen noch Schaden durch die Einnahme erkennbar waren.

Eine **Indikation** ist eine Heilanzeige und heißt: Nach ärztlichem Urteil ist eine konkrete medizinische Maßnahme angezeigt, um eine Wirkung zu erreichen.

Eine Liste der Monografien der E-Kommission (Phyto-Therapie) finden Sie unter diesem Link: https://buecher.heilpflanzen-welt.de/BGA-Kommission-E-Monographien/

Bezugsquellen

Bahnhofsapotheke Kempten
www.bahnhof-apotheke.de
Engelwurzbalsam, Aromamischungen, Wachswickel und Aromawickel

Beecura
www.beecurasystem.de
System Stockluft atmen

Bergland
www.bergland.de
Kartoffelbalsam, Propolis-Aktivsalbe

Cumnatura
www.imkergut.de
Propolis in Bioland-Qualität

Imkerei Heiser
www.heiserimkerei.de
Gelée Royale

Phänologischer Kalender für Schulen
https://bienenschulen.de
Unter dem Reiter „Unterrichtsmaterial“ kann ein solcher Kalender bestellt werden

Allgäu-Bodensee-Oberschwaben e. V.
www.pollenvereinigung.de
Blütenpollen aus der Region, auf Rückstände kontrolliert

Primavera Life
www.primaveralife.com
ätherische Öle, Körperöle, Raumsprays, Diffuser, Sanddornfruchtfleischöl

WALA Heilmittel
www.wala.world
Arzneimittel und Kosmetik

Weleda
www.weleda.de
Zahnfleischbalsam, Archangelica comp. (Engelwurzsalbe)

Weiterführende Literatur und Internetlinks

Ahnert, Petra (2015): Bienenwachswerkstatt. Kerzen, Seifen, Kosmetik und Deko selber machen. Landwirtschaftsverlag, Münster.

Beiser, Rudi (2020): Öle, Cremes und Salben aus Heilpflanzen. Wirksame Rezepturen selbst gemacht. Verlag Eugen Ulmer, Stuttgart.

Bühring, Ursel (2016): Heilpflanzen-Kuren: Körper und Seele pflegen und gesund erhalten. 2. Auflage. Verlag Eugen Ulmer, Stuttgart.

Bühring, Ursel (2020): Alles über Heilpflanzen. Erkennen, anwenden und gesund bleiben. Verlag Eugen Ulmer, Stuttgart.

Bühring, Ursel; Bächle-Helde, Bernadette (2021): Heilkraft von Obst und Gemüse: Iss dich gesund mit Farben und Vitalstoffen. 2. Auflage. Verlag Eugen Ulmer, Stuttgart.

Deutsche Krebshilfe (2020): Ernährung bei Krebs. Zu bestellen unter www.krebshilfe.de > Informieren > Infomaterial bestellen

Frank, Renate (2019): Honig: köstlich, gesund und vielseitig. Verlag Eugen Ulmer, Stuttgart.

Gesellschaft für Phytotherapie e.V. (2022): Deutsch. Pflanzliche Arzneimittel erforschen und anwenden. Online verfügbar unter https://phytotherapie.de/de/

Tumorzentrum Freiburg, Ernährungsberatung: Verschiedene Broschüren zur Ernährung bei Krebs. Zu bestellen unter: www.uniklinik-freiburg.de/cccf/onkologisches-spitzenzentrum.html > CCCF Angebote > Ernährungsberatung.

Münstedt, Karsten; Hoffman, Sven (2018): Bienenprodukte in der Medizin. Apitherapie nach wissenschaftlichen Kriterien bewertet. 3., aktualisierte und erweiterte Auflage. Shaker Verlag, Aachen.

Pirc, Helmut (2009): Wildobst und seltene Obstarten im Hausgarten. Apfelbeere, Schlehdorn, Kornelkirsche & Co. 2. Aufl., Stocker, Graz, Stuttgart.

Primavera Life GmbH (Hg.) (2022): Aromapflege. Duft und Berührung wirksam erleben. Online verfügbar unter www.primaveralife.com > Wissen > Aromapflege

Pritsch, Günter (2018): Bienenweide. 220 Trachtpflanzen erkennen und bewerten. Kosmos Verlag, Stuttgart.

Ritter, Wolfgang (2014): Bienen naturgemäß halten. Der Weg zur Bio-Imkerei. (Die Imker-Praxis). Verlag Eugen Ulmer, Stuttgart.

Ritter, Wolfgang; Schneider-Ritter, Ute (2020): Das Bienenjahr. Imkern nach den 10 Jahreszeiten der Natur: Ein phänologischer Arbeitskalender: Imkern in Zeiten des Klimawandels. Verlag Eugen Ulmer, Stuttgart.

Schroeder, Annette (2012): Gesundes aus Honig, Pollen, Propolis. Heilmittel, Kosmetik und süße Versuchungen. Verlag Eugen Ulmer, Stuttgart.

Stangaciu, Stefan (2022): Sanft heilen mit Honig, Propolis und Bienenwachs. Die Hausapotheke der Biene. 4. Auflage. Trias Verlag – Thieme-Gruppe, Stuttgart.

VERWENDETE LITERATUR, STUDIEN UND LINKS USW.

Eine Liste der verwendeten Literatur und Studien finden Sie unter dem Link www.thymian-liebt-honig.de/quellen

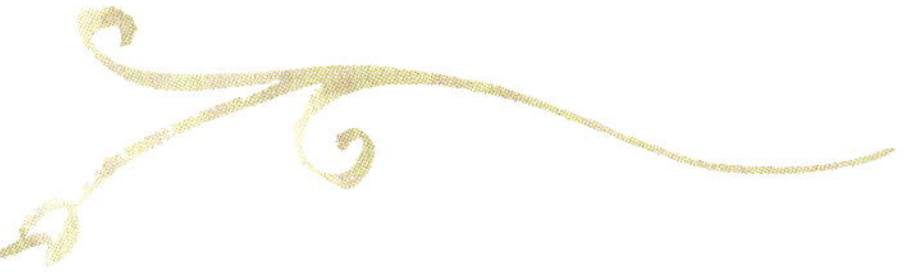

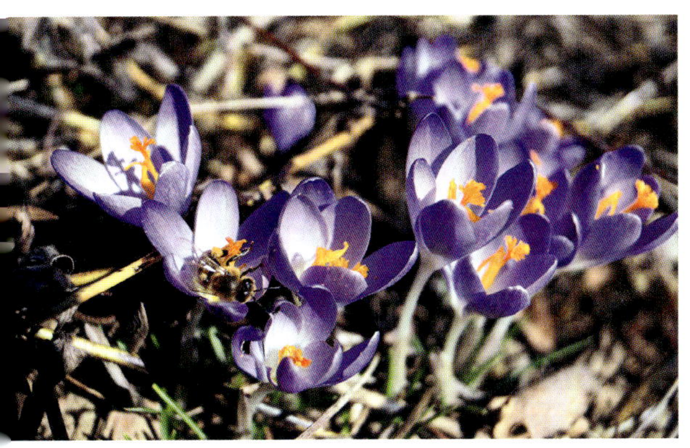

Dank

Herzlichen Dank an Ina Vetter und Antje Munk vom Verlag Eugen Ulmer sowie an Antje Krause, die meine Idee zu diesem Buchprojekt aufgenommen haben und mich bei der Umsetzung in allen Phasen mit ihrem Fachwissen und kreativen Anregungen unterstützt haben.

Register

er Naturfotografie: 61
: 6, 15, 28, 51 oben, 51 unten, 56, 70, 71, 80, 82, 83, 94, 104, 111, 129, 145, 147, Klappe vorn innen u.re.
40, Klappe hinten innen o.li.
vorn und hinten, 17 (Klappe vorn außen), 19, 31, 41, 42, 48, 53, 55, 67, 68, 78, 80, 90, 92, 101, 102, 112,

; Anton Havelaar: 116; Hector Ruiz Villar: 85; Henrik Larsson: 72; Ihor Hvozdetskyi: 52; Kaisky-
Klappe hinten innen Mi.re., Klappe hinten innen o.re., Klappe vorn innen Mi.li.; Magdalena Ali:
nada54: 122; Orest lyzhechka: Klappe vorn innen o.li.; Przemyslaw Muszynski: Klappe hinten innen
Stefan_Sutka: 38; Africa Studio: 26; Tatjana Baibakova: 27; vinbergv: Klappe vorn innen o.re.; Vitolga: 76
gga6897: Klappe vorn innen u.li.
, Monika: 5, 8, 10, 12, 13, 16, 20, 22, 24, 32, 34 oben, 34 unten, 36, 39, 40, 44, 45, 47, 50, 62, 64, 66, 74, 75, 76 unten, 77, 86
oben, 86 unten, 96, 97, 98, 99, 105, 106, 108, 120, 130, 134 oben, 134 unten, 135, 141, 142, 146, 148, 153, 157
Wiedemann-Höß, Sarah: Klappe hinten außen

Zeichnungen:
Susanne Junker, www.redsign.de, Stuttgart, bis auf die folgende:
Merfin/Shutterstock.com: 43/86

Anmerkung des Verlags zur Schreibweise (Gendering): Gendergerechtigkeit und Inklusion sind bei uns gelebte Praxis – bei der Auswahl unserer Themen, bei der Recherchearbeit, in der Gestaltung. Unsere Texte meinen alle. Damit unsere Inhalte jedoch gut lesbar bleiben, verzichten wir in diesem Werk auf die jeweilige Mehrfachnennung oder Anpassung der Schreibweise bestimmter Bezeichnungen an die weibliche, männliche oder diverse Form.

Die in diesem Buch enthaltenen Empfehlungen und Angaben sind von der Autorin mit größter Sorgfalt zusammengestellt und geprüft worden. Eine Garantie für die Richtigkeit der Angaben kann aber nicht gegeben werden. Autorin und Verlag übernehmen keine Haftung für Schäden und Unfälle. Bitte setzen Sie bei der Anwendung der in diesem Buch enthaltenen Empfehlungen Ihr persönliches Urteilsvermögen ein.
Der Verlag Eugen Ulmer ist nicht verantwortlich für die Inhalte der im Buch genannten Websites.

BIBLIOGRAFISCHE INFORMATION DER DEUTSCHEN NATIONALBIBLIOTHEK
Die Deutsche Nationalbibliothek verzeichnet diese Publikation in der Deutschen Nationalbibliografie; detaillierte bibliografische Daten sind im Internet über http://dnb.d-nb.de abrufbar.

Wollgrasweg 41, 70599 Stuttgart (Hohenheim)
E-Mail: info@ulmer.de
Internet: www.ulmer-verlag.de
Projektleitung: Ina Vetter
Lektorat: Antje Krause
Herstellung: Isabel Scherrieble
Umschlag-Gestaltung: Anette Vogt, www.redsign.de, Stuttgart
Gestaltung und Satz: Susanne Junker, www.redsign.de, Stuttgart
Reproduktion: time:ray, Jettingen
Druck und Bindung: Westermann Druck, Zwickau
Printed in Germany

ISBN 978-3-8186-1748-6

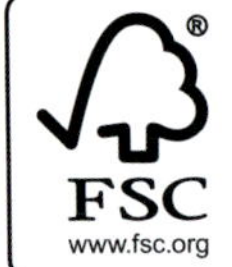

MIX
Papier aus verantwortungsvollen Quellen
FSC® C110508